CÁNCER
DE LA
PRÓSTATA

Respuestas a las preguntas
más frecuentes

Sheldon Marks, M.D.

Ilustraciones
David Fischer

Traducción
Adriana de Hassan

Asesoría médica
Edmundo Castello, M.D.
Jefe de Urología, Colsánitas

FISHER
er
BOOKS.

Publishers: Bill Fisher
Helen Fisher
Howard Fisher
Managing Editor: Sarah Trotta
Production: Deanie Wood
Anne Olson
Illustrations: David Fischer

Published by:
Fisher Books
4239 W. Ina Road, Suite 101
Tucson, AZ 85741
(520) 744-6110

Edición original en inglés:
PROSTATE & CANCER
de Sheldon Marks, M D
Una publicación de Fisher Books
4239 W. Ina Road, Suite 101
Tucson, Arizona 85741, USA
© 1995 por Sheldon H. F. Marks

© 1996 para Aménca Latina
por Editorial Norma S. A.
Apartado Aereo 53550
Bogotá, Colombia
Reservados todos los derechos
Prohibida la reproducción total o
parcial de este libro, por cualquier
medio, sin permiso escrito de la
Editorial.

Dirección editorial: María del Mar Ravassa G
Edición: Juan Fernando Esguetta y
Patricia Torres
Diseño de cubierta: Julio Vanoy
Diagramación y armada electrónica:
Samanda Sabotgal Roa
Este libro fue elaborado en fuente Berkeley

Library of Congress Cataloging-in-Publication Data

Marks, Sheldon, 1956-
[Prostate & cancer.   Spanish]
Cáncer de la próstata : respuestas
a las preguntas más frecuentas /
Sheldon Marks ; illustraciones,
David Fischer.
    p. cm.
Includes bibliographical
references and index.
ISBN 1-55561-136-2
1. Prostate--Cancer--Popular works.
2. Prostate--Cancer--Miscellanea.
I. Title.

RC280.P7M3218 1997
616.99' 463--dc21   97-9313
                                    CIP

Printed in USA
Printing 10 9 8 7 6 5 4 3 2 1

Contenido

Prólogo

Cuando terminé mi residencia en urologiá en 1987 (¡ino hace mucho realmente!), el cáncer de la próstata era una enfermedad que tanto los profesionales de la salud como los pacientes habían descuidado. Era escasa la investigación realizada para tratar de comprender la enfermedad. Los médicos y demás profesionales de la salud sentían poco interés y eran mínimas las fuentes a las cuales los pacientes podían recurrir para informarse.

Durante los últimos cuatro años se ha despertado un interés desbordante por el cáncer de la próstata. El movimiento de los grupos de apoyo a los pacientes con cáncer de la próstata comenzó en 1990 con la creación de US-TOO. Desde ese momento los enfermos y sus compañeras vieron la posibilidad de buscar consejo, comprensión y apoyo en otros supervivientes. Estos grupos atrajeron muy pronto la atención de organizaciones tales como la American Foundation for Urologic Disease y la American Cancer Society, las cuales contribuyeron a su crecimiento.

Despues que varios estadounidenses de renombre, entre ellos los senadores Bob Dole y Ted Stevens, reconocieron públicamente el hecho de estar sobreviviendo a la enfermedad, el interés por el cáncer de la próstata continuó creciendo. Por esa misma época comenzaba a reconocerse y utilizarse más ampliamente la prueba sanguínea de tamizaje conocida como antígeno prostático específico (PSA). El escenario estaba listo, y durante el primer acto el cáncer de la próstata pasó a ser una de las enfermedades "de moda" de los años 90. Pero pese a este enorme progreso en tan pocos años, todavía hacen falta materiales educativos de buena calidad, comprensibles para los pacientes.

El libro que usted se dispone a leer, *Cáncer de la próstata: Respuestas a las preguntas más frecuentes,* es una de esas obras encaminadas a ilustrar al paciente. El doctor Sheldon Marks ha incorporado las inquietudes más frecuentes acerca del cáncer de la próstata en una forma fácil de utilizar y comprender. En el ejercicio diario de mi profesión, casi exclusivamente con pacientes de cáncer de la próstata y sus familias, éstas son las preguntas que escucho con mayor frecuencia. Procuraré convertir la lectura de este libro en tarea obligatoria para mis pacientes. Al igual que en otros aspectos de nuestra vida diaria, el consumidor bien informado es quien tiene la mayor probabilidad de salir adelante y quedar satisfecho. Por consiguiente, en lo que respecta al cáncer de la próstata y su tratamiento, este libro será de ayuda para conseguir ese objetivo.

JUDD MOUL, M.D.
Director del Centro para la Investigación
sobre la Enfermedad de la Próstata

Oncólogo-urólogo del Walter Reed Army Medical Center, Washington, D.C.
Asesor Nacional, US-TOO

Dedicatoria

Dedico este libro a mis pacientes pasados, presentes y futuros—
quienes me inspiraron para reunir toda la información que contiene; y a mi esposa Brenda, quien me brindó la confiaza, el amor
y el estímulo para emprender esa tarea.

Agradecimientos

Agradezco a todos los amigos y colegas que me ayudaron en la elaboración de este libro. Debo un agradecimiento especial a mis pacientes y sus esposas, quienes compartieron sus experiencias conmigo para que, juntos, pudiésemos habilitar a otros pacientes para asumir el control sobre su salud por medio de la educación y la información.

Agradezco especialmente a mi amigo y editor, Bill Fisher, por hacer realidad esta obra; a Randy Summerlin, incomparable revisor de estilo, por su claridad; y a David Fischer, ilustrador de enorme talento. Agradezco también especialmente el invaluable aporte y la asesoría de mis colegas.

Deseo agradecer a mis padres, por su fe constante en mí. Un mensaje especial de amor para mis hijos, Matthew, Jordan y Ally, quienes no lograron comprender realmente por qué pasé tantos meses trabajando en "ese libro."

Prefacio

El cáncer de la próstata se esta convirtiendo rápidamente en "el" cáncer de los años 90. Ahora, cuando más personajes públicos reconocen que están padeciendo la enfermedad, ésta se ha convertido en tema frecuente de las noticias, al igual que de las conversaciones en muchos hogares.

El cáncer de la próstata ha tocado las vidas de figuras de la vida pública, como el presidente francés François Mitterrand, y los senadores estadounidenses Bob Dole y Ted Stevens, y de actores y otras personalidades del espectáculo, como Bill Bixby, Telly Savalas y Frank Zappa, para nombrar unos pocos.

Este año se diagnosticarán en Estados Unidos cerca de 200,000 casos de cáncer de la próstata, mientras que aproximadamente 50,000 hombres a quienes se les había diagnosticado anteriormente la enfermedad fallecerán víctimas de ella. El cáncer de la próstata ha llegado a ser el cáncer más diagnosticado en Estados Unidos y la segunda causa de muerte entre los hombres. En las revistas de gran circulación aparecen artículos sobre el tema, en los programas de radio se hacen foros y en los periódicos aparecen frecuentemente nuevas ideas o importantes avances en el campo de esta enfermedad.

Sin embargo, parece que cuanto más oímos y leemos al respecto, mayor es nuestra confusión. Ni siquiera los médicos generales saben muchas veces si el cáncer de la próstata es o no una enfermedad significativa y cuáles son las mejores opciones de tratamiento, si es que hay alguna.

Pienso que el temor a lo desconocido es el resultado más traumático y abrumador de esta confusión con respecto a la enfermedad. Infortunadamente, aparte de una consulta de una o dos horas con un urólogo realmente no existe otra fuente de información completa y exacta.

Hay muchos libros sobre las enfermedades de la próstata en general, o sobre la salud de los hombres, que incluyen, por lo común, un capítulo sobre el cáncer de la próstata. Estos libros suelen presentar lo que el autor considera que uno debe saber acerca del cáncer de la próstata. Pero el tema de esta enfermedad es demasiado importante y polémico para limitarlo a unas cuantas páginas. Hay, por otra parte, unos pocos libros sobre el cáncer de la próstata, pero éstos dejan sin respuesta muchas de las preguntas de los pacientes.

Como urólogo, paso la mayor parte de mi tiempo aconsejando, valorando y tratando a pacientes con cáncer de la próstata. Mi interés principal y primordial con mis pacientes es responder sus preguntas y calmar sus temores proporcionándoles la información apropiada.

Durante los últimos años he recopilado las preguntas más frecuentes de mis pacientes. Comencé a hacerlo para beneficio de ellos y de sus familias, para ayudarles a comprender mejor la enfermedad y las ventajas y desventajas de las diversas opciones de tratamiento. Era información muy solicitada, y llené con ella un vacío. A instancias de mis pacientes, he ampliado esas notas para escribir este libro, con el propósito de proporcionar la información básica que una persona necesita para tomar una decisión acerca de la evaluación y el tratamiento del cáncer de la próstata.

Muchos dedicamos meses a investigar sobre un nuevo vehículo, o pasamos semanas leyendo sobre el último modelo de computador. Pero cuando se trata de nuestra salud y de nuestro organismo, muchos, especialmente los hombres, nos contentamos con una explicación de cinco minutos. Algunos hombres aceptan las recomendaciones de los médicos sin cuestionarlas, pero es importante recordar que nuestras decisiones tienen una repercusión definitiva sobre la calidad de los años de vida que nos quedan y, muy probablemente, sobre la duración de la vida misma.

Usted tiene derecho a comprender exactamente lo que sucede en su organismo, sus posibilidades de tratamiento y el efecto a largo plazo de las decisiones que tome respecto a su salud. Este libro le ayudará a educarse y responderá sus preguntas sobre el cáncer de la próstata. Le dará la información que necesita para recuperar el control y tomar las mejores decisiones sobre su futuro, las cuales tendrán un efecto sobre su salud y bienestar.

El propósito de este libro es proporcionarle la información necesaria para que usted pueda analizar, con fundamento, su estado de salud con el médico. No tiene por objeto sustituir al médico, que es el único capaz de individualizar su situación y al mismo tiempo considerar otros factores como su estado general de salud, la longevidad de su familia y los aspectos específicos de su problema.

Es imposible pretender abarcar con este libro todos los detalles relativos a usted como persona. Así mismo, tampoco hay forma de que usted pueda tomar decisiones sobre su salud basándose únicamente en mis comentarios. Este libro es producto de mis experiencias personales. Contiene mi interpretación de las concepciones y debates actuales acerca del cáncer de la próstata. También he reunido las ideas y las investigaciones mas recientes presentadas en las revistas y las reuniones de especialistas.

Espero sinceramente que este libro responda sus preguntas y le ayude a despejar sus temores, para que usted pueda ser el mejor defensor de su salud.

El conocimiento es poder.

SHELDON MARKS, M.D.
Tucson (Arizona)

1

La próstata – anatomía y función

Para comprender la enfermedad de la próstata y sus efectos, es preciso tener una idea general de las anatomías pélvica y genitourinaria normales.

La función de la próstata es aportar líquido y sustancias nutritivas vitales a los espermatozoides. La próstata es una glándula relativamente pequeña, del tamaño de una nuez de nogal, situada exactamente debajo de la *vejiga,* en el piso de la pelvis, rodeando la *uretra.* Esta localización es, precisamente, la que genera problemas con los años. A medida que la glándula se agranda por crecimiento normal o debido al cáncer, puede causar el estrechamiento de la vía urinaria y dificultar cada vez más la micción.

Cuando la procreación deja de ser un objetivo en la vida de los hombres, la próstata deja de cumplir su principal finalidad. Sin embargo, la glándula continúa funcionando y, en presencia de las hormonas masculinas normales, sigue creciendo hasta que puede llegar a causar problemas en algún momento.

La próstata es en realidad una colección de glándulas reunidas en un solo órgano secretor de fluido. En el exterior, la próstata está rodeada por una cápsula delgada de tejido fibroso comprimido. Por fuera de la próstata hay una capa de grasa.

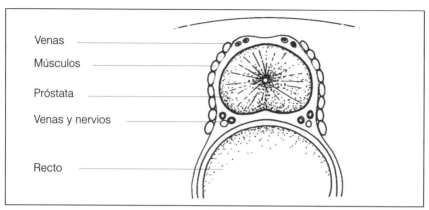

CORTE TRANSVERSAL DE LA PRÓSTATA: En el corte transversal de la glándula se observa la localización de los nervios y los vasos sanguíneos, y la posición de la próstata cerca de la pared del recto.

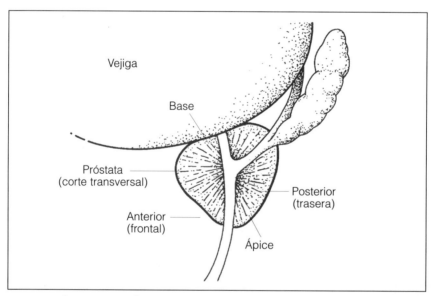

DESCRIPIÓN DE LA PRÓSTATA: En la vista lateral de la glándula aparecen los términos utilizados para describir la parte de arriba (base), la de abajo (ápice), la de adelante (anterior) y la de atrás (posterior).

Debajo de la próstata, a unos pocos milímetros de distancia, se encuentra la pared delantera del recto. A ambos lados hay nervios y vasos sanguíneos. Estos nervios son de vital importancia al considerar las opciones de tratamiento para el cáncer de la próstata y los problemas que puedan ocurrir.

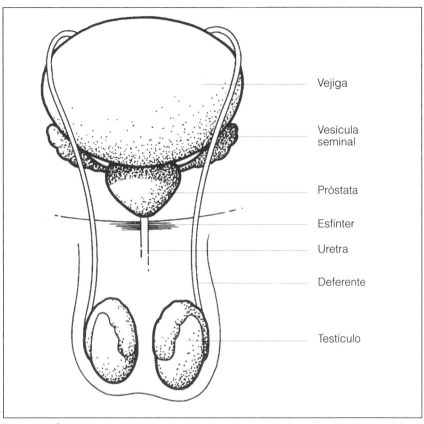

ANATOMÍA DE LA PELVIS: La próstata está situada inmediatamente debajo de la vejiga, en la pelvis. Las vesículas seminales y los deferentes de ambos testículos drenan su líquido a través de la próstata.

La próstata está dividida en dos lados, izquierdo y derecho, denominados *lóbulos.* La punta de la próstata más alejada de la vejiga se denomina *ápice.* La parte más ancha próxima a la vejiga es la *base.* La parte frontal se denomina *anterior,* y la trasera *posterior.*

El *deferente* es el tubo por el cual pasan los espermatozoides de los testículos a la uretra, a la cual entran en la porción que está dentro de la próstata. El líquido de las glándulas adyacentes, denominadas *vesículas seminales,* también se vierte dentro de la próstata. Estas glándulas se encuentran al lado de la próstata y debajo de la vejiga. Los testículos no solamente fabrican los espermatozoides sino que también producen la hormona masculina llamada *testosterona,* que pasa directamente a la corriente sanguínea.

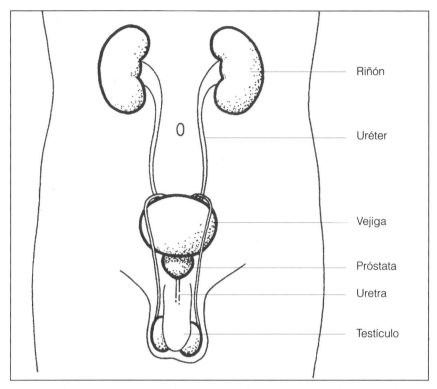

Riñón

Uréter

Vejiga

Próstata

Uretra

Testículo

ANATOMÍA UROGENITAL: Los riñones filtran la sangre y vierten la orina en la veji-ga a través de los uréteres. Allí se almacena antes de salir por la uretra, a través de la próstata.

La vejiga está sobre la próstata, en el fondo de la pelvis. Cumple dos funciones. La primera es servir de recipiente o reservorio para la orina, de manera que ésta se pueda acumular y vaciar cuando uno desee y no en el momento mismo en que se forma. La segunda función es servir de músculo para exprimir la orina cuando el cerebro envíe el mensaje correspondiente. La orina se fabrica en los riñones mediante la filtración de los desechos de la sangre. Después la orina se vierte en la vejiga a través de los uréteres.

La uretra es un tubo que va desde la vejiga a través de la prós-tata, pasando por el *esfínter urinario* y por el pene hasta llegar al ori-ficio de éste denominado *meato*.

El esfínter urinario es un conjunto de fibras musculares circu-lares situadas inmediatamente debajo de la próstata para evitar la fuga de orina al toser, moverse o realizar alguna actividad física. El

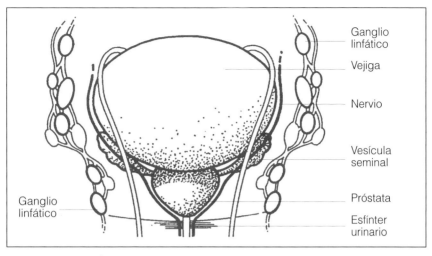

DRENAJE LINFÁTICO: El fluido linfático de la próstata se vierte en los ganglios linfáticos, situados a ambos lados de la pelvis. El cáncer de la próstata puede tomar esa vía y diseminarse en los ganglios.

control de la orina (denominado *continencia*) se efectúa principalmente en el cuello de la vejiga. Allí convergen todas las fibras musculares circulares como formando un embudo.

Las venas de la próstata conducen la sangre hacia afuera y hacia arriba en dirección del corazón, a lo largo de la columna vertebral. Los *vasos linfáticos* drenan desde la próstata hasta una serie de *ganglios* pequeños agrupados a lo largo de la pared de la pelvis, a ambos lados.

¿Qué es exactamente el sistema linfático?

Los vasos linfáticos son el sistema de limpieza del organismo. El fluido linfático—un líquido transparente y resbaloso que algunas veces rezuma de las abrasiones o raspaduras—"baña" todas las células del cuerpo. Este líquido es filtrado a través de los ganglios linfáticos, donde quedan atrapados los gérmenes, los cánceres o cualesquiera impurezas. El líquido linfático filtrado fluye de regreso al torrente sanguíneo.

Agrandamiento no canceroso de la próstata

Por razones que todavía no están claras, la próstata de la mayoría de los hombres crece y se agranda lentamente. Este crecimiento,

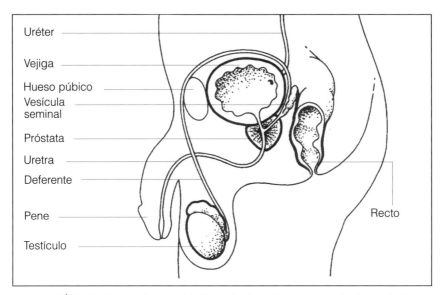

ANATOMÍA DE LA PELVIS, VISTA LATERAL: La vejiga está situada detrás del hueso púbico e inmediatamente enfrente del recto. La próstata está debajo de la vejiga y rodea a la uretra en su salida de la vejiga.

denominado *hiperplasia benigna de la próstata, o HBP,* no es canceroso. Sin embargo, puede tener un impacto grande sobre la calidad de vida, porque bloquea el flujo de la orina generando una serie de síntomas enojosos y molestos, como el deseo frecuente de orinar de día y de noche, el goteo y la dificultad para iniciar y terminar la micción. (Véase, además, la lista de síntomas de la página 30.)

Durante años, las opciones de tratamiento para la hiperplasia benigna de la próstata fueron pocas. La mayoría de los hombres con esta afección no tenían otra salida que la cirugía. Sin embargo, durante los últimos diez años se han realizado una serie de avances que ahora ofrecen una amplia gama de opciones para reducir los síntomas sin los riesgos y los posibles efectos secundarios de una operación quirúrgica.

¿Tengo mayor probabilidad de contraer cáncer por el hecho de que mi próstata se haya agrandado?

El hecho de tener hiperplasia benigna de la próstata no aumenta el riesgo de contraer cáncer.

¿Necesito tratamiento si mi próstata se ha agrandado, pero no tengo problemas para orinar?

Indudablemente, no. A menos que su próstata sea la causante de problemas serios de la vejiga, debidos a un vaciamiento incompleto o a sangrado, no necesita tratamiento.

¿Cuáles son las opciones para tratar los síntomas del agrandamiento de la próstata?

Básicamente, hay cinco opciones. Cada una tiene ventajas y desventajas definidas, y son las siguientes:

1. No hacer nada.
2. Tomar alfabloqueadores, como Hytrin® (terazocín).
3. Tomar Proscar® (finasteride).
4. Someterse a intervención quirúrgica con láser.
5. Someterse a la acostumbrada resección quirúrgica de la próstata.

¿Por qué "no hacer nada" es una opción?

Siempre existe la posibilidad de optar por no tratarse los síntomas. Si no le molestan mayormente los síntomas de obstrucción, es sensato observar y esperar. Podrá mejorar, empeorar o permanecer igual. Claro está que si los síntomas se convierten en un problema serio, deberá hablar con su médico acerca de las demás opciones.

Es interesante oír lo que dos hombres con los mismos problemas al orinar pueden comentar. Uno puede sentirse verdaderamente desgraciado por tener que levantarse dos veces a orinar, mientras que el otro está dichoso por no tener que hacerlo más veces.

¿Qué es un alfabloqueador?

Esta clase de medicamento se utilizó originalmente sólo para tratar la hipertensión. Sabíamos que actuaba como relajante de un tipo específico de músculo que se halla en las paredes de los vasos sanguíneos. Al poco tiempo se descubrió que estos músculos también se encuentran dentro de la próstata y alrededor de ésta. Cuando estos músculos están tensos, aprietan la uretra y la cierran, causando los enojosos síntomas asociados generalmente con el agrandamiento de la próstata. Cuando se relajan estos músculos con dosis diarias de alfabloqueadores, la uretra y la próstata se abren. El resultado puede ser una mejoría notable de la micción.

¿Cómo se llaman esos medicamentos?

El Hytrin (terazocín), producido por Laboratorios Abbott, es el alfabloqueador más comúnmente utilizado para tratar los síntomas de obstrucción. En 1994, Abbott terminó un estudio del Hytrin que confirma unos resultados excelentes con efectos secundarios mínimos.

El empleo del Hytrin durante los últimos años ha eliminado la necesidad de someter a operación quirúrgica a un gran número de hombres. El Cardura® (doxasocín) también ha sido aprobado por la Administración de Drogas y Alimentos (FDA) de los Estados Unidos para tratar a hombres con dificultades de micción. Existen otros medicamentos en el mercado, como el prazocín, los cuales no se utilizan en forma tan generalizada y no han sido aprobados por la FDA para tratar dificultades de la micción.

¿Es bueno el Hytrin para la mayoría de los casos?

La mayoría de los hombres que ensayan el Hytrin observan una mejoría notable en la micción, con reducción de los síntomas molestos. Los resultados suelen apreciarse a las pocas semanas. Personalmente estoy muy impresionado al ver cuán bien reaccionan mis pacientes en poco tiempo. Algunos hombres, sin embargo, pueden no tolerar el medicamento o no sentir mejoría.

¿Por el hecho de tomar Hytrin quedaré protegido contra el cáncer de la próstata?

No. El Hytrin es un medicamento excelente para relajar los músculos que comprimen la próstata, mejorando así la micción. En muchos casos puede evitar la necesidad de intervención quirúrgica, pero no contribuye en absoluto a reducir los riesgos de contraer cáncer, y tampoco sirve como tratamiento para el cáncer de la próstata.

¿Produce algún efecto secundario el Hytrin?

Durante los primeros días, algunos hombres dicen que experimentan sensación de mareo, aturdimiento o fatiga. Se ha encontrado que en raras ocasiones puede provocar desmayos. Esto se puede evitar incorporándose lentamente cuando se está sentado, durante los primeros días, mientras el cuerpo se adapta al medicamento. Indicamos esto solamente como medida de precaución.

¿Interactúa el Hytrin con algún otro medicamento?

Puesto que el Hytrin puede reducir también la presión arterial, es importante coordinar con su médico general la forma de tomarlo, especialmente si ya toma usted algún medicamento para la presión arterial.

¿Cómo funciona el Proscar (finasteride)?

El Proscar funciona bloqueando la formación normal de un subproducto de la hormona masculina en la próstata. Este subproducto, denominado DHT, es un estimulante muy poderoso del crecimiento prostático. Cuando se suprime el DHT, se puede reducir el tamaño de la próstata, mejorando así la micción. Al igual que con el Hytrin, si el Proscar produce resultados, es necesario tomar el medicamento todos los días durante el tiempo que se desee gozar de sus beneficios. Cuando no logro resultados con el Hytrin, les sugiero a la mayoría de mis pacientes tomar Proscar.

¿Se reduce el riesgo de contraer cáncer de la próstata tomando Proscar (finasteride)?

Nadie lo sabe en realidad. En este momento se adelanta un estudio a largo plazo para dilucidar este interrogante. Pero mientras aparecen los resultados de este estudio, es mejor no tomar Proscar a menos que los problemas de micción sean significativos.

¿Cuáles son los efectos secundarios del Proscar (finasteride)?

Los efectos secundarios del Proscar se manifiestan principalmente en la sexualidad. Aproximadamente un 4% de los hombres dicen que les causa impotencia y menos del 4% se quejan de una disminución del deseo sexual.

¿Interactúa el Proscar (finasteride) con otros medicamentos?

El Proscar no interactúa con ningún otro medicamento y se puede tomar tranquilamente sin temor a interferencia.

¿Puedo tener problemas a causa del Proscar (finasteride)?

Existe la preocupación de que el Proscar oculte o enmascare un incipiente cáncer de la próstata, al dificultar su detección durante las primeras etapas de crecimiento. También podría hacer más confuso el examen microscópico al alterar los tejidos. Nadie conoce realmente cómo pueda el finasteride influir, con el paso del tiempo, en el crecimiento del cáncer de la próstata.

¿Cómo funciona la cirugía con láser?

Con el láser, el urólogo destruye el tejido prostático causante de la obstrucción. El láser se apunta sobre el tejido a través de la uretra. Este procedimiento, aunque normalmente se efectúa con anestesia, puede ser ambulatorio. El paciente puede regresar a su trabajo y a sus actividades cotidianas al día siguiente. La operación con láser puede hacerse a pacientes que están tomando Coumadín® (warfarina).

¿Conlleva algún problema la cirugía con láser?

Esta modalidad de tratamiento es relativamente nueva; de manera que los urólogos apenas están aprendiendo las técnicas que funcionan mejor con cada paciente. Sólo el tiempo dirá si es tan eficaz como la cirugía corriente. Personalmente estoy muy satisfecho con los resultados obtenidos en mis pacientes tratados con láser. Es mi tratamiento preferido para los casos de obstrucción de la próstata.

¿Cómo es el tratamiento quirúrgico para el agrandamiento de la próstata?

Durante muchos años, el tratamiento corriente fue la RTU o *resección transuretral de la próstata*. Esta operación se realiza con anestesia, mediante un instrumento de fibra óptica. No es necesario hacer una incisión.

El instrumento, que se coloca a través del pene, permite ver el tejido prostático que ha crecido y causa la obstrucción. Ese tejido se retira excavando con el instrumento, dejando intacta sólo la cápsula de la próstata. Cuando la glándula es demasiado grande, los

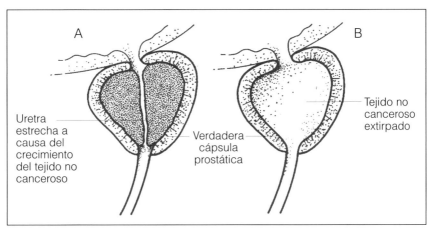

TEJIDO PROSTÁTICO NO CANCEROSO: A. El tejido prostático no canceroso (hiperplasia benigna) crece y comprime la uretra, provocando dificultad para orinar. B. Con la resección transuretral de la próstata (RTU), se extirpa este tejido dejando intacta la cápsula prostática.

urólogos realizan a veces una operación a través de una incisión en la parte inferior del abdomen, pero esta técnica es poco común. El tejido retirado se examina para determinar que no haya cáncer.

¿Debo despreocuparme de un posible cáncer de la próstata por el hecho de haberme sometido a una RTU?

No. Aunque se haya extirpado el tejido causante de la obstrucción, persiste el riesgo de que aparezca cáncer en el reborde del tejido que ha quedado atrás. Usted debe someterse a un examen anual para cerciorarse de que no haya cáncer.

¿Examinan los patólogos todos los pedazos de próstata extirpados durante el procedimiento de RTU, para determinar la presencia de cáncer?

No, solamente examinan una muestra representativa del tejido. Es casi imposible y enormemente costoso hacer el análisis de patología a todas las muestras de tejido. Examinando un buen porcentaje de tejido, los patólogos pueden darse una idea bastante precisa del tipo y la cantidad de cáncer, si lo hay.

2

El cáncer y la próstata

Antes de abordar el tema del cáncer de la próstata, debemos examinar el del cáncer en general, incluyendo aspectos tales como su crecimiento y sus causas.

¿Qué es el cáncer?

El cáncer es un *crecimiento desordenado y anormal de las células.* Es una enfermedad de la estructura y la función de las células. Cada célula tiene su propio esqueleto formado por miles de *túbulos* microscópicos (véase el dibujo de la página siguiente). Los túbulos también sirven de conexión entre las células.

Los túbulos proporcionan a las células una forma de "comunicarse," o de trabajar y funcionar en conjunto. Con el cáncer, estos túbulos se deforman hasta el punto de que las células no pueden desempeñar su función; no pueden comunicarse entre sí.

Las células normales crecen hasta cierto límite, determinado por su contacto con las demás. Cuando se pierde el mecanismo de los túbulos, el crecimiento continúa sin control, sin los límites impuestos por los patrones normales de crecimiento.

La vida de la mayoría de las células tiene determinada duración. Con el cáncer, esta duración puede alterarse. Las células no solamente crecen más allá de sus límites normales, sino que además no

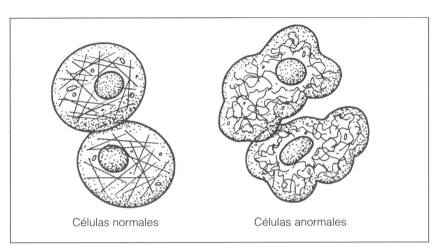

Células normales   Células anormales

ESTRUCTURA CELULAR: Las células normales del cuerpo tienen un esqueleto organizado, consistente en túbulos microscópicos que permiten el crecimiento normal. En las células cancerosas se ha perdido ese patrón organizado, debido a la distorsión de los microtúbulos normales y a la pérdida de la forma normal de la célula y de su patrones de crecimiento habituales.

mueren con la misma rapidez que deberían. Ésta es la base fundamental para comprender el fenómeno del cáncer.

Dicho simplemente, las células cancerosas crecen sin los límites y controles habituales. Continúan creciendo, y llegan a diseminarse y a colmar el sistema.

¿Qué es una malignidad?

Una malignidad es un crecimiento canceroso con potencial para diseminarse y causar una lesión o, en caso extremo, la muerte.

¿Son iguales todos los cánceres?

No. Hay cientos de tipos de cáncer. Cada tipo de tejido y de célula puede perder su capacidad para crecer normalmente. Cada uno tiene distintos patrones de crecimiento y distintas propiedades y características. Igualmente, cada uno tiene sus debilidades, que esperamos identificar y aprovechar para aplicar un tratamiento— sea cirugía, irradiación, quimioterapia o terapia hormonal.

¿Es mortal el cáncer en todos los casos?

No. Algunos tipos de cáncer son casi siempre letales, mientras que otros rara vez provocan la muerte. La mayoría de los cánceres están en el medio. El cáncer de la próstata puede crecer muy lentamente y ser de poca trascendencia, o puede crecer rápidamente, diseminarse y llegar a causar la muerte. Utilizamos el término *agresivos* para referirnos a esos cánceres que pueden provocar la muerte.

¿Es contagioso el cáncer?

No. Es una anomalía interna de la célula, que comienza dentro de las células de una persona. Una persona no puede "contagiarse" por contacto con otra. El cáncer no se propaga como un virus o una bacteria.

¿Qué provoca el crecimiento del cáncer?

Los cánceres se desarrollan por diversas razones. En algunos casos conocemos los factores que pueden estimular el crecimiento del cáncer. El hábito de fumar, por ejemplo, puede causar cáncer pulmonar. Con respecto a muchos otros tipos de cáncer, los investigadores desconocen los factores que desencadenan el crecimiento del cáncer a partir de células por lo demás normales.

Sabemos que muchos agentes químicos presentes en el medio ambiente pueden provocar el desarrollo del cáncer. La investigación apunta de manera importante hacia la dieta como factor en el desarrollo de muchos tipos de cáncer, en particular el consumo durante muchos años de alimentos con alto contenido de grasa y poca fibra.

Los factores genéticos también puede desempeñar un papel. Algunos cánceres parecen afectar a varios miembros de una misma familia. Los científicos han identificado ciertas debilidades genéticas que pueden transmitirse de padres a hijos. En ciertas situaciones, estas debilidades pueden provocar el desarrollo del cáncer.

En general, parece que la mayoría de los cánceres se inician a partir de la confluencia de una serie de factores, y no debido a una sola causa.

¿Por qué hay algunas personas que no contraen el cáncer, a pesar de fumar y de alimentarse mal, mientras que otras personas que siguen todas las pautas y llevan una vida sana sí lo contraen?

Eso es algo que varía de una persona a otra. Como dije anteriormente, algunas personas tienen una debilidad genética que predispone al cáncer. Otras personas pueden tener alguna forma de fortaleza genética que las protege, aunque hagan todo lo indebido.

¿Cómo se disemina el cáncer?

A medida que crece, el cáncer estimula la formación de nuevos vasos sanguíneos. Estos vasos son débiles y presentan fugas. Las células cancerosas pasan al torrente sanguíneo a través de las microscópicas roturas de esos vasos nuevos. Una vez allí, viajan por todo el cuerpo y, cuando encuentran un ambiente propicio para su desarrollo, se asientan y comienzan a crecer.

¿En qué consiste el cáncer de la próstata?

Se trata de un crecimiento maligno de la células glandulares de la próstata. Normalmente, estas células se encuentran dentro de las glándulas productoras del líquido que compone la mayor parte del semen. Pero, en ciertas circunstancias, pierden sus controles normales y comienzan a crecer desordenadamente.

¿Cómo se inicia el cáncer de la próstata?

Al igual que todos los cánceres, probablemente comienza como un cambio imperceptible de unas cuantas células. Con los años, quizá 20 ó más, ese pequeño grupo se agranda gradualmente. A medida que crece, el cáncer toma impulso y acelera su crecimiento.

¿Con cuánta rapidez crece el cáncer de la próstata?

En la mayoría de los casos, el cáncer de la próstata crece muy lentamente, durante muchos años, incluso decenios. Pero finalmente comienza a acelerar su crecimiento. Algunos de estos cánceres pueden crecer muy rápidamente y ser mortales.

¿Qué estimula el crecimiento del cáncer de la próstata?

El cáncer de la próstata pertenece a una clase de cánceres, como el del seno, *sensibles a las hormonas*. En la próstata, la *testosterona* se convierte en otra hormona muy poderosa, la DHT. En el cáncer de la próstata, estas dos hormonas estimulan el crecimiento desordenado de las células cancerosas.

¿Qué sucede cuando se disemina el cáncer de la próstata?

A medida que el cáncer crece, va invadiendo los tejidos circundantes. Al principio solamente invade los tejidos de la próstata. Cuando llega a la cápsula externa o cascarón de la próstata, puede pasar hacia la grasa que rodea a la glándula. También puede crecer hacia la vejiga o las vesículas seminales adyacentes.

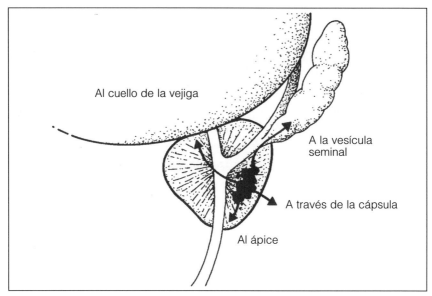

DISEMINACIÓN DEL CÁNCER: El cáncer de la próstata puede diseminarse a través de la cápsula hacia los tejidos circundantes, el cuello de la vejiga, a través del ápice, o hacia las vesículas seminales adyacentes.

¿Qué otras partes del cuerpo puede invadir el cáncer de la próstata?

El cáncer de la próstata se disemina principalmente a dos zonas del cuerpo: los ganglios linfáticos a los que drena la próstata, y los huesos, principalmente la columna vertebral y las costillas. Concretamente, el cáncer crece dentro de la médula ósea: la parte interna del hueso donde tiene lugar el crecimiento activo de hueso nuevo.

¿Por qué invade el cáncer de la próstata a la columna vertebral?

Las células cancerosas salen de la próstata a través del torrente sanguíneo. La sangre, al salir de la próstata, viaja a través de una red de venas que se encuentran a lo largo de la columna vertebral y la irrigan. La sangre pasa luego a los huesos de la columna. Las células del cáncer de la próstata crecen allí porque es el primer ambiente del cuerpo que encuentran a su paso y que favorece su crecimiento.

¿Cuáles son las causas del cáncer de la próstata?

Realmente se desconocen las causas de este cáncer. En el mundo entero, los investigadores están tratando de encontrar una respuesta. Quizá pasen años antes que tengamos una respuesta definitiva. Sin embargo, pruebas recientes indican que el cáncer de la próstata podría desarrollarse como resultado de desequilibrios genéticos. Los factores ambientales, tales como la dieta, podrían acelerar esos desequilibrios, llevando con el tiempo a mutaciones.

Sabemos que algunos genes presentes en todas las células del cuerpo previenen el cáncer bloqueando y suprimiendo los cambios cancerosos de los tejidos. Cuando estos genes preventivos se bloquean, no hay nada que impida el inicio y el crecimiento del cáncer. También hay genes que permanecen dormidos pero que, en circunstancias todavía desconocidas, se activan y estimulan el crecimiento de las células cancerosas. Al parecer, todos estos factores pueden participar en el proceso.

¿Es cierto que la mayoría de los cánceres de la próstata que se detectan en la actualidad son realmente insignificantes y no se les debe prestar atención?

Indudablemente no. Los estudios de pacientes tratados quirúrgicamente demuestran que si el cáncer es lo suficientemente notable para ser detectado mediante las técnicas modernas, por lo general es lo suficientemente notable para amenazar la vida de la persona. Por lo tanto, no debe hacerse caso omiso de él.

¿Es la alimentación un factor?

Sí. Los estudios indican que la alimentación rica en grasa estimula de alguna manera el crecimiento del cáncer de la próstata. Esto es especialmente cierto respecto a la carne roja y los productos lácteos. El cáncer de la próstata es mucho menos común en países como el Japón y la China, donde se consumen alimentos bajos en grasa. Cuando los hombres de esos países se trasladan a otros donde la alimentación es rica en grasa, el riesgo de contraer cáncer de la próstata aumenta y llega a ser tan alto como el de cualquiera al cabo de una generación o dos. Esto parece indicar que la alimentación es quizá uno de los factores que permiten o incluso estimulan el desarrollo del cáncer.

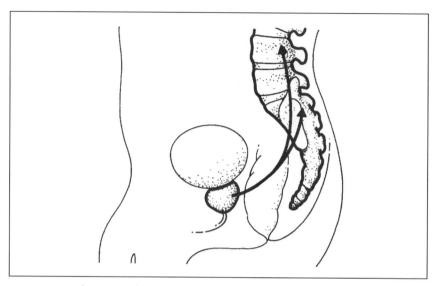

*DISEMINACIÓN DEL CÁNCER A LA COLUMNA: Las células del cáncer de la prós-
tata pueden diseminarse a través de las venas que irrigan la próstata desde la pelvis, a
lo largo de los huesos de la columna y dentro de ellos.*

¿Cómo estimula la alimentación rica en grasa el cáncer de la próstata?

Probablemente contribuye a activar un mecanismo interno que, de
otra manera, permanecería dormido. Este mecanismo presente
dentro de la estructura misma de la célula sería el que le ordenaría
crecer más allá de sus límites normales. O podría bloquear un
mecanismo protector, permitiendo el crecimiento celular sin las
restricciones habituales.

¿Hay algo que pueda comer para reducir la probabilidad de contraer cáncer?

Se ha demostrado que verduras tales como el bróculi, la coliflor, las
coles de Bruselas y la acelga tienen un efecto poderoso contra el
cáncer. Pero no se deben consumir sólo de vez en cuando. Se deben
comer regularmente durante muchos años. En general, deben con-
sumirse entre cinco y diez porciones diarias de frutas frescas y verduras para reducir los riesgos de cáncer.

Estudios preliminares de laboratorio indican que los productos
de soya también podrían ser provechosos para combatir el cáncer.
Quizá deberíamos comer más queso de soya o tofu.

¿Me servirá de algo cambiar mis hábitos alimentarios ahora?

Probablemente. Siempre es buena idea consumir alimentos sanos. Aunque todavía no tenemos pruebas, una alimentación sana baja en grasa podría muy bien reducir la probabilidad de contraer cáncer, o incluso desacelerar un cáncer ya existente.

Verduras crucíferas

Bróculi
Repollo
Coliflor
Coles o repollitas de Bruselas
Acelga

He oído hablar del betacaroteno. ¿Ayuda en el cáncer de la próstata?

El betacaroteno es una vitamina presente en las hortalizas de hojas verdes y en la zanahoria. Ofrece buenas perspectivas como ingrediente de la dieta para reducir el crecimiento del cáncer. Algunas variedades se están utilizando incluso como tratamiento formal de algunos tipos de cáncer. El betacaroteno podría contener un mecanismo protector que desacelera el rápido crecimiento celular observado en el cáncer. Todavía no se ha demostrado que pueda ser útil en el cáncer de la próstata.

¿Qué alimentos son ricos en betacaroteno?

Entre los alimentos ricos en betacaroteno están: las verduras de hojas color verde oscuro, el bróculi, la espinaca, la lechuga romana, la remolacha, la acelga, la col, la zanahoria, el tomate, la batata y el ñame.

¿Es lo mismo consumir el betacaroteno como suplemento vitamínico?

La recomendación actual es obtener los nutrimentos necesarios directamente de las frutas y de las verduras frescas. No existen estudios definitivos que demuestren que las vitaminas en forma de píldoras o líquidos proporcionen los mismos beneficios que se obtienen al consumir las frutas y las verduras frescas.

Alimentos ricos en betacaroteno

Verduras de hojas color verde oscuro
Bróculi, remolacha, zanahoria, col, lechuga romana,
espinaca, batata, acelga, tomate, ñame

¿Reduce el selenio el riesgo de contraer cáncer de la próstata?

Los resultados preliminares de una investigación en curso indican que podría existir una relación entre el mayor consumo de selenio y una menor probabilidad de contraer cáncer de la próstata.

¿Hay alguna otra cosa que reduzca el riesgo?

Algunos estudios recientes han identificado el licopeno, la sustancia natural que da al tomate su color rojo. Es una sustancia química de gran poder anticanceroso. Reduce los riesgos de contraer la enfermedad y ha demostrado que previene y desacelera el crecimiento de las células cancerosas. En la medida en que usted incremente el consumo de estos nutrimentos anticancerígenos, podrá reducir sus probabilidades de contraer cáncer de la próstata. En el futuro, de este nuevo terreno de la investigación podrían surgir medicamentos para tratar o prevenir el cáncer de la próstata.

¿Por qué no podemos reducir los riesgos del cáncer de la próstata por medio de la dieta solamente?

Una persona *puede* disminuir el riesgo siguiendo unos hábitos alimentarios apropiados durante toda la vida. Sin embargo, es poco probable que la población del mundo opte por una alimentación rica en fibra y baja en grasa. Por lo tanto, es también muy poco probable que la incidencia del cáncer de la próstata se reduzca por medio de cambios en la alimentación solamente.

¿Aumentan con la vasectomía los riesgos de contraer cáncer de la próstata?

Posiblemente. Sólo uno de varios estudios indica una posible relación entre los hombres sometidos a vasectomía y el diagnóstico de cáncer de la próstata muchos años después. Suponiendo que el estudio más reciente sea exacto y los demás no, si usted ha sido sometido a vasectomía, el riesgo de contraer cáncer de la próstata

20 años después es 1.8 veces mayor en comparación con el de un hombre que no se ha sometido a ese procedimiento. Es importante recordar que hay varios estudios más en los que no se demuestra esa relación.

Los científicos e investigadores no están seguros de que haya una relación causal. En otras palabras, no podemos explicar la forma como los cambios del organismo después de la vasectomía pueden llevar posteriormente a un cáncer de la próstata. Los urólogos se preguntan si se trata simplemente de una coincidencia estadística. Conviene recordar que la vasectomía y el cáncer de la próstata no parecen ser causa y efecto.

¿Debo preocuparme por el hecho de haberme sometido a una vasectomía?

No hay razón para preocuparse, porque no hubo aumento alguno en la tasa de muerte entre los hombres a quienes se les diagnosticó cáncer de la próstata después de una vasectomía. Usted debe comenzar a consultar anualmente con su médico general o con el urólogo a los 10 ó 15 años de realizada la vasectomía, o si tiene más de 40 años de edad.

¿Debo pedir que me reviertan la vasectomía?

No se recomienda revertir la vasectomía para efectos de prevenir el cáncer, sobre la base de la información actual. Aún no existe evidencia de que la vasectomía cause cáncer de la próstata. Y tampoco se ha demostrado que los hombres que se han sometido al procedimiento para revertir la vasectomía corran un menor riesgo de contraer cáncer de la próstata. Además, se trata de una intervención costosa y después tendría que buscar otro método anticonceptivo.

¿Tiene la radiación ultravioleta de la luz solar algo que ver con el cáncer de la próstata?

Algunos estudios preliminares demuestran que a mayor exposición a la luz ultravioleta (es decir, mayor exposición al sol), menor es la tasa de cáncer de la próstata. Aún no está claro el que esto tenga algo que ver con el sol mismo. Pensamos que con la exposición al sol suben los niveles de vitamina D, lo cual podría ayudar a reducir el riesgo de cáncer de la próstata.

¿Qué hay con la exposición a sustancias químicas en el trabajo? ¿Aumenta el riesgo?

Algunos riesgos ocupacionales podrían influir, pero todavía no se ha demostrado con certeza esa relación. Los hombres que trabajan en fábricas de caucho, o con cadmio, y también los agricultores, parecen correr un mayor riesgo. En el caso de los agricultores, podría deberse a la exposición a los plaguicidas y otros productos químicos industriales, o quizá deberse a los alimentos ricos en grasa que muchos de ellos consumen.

¿Por qué sabemos tan poco acerca del cáncer de la próstata?

Son cinco las razones por las cuales los médicos y los investigadores sabemos tan poco acerca de un cáncer tan importante.

1. Nunca se ha invertido mayormente en la investigación de este cáncer.
2. Es tan largo el proceso de desarrollo y avance del cáncer de la próstata que los estudios a corto plazo realmente no sirven de mucho. Es difícil iniciar y continuar los estudios a largo plazo.
3. La enfermedad varía de persona a persona, y cada variante de la enfermedad funciona de manera diferente. Es casi imposible comparar un tratamiento con otro.
4. Los científicos, investigadores y médicos no conocen a ciencia cierta los mecanismos básicos del crecimiento y la diseminación del cáncer de la próstata.
5. La mayor parte de los estudios realizados han sido inapropiados y han adolecido en muchos casos de errores serios, lo cual pone en duda sus resultados.

Aunque conocemos bastante acerca del cáncer de la próstata por la experiencia clínica, actualmente comienzan a financiarse un número apreciable de estudios científicos. Esperamos que esta investigación proporcione información valiosa sobre el tratamiento y sobre la enfermedad misma.

¿Crecen de la misma manera todos los cánceres de la próstata?

No, claro que no. Muchos cánceres de la próstata pueden parecerse en determinado momento, comparando un hombre con otro, pero su ritmo de crecimiento puede ser distinto. Uno puede crecer muy rápidamente y no responder a tratamiento alguno, mientras que otro aparentemente igual puede crecer lentamente.

¿Hay alguna forma de saber cuáles cánceres podrían matar y cuáles crecer lentamente sin afectar la duración de la vida?

No hay forma de predecir con exactitud cuáles pueden llegar a ser mortales. Mientras tanto, la mayoría de los médicos pensamos que es conveniente que los hombres jóvenes y sanos busquen la terapia más agresiva indicada para su edad.

¿Quiénes corren el riesgo de contraer la enfermedad?

Todos los hombres corren el riesgo de contraer cáncer de la próstata en algún momento de la vida. A medida que la población envejezca se detectarán más casos de cáncer de la próstata, puesto que es una enfermedad de los viejos, aunque también los jóvenes pueden contraerla. Ahora que la medicina moderna nos mantiene vivos y más sanos por más tiempo, seremos muchos más los que estaremos expuestos a que se nos diagnostique cáncer de la próstata. En otras palabras, si un hombre es bastante longevo, es muy probable que tarde o temprano contraiga este cáncer. El hecho de que el cáncer afecte o no la calidad o la duración de la vida es otra cosa.

¿Aumenta mi riesgo por el hecho de tener un pariente con cáncer de la próstata?

Ciertos grupos de hombres tienen más probabilidad de sufrir la enfermedad. Sabemos, por estudios recientes, que si en la familia hay casos de cáncer de la próstata, el riesgo de contraer la enfermedad es mayor.

Cuanto más joven sea el pariente en el momento del diagnóstico, mayor será el riesgo de que otros familiares sufran la enfermedad a edad temprana.

¿Aumenta enormemente mi riesgo por el hecho de que a mi padre le hayan diagnosticado la enfermedad a los 72 años?

Realmente no. Su riesgo es levemente más alto pero no mucho mayor que el de cualquier otro hombre en cuya familia no haya habido cáncer de la próstata.

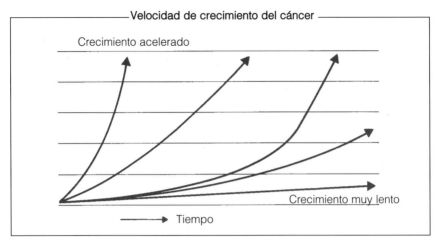

RITMOS DE CRECIMIENTO DEL CÁNCER: El crecimiento del cáncer de la próstata puede ser bastante imprevisible. En algunos casos puede crecer lentamente durante toda la vida, en otros hacerlo muy rápidamente y serfatal, y en otros su crecimiento puede ser a un ritmo intermedio.

¿Aumenta notablemente mi riesgo por el hecho de que a mi padre le hayan diagnosticado la enfermedad a los 52 años?

Sí. Cuanto más joven sea el pariente al recibir el diagnóstico, mayor será el riesgo de que usted contraiga también cáncer de la próstata.

¿Significa esto que también podría contraer cáncer de la próstata a una edad temprana?

No cabe duda de que su riesgo de contraer el cáncer a una edad temprana es mayor. En su situación, la prevención y la detección precoz son lo más importante.

¿Es cierto que los hombres de raza negra son más propensos a contraer cáncer de la próstata?

Por razones que todavía no comprendemos, parece que entre los hombres de raza negra es mayor la probabilidad de contraer este cáncer, el cual suele ser muy agresivo. En efecto, en Estados Unidos los negros tienen una tasa de cáncer de la próstata más alta que cualquier otra población o grupo en el mundo. Una investigación preliminar indica que la alimentación rica en grasa podría ser un factor.

Nota del autor *Hace varios años, Miguel, un paciente de 65 años de edad, llegó a mi consultorio para un examen porque a su hermano le acababan de diagnosticar cáncer de la próstata. Había visitado a su médico general, a quien le había contado lo de su hermano. El médico lo examinó y le dijo que, en efecto, tenía un nódulo grande en la próstata y que regresara dentro de un año para ver si se había producido algún cambio. A Miguel no le satisfizo el consejo de su médico y solicitó una cita conmigo. Juntos realizamos todos los exámenes y los análisis de diagnóstico (a los cuales me referiré en detalle más adelante) y, en muy poco tiempo, diagnosticamos un cáncer muy agresivo.*

¿Es contagioso el cáncer de la próstata (o podría mi esposa contraer un cáncer por tener relaciones sexuales conmigo, si tengo cáncer de la próstata)?

No, no es posible "contagiarse" de cáncer de la próstata o de cualquier otro cáncer por tener contacto con otra persona. El cáncer es un proceso en el cual las células de su cuerpo pierden la capacidad para controlarse a sí mismas. Esto no puede afectar a nadie más, sea a través del contacto, las relaciones sexuales o la convivencia. Se trata de un problema interno de las células de su glándula prostática. No es contagioso.

¿Cuáles son las recomendaciones oficiales de la Sociedad Americana contra el Cáncer?

Todos los hombres de más de 50 años de edad deben someterse a un examen rectal todos los años y a un análisis de sangre para determinar los niveles de PSA. La prueba del PSA se explica en detalle en el capítulo 5.

Los hombres con antecedentes familiares de cáncer de la próstata deben hacerse un análisis anual de PSA y someterse a un examen rectal a partir de los 40 años de edad.

¿Existe alguna sustancia que estimule el crecimiento del cáncer dentro de la médula ósea?

El hígado secreta una sustancia normal del organismo denominada *transferrina,* la cual se almacena en la médula ósea. El organismo la utiliza normalmente para almacenar hierro para las células. Algunos estudios recientes demuestran que la transferrina en la médula ósea estimula el crecimiento del cáncer de la próstata. Esta información es muy nueva y todavía no se puede utilizar para el tratamiento o la prevención de la enfermedad. Una de las claves para el manejo futuro del cáncer podría estar en un mayor conocimiento de esta sustancia.

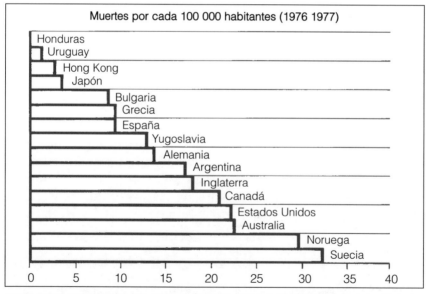

TASAS DE MORTALIDAD POR CÁNCER DE LA PRÓSTATA EN ALGUNOS PAÍSES DEL MUNDO: Las tasas más altas de muerte debido a cáncer de la próstata por persona se encuentran en Escandinavia. Las más bajas se encuentran en el Lejano Oriente y en Centroamérica.

El gráfico es cortesía de la American Cancer Society, 1993.

¿Existe algo en el organismo que bloquee el crecimiento del cáncer?

Sí. Los experimentos de laboratorio han demostrado que una sustancia denominada *espermina* inhibe el crecimiento del cáncer de la próstata. Es interesante señalar que la espermina se encuentra principalmente en la próstata. Esto explicaría por qué el cáncer de la próstata parece crecer tan aceleradamente una vez que se disemina por fuera de la glándula. Mientras crece dentro de ella, la presencia de la espermina limita su crecimiento, haciéndolo lento.

¿Puede una persona con cáncer de la próstata tomar espermina para frenar el crecimiento y el avance de la enfermedad?

No. No existe en forma de medicamento que se pueda consumir; es un hecho establecido apenas recientemente en el laboratorio. Se está investigando como forma de prevenir o tratar el cáncer de la próstata en el futuro. Sin embargo, en este momento está a muchos años de poderse utilizar.

¿Cuáles son algunas de las metas terapéuticas en la lucha contra el cáncer?

Son tres la formas como se puede tratar de reducir la tasa de muerte a causa del cáncer. Primero, podemos tratar de encontrar formas de reducir el número de hombres que contraen el cáncer. Segundo, podemos mejorar la detección precoz del cáncer de la próstata. Tercero, los médicos y los investigadores pueden dedicarse a mejorar los tratamientos disponibles para que tengan menos efectos secundarios y mejores resultados.

Metas del tratamiento del cáncer

Reducir el número de hombres que contraen cáncer
Mejorar la detección precoz
Mejorar los tratamientos

3

Examen médico regular y síntomas preocupantes

Cuando usted visite a su médico, éste le preguntará acerca de las afecciones que lo han aquejado anteriormente, de las intervenciones quirúrgicas a que se ha sometido, de los medicamentos que está tomando (el nombre de cada uno, las dosis y la frecuencia con la cual los toma), y de las alergias que pueda sufrir.

También le preguntará qué enfermedades graves o problemas de salud ha habido en su familia, si fuma o bebe, y cuánto. El médico querrá conocer los problemas que usted tenga y que puedan servir de pista para descubrir algún trastorno latente. Éstos se llaman *síntomas*.

¿Qué hay con el examen físico?

El médico también le hará un examen físico. Su objetivo será cerciorarse de que no haya cambios anormales o irregularidades que indiquen que algo anda mal. Le pedirá un examen de orina para determinar si hay alguna anormalidad (siempre deberá salir clara), y también un examen de sangre. Cualquier cosa anormal que el médico pueda ver, sentir o detectar se denomina *signo*.

Todo hombre mayor de 50 años debe someterse regularmente a un examen médico general, a un examen rectal, a un análisis de la orina y a una prueba sanguínea para PSA. Todo esto se puede hacer al mismo tiempo durante la consulta con el médico general. La información obtenida le ayudará al médico a decidir si hay motivo para preocuparse. Si hay algo fuera de lo normal, convendrá realizar un examen más detallado.

Síntomas preocupantes

¿Cuáles son los signos que podrían indicar que tengo cáncer de la próstata?

Infortunadamente, *no* existen signos típicos que adviertan que puede estar desarrollándose un cáncer de la próstata. En realidad, la mayoría de las veces no se presenta signo ni síntoma alguno.

El cáncer de la próstata suele crecer muy lentamente. Debido a su ubicación en la glándula, por lo general no produce síntomas físicos. Incluso cuando los produce, éstos no son específicos, lo cual significa que esos síntomas podrían representar una serie de problemas distintos de un cáncer de la próstata. Los mismos síntomas inespecíficos del agrandamiento de la próstata podrían deberse a un cáncer que, al crecer, también comprime la uretra.

¿Podría tener cáncer de la próstata y no presentar ningún síntoma?

Es bastante posible. Con mucha frecuencia sucede que se diagnostica un cáncer grande y avanzado aunque el hombre niegue tener problemas de micción.

¿Cómo puedo tener cáncer si me siento muy bien y no tengo síntomas?

Esta pregunta es la misma que debo responder todas las semanas a los pacientes a quienes les diagnostico un cáncer de la próstata. Sirve para ilustrar el punto: *no* existen signos tempranos de aviso. Si usted espera hasta que se sienta mal, seguramente será demasiado tarde. La enfermedad podría hallarse en un estado avanzado. Por eso, la consulta anual regular debe incluir un examen de la próstata y una prueba de PSA en sangre.

¿Existe alguna forma de saber que tengo cáncer de la próstata si no hay síntomas al principio?

La mejor forma de detectar el cáncer de la próstata tempranamente es mediante el examen físico y la prueba del PSA en sangre. Cada uno de éstos por sí solo ayuda, pero el examen y el análisis del PSA juntos, en caso de que su cáncer sea potencialmente peligroso, revelarán las anormalidades. El cáncer de la próstata, si ha crecido suficientemente, producirá exactamente los mismos síntomas molestos que el crecimiento no canceroso de la glándula.

¿Cuáles son los síntomas del crecimiento de la próstata que podrían ocultar un cáncer en desarrollo?

Algunos de los síntomas de agrandamiento de la próstata son los siguientes:

- Levantarse durante la noche a orinar.
- Orinar con frecuencia durante el día.
- Tener que esperar mucho tiempo para que salga la orina.
- Mucho goteo al terminar la micción.
- Un sentido de urgencia para ir al baño.
- Ligera incontinencia.
- Necesitar de esfuerzo para vaciar la vejiga.
- Tener que regresar al baño para orinar a los pocos minutos de haberlo hecho.

¿Presentaré todos esos síntomas si tengo cáncer de la próstata?

Lo más probable es que no. Podrá presentar cualquier combinación de síntomas: unos pocos, todos ellos o ninguno.

¿Hay algún síntoma que indique que el cáncer se ha diseminado?

Eso depende del sitio que haya invadido. El dolor de espalda, las costillas, las caderas o el hombro podrían indicar que el cáncer de la próstata se ha diseminado a los huesos. Muchas veces, los dolores van y vuelven. La fatiga, la debilidad o los dolores y malestares generalizados podrían significar que el cáncer se encuentra en etapas más avanzadas. El cáncer de la próstata rara vez produce dolor pélvico.

Todos estos problemas son inespecíficos. En otras palabras, no indican el *porqué* de los síntomas. Aunque exista un cáncer de la próstata avanzado, la mayoría de los hombres describen solamente unos pocos síntomas en un momento determinado. Algunos de los malestares y dolores también pueden ser consecuencia del envejecimiento natural del cuerpo. De ahí la gran importancia del examen regular. Sin excepción, el examen de la próstata debe ser parte del examen físico anual.

¿La presencia de sangre en la orina es indicio de cáncer de la próstata?

La mayoría de las veces, la presencia de sangre en la orina (afección denominada *hematuria*) no está asociada con cáncer de la próstata. La sangre puede deberse al agrandamiento no canceroso de la glándula, a la ruptura de vasos superficiales de la próstata o a infecciones o tumores de la vejiga, o incluso a cálculos renales. A veces, cuando se realiza la evaluación de la presencia de sangre en la orina, nunca se encuentra la causa.

Causas de la presencia de sangre en la orina

- Agrandamiento de la próstata
- Cáncer de la próstata
- Infección de la vejiga
- Cáncer de la vejiga
- Cálculos vesicales
- Cálculos renales
- Cáncer del riñón
- Origen desconocido

¿Es posible la presencia de sangre en la orina si se tiene cáncer de la próstata?

Sí, es posible. Como la presencia de sangre puede ser indicio de algo serio, si ello ocurre es importante someterse a un examen urológico completo.

¿Debería preocuparme la presencia de sangre en mi semen?

Por lo general, no. La mayoría de las veces, la presencia de sangre en el semen, denominada *hematospermia,* no está asociada con cáncer de la próstata. Se piensa que se debe más bien a una inflamación o irritación de la próstata o de las vesículas seminales.

Puede ocurrir con una infección, después de un esfuerzo durante la actividad sexual, o después de una evacuación intestinal. La mayoría de las veces, el examen indica completa normalidad y descarta que haya cáncer en la próstata.

Sin embargo, la certeza nunca es total; de manera que siempre es posible que la presencia de sangre en el semen sea un signo de un problema de la próstata, incluido un cáncer. Siempre es importante consultar a un urólogo para cerciorarse de que todo esté normal. No se limite a "suponer" que nada anda mal. El examen tarda poco tiempo y descartar la posibilidad de un cáncer es motivo de tranquilidad.

4

Signos preocupantes: el examen físico

El examen de la próstata es un procedimiento básico importante al cual lo someterá su médico. Durante el seguimiento del estado de salud de su próstata deberá someterse varias veces a este examen.

¿Cómo es exactamente un examen de la próstata?

Básicamente se trata de palpar la pared posterior de la glándula. El examen se conoce por diversos nombres, entre ellos *examen rectal, tacto rectal, examen digital, examen de la próstata.* Uno de mis pacientes no lograba comprender cómo podía hacer un examen digital sin un computador. Pensaba que *digital* se refería a *computador* y no sabía que al dedo se le llama, en latín, *digitus.*

Para hacer el examen, el médico inserta brevemente el dedo enguantado y lubricado dentro del recto, a fin de palpar la pared posterior de la próstata. También pueden detectarse al tacto algunos cánceres rectales, con lo cual se obtiene información adicional que podría salvar la vida.

Por medio del examen ¿puede el médico palpar toda la glándula?

No. El examen permite tocar únicamente la pared posterior de la próstata. Es como tocar la parte de atrás de la cabeza para tratar de adivinar cómo es la cara. No es posible palpar buena parte de la próstata durante el examen rectal.

¿Qué es lo que trata de palpar el médico?

Yo palpo la próstata para ver si hay alguna zona dura, o nódulos, protuberancias o irregularidades. Básicamente, trato de determinar si hay puntos que no sean blandos, suaves y simétricos. Si algo no está bien, sencillamente es un indicio de que *podría* haber un cáncer. ¡Una anormalidad *no* siempre es sinónimo de cáncer! Son muchos otros los factores que pueden arrojar un resultado anormal durante el examen. Entre ellos están una anterior operación quirúrgica de la próstata, infecciones presentes o pasadas de la glándula, biopsias previas, cálculos o incluso masas no cancerosas que pueden producir nódulos.

¿En caso de que haya alguna irregularidad, debo sencillamente esperar para ver si cambia con el correr del tiempo?

No, ésa no es una opción inteligente. Fue un enfoque muy aceptado hace muchos años y todavía ocasiona problemas innecesarios. Aunque la prueba del PSA sea normal, una irregularidad en la próstata podría significar un cáncer grave pero *curable*. Si usted se va y espera seis meses para otro examen y la irregularidad ha crecido, podrá haber perdido la oportunidad de detectar y tratar el cáncer cuando todavía estaba confinado a la glándula.

¿Debo acudir a un urólogo para mi examen anual?

No siempre. Eso realmente depende de la destreza y experiencia de su médico general en lo que se refiere a realizar e interpretar el examen. En mi práctica profesional, la mayoría de las anomalías detectadas durante el examen son palpadas por los médicos generales, quienes entonces me envían a los pacientes para que exprese mi acuerdo o mi desacuerdo con el resultado de su examen.

Sin embargo, veo a muchos hombres que prefieren al urólogo para el examen anual. Existe algo de verdad en la vieja afirmación de que examinar próstatas es nuestro pan de cada día. En igualdad de condiciones, si el médico general no palpa ninguna irregularidad o nódulo, es raro que yo encuentre algo que él no haya detectado. En ocasiones sucede, pero no es lo habitual.

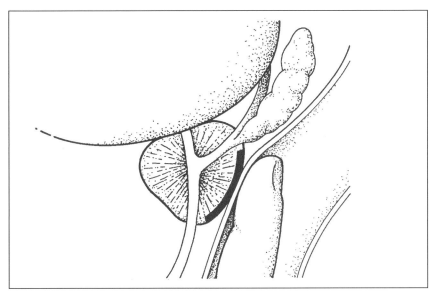

EXAMEN DE LA PROSTATA: El examen digital a través del recto permite al exami-nador palpar con el dedo solamente la pared posterior de la próstata, que se halla ady-acente a la pared del recto. Es probable que no se pueda palpar un cáncer presente en la parte central o en la parte antenor de la próstata.

¿Hay algún problema en consultar a médicos diferentes cada año?

Sí. Lo ideal es que la misma persona le practique el examen todos los años, de manera que, si hay algún cambio sutil, se pueda detec-tar. De ser posible, trate de encontrar a un médico en quien tenga confianza, para que sea él quien le practique el examen todos los años.

5

Prueba del PSA en sangre

La prueba del PSA [sigla en inglés que significa *antígeno prostático específico*] en sangre, combinada con el examen digital de la próstata, proporciona la mejor información necesaria para saber si hay o no cáncer. Sabemos que la prueba del PSA aumenta notablemente nuestra capacidad para detectar el cáncer tempranamente, incluso antes de poder palparlo durante el examen físico. El PSA ha reemplazado casi totalmente la prueba de la fosfatasa ácida, la mejor que tuvimos hasta el surgimiento del PSA. (Para información sobre la fosfatasa ácida, véase el final de este capítulo.)

¿Qué es PSA?
Es la prueba para medir una enzima producida normalmente por las células de la próstata, tanto las normales como las cancerosas. El PSA no se encuentra en cantidades apreciables en ninguna otra parte del organismo. Normalmente se libera de modo constante al torrente sanguíneo una cantidad pequeña de PSA. Cuando la próstata está irritada o lesionada, aumenta la liberación de PSA, el cual se mide a través de esta prueba. Ésta es la razón por la cual el PSA es muy sensible para identificar las anormalidades de la próstata, entre ellas el cáncer.

Una elevación entre leve y moderada del PSA *no* es prueba definitiva de que haya cáncer; sencillamente indica una mayor *posibilidad*. De hecho, muchas veces no se detecta cáncer. Sin embargo, un nivel muy elevado del PSA es indicio bastante positivo de la existencia de un cáncer.

¿Cuál es la escala normal de valores del PSA en sangre?

La escala normal de valores va generalmente de 0.0 a 4.0, aunque algunos tipos de pruebas del PSA fijan como límite superior de normalidad un valor de 2.5. Los resultados de los dos tipos de pruebas no son iguales: son dos formas *diferentes* de medir el PSA (véase la página 46). La escala normal por lo general sale impresa en el informe de laboratorio junto con el resultado de la prueba. Cada una de las pruebas analiza un aspecto ligeramente distinto del PSA, y de ahí la diferencia de valores.

¿Hasta qué nivel puede subir el PSA?

Aunque en la mayoría de los casos se diagnostica el cáncer con un nivel entre 10 ó 20, el PSA puede llegar a niveles de cientos e incluso de miles. Un registro tan alto casi siempre indica la existencia de un cáncer avanzado de la próstata. Los análisis adicionales por lo general revelarán que el cáncer ha invadido los huesos o los ganglios linfáticos. He visto casos de infecciones en los cuales el registro del PSA llega hasta 60 o más, pero al cabo de unos meses de tratamiento vuelve a su nivel normal.

¿A qué puede deberse un aumento del PSA?

El PSA puede elevarse por varias razones. Entre ellas están la inflamación o infección de la próstata, el agrandamiento o crecimiento no canceroso de la glándula (hay mayor cantidad de tejido produciendo PSA), cálculos dentro de la próstata, la colocación reciente de un sonda o la realización de algún procedimiento en el sistema urinario, biopsias recientes de la próstata, o una intervención quirúrgica en la vejiga.

¿Puede una infección localizada en otra parte del cuerpo provocar la elevación del PSA?

Las infecciones de otras partes del cuerpo no pueden elevar el PSA. Los resfriados, la gripe, la neumonía, las infecciones dentarias, una operación reciente de las encías o cualquier infección no urinaria no elevan el resultado del PSA.

Causas de la elevación del PSA

- Cáncer de la próstata
- Infección de las vías urinarias
- Prostatitis (infección de la próstata)
- Cálculos dentro de la próstata
- Sonda en la vejiga/retención de orina
- Operación reciente de la próstata
  - Láser
  - RTU
- Biopsias recientes de la próstata
- Agrandamiento no canceroso de la próstata

¿Podría elevarse mucho el PSA como consecuencia de una infección de las vías urinarias?

Sí, el PSA puede aumentar notablemente, debido a la inflamación de la próstata como resultado de la infección. He visto casos en los cuales se ha elevado hasta 56, para descender a 2.5 a las seis semanas de tratada la infección. Esto está dentro de los límites normales. Es importante esperar el tiempo necesario para que la irritación desaparezca.

¿Cuánto tiempo debo esperar para hacerme una prueba de PSA, después de una infección de las vías urinarias o de la próstata?

Ante todo, es importante tratar adecuadamente la infección con los antibióticos indicados. Por lo general se solicita un cultivo de orina para identificar la infección y determinar cuáles antibióticos son eficaces contra el germen. Los antibióticos se deben administrar por lo menos durante 10 a 14 días. En ocasiones su médico puede optar por continuar administrándolos durante cuatro o seis semanas.

Incluso después de eliminada la infección queda una inflamación o irritación residual que debe desaparecer para que el PSA vuelva al nivel normal. El PSA se debe verificar unas seis semanas después de desaparecida la infección. Personalmente pido un examen de orina una o dos semanas después de terminado el tratamiento con antibióticos, para cerciorarme de que la infección ha desaparecido del todo.

Tengo mucho miedo de que la elevación de mi PSA no se deba a la infección. ¿Será malo para mí esperar hasta que el valor descienda?

Lo más probable es que no. No hay garantías, pero mi experiencia ha sido que todos los pacientes que han presentado elevación del PSA al mismo tiempo con una infección de las vías urinarias, volvieron a los niveles normales después de tratar la infección y una vez desaparecida la inflamación.

¿Por qué es necesario esperar tanto tiempo para verificar nuevamente el PSA?

Esto es algo que me preguntan constantemente. Se necesita mucho tiempo para que sane el tejido de la próstata. Si se hace la prueba del PSA cuando todavía hay inflamación e irritación, los valores aparecerán elevados y esto sólo contribuirá a la confusión. Antes de realizar la prueba nuevamente, es necesario esperar lo suficiente para que los tejidos sanen.

¿Podrían el cigarrillo u otros productos de tabaco afectar el resultado de la prueba?

El consumo de productos de tabaco podría inhibir los cambios del PSA aun en presencia de un cáncer. Como consecuencia, el tabaco podría retrasar el descubrimiento de un cáncer hasta cuando las posibilidades de tratamiento sean ya mínimas.

Si la prueba del PSA no confirma que efectivamente tengo cáncer, ¿para qué hacerla?

Prefiero tomar un PSA elevado como advertencia sobre la posible presencia de un cáncer, a fin de proceder con la evaluación ulterior. Yo suelo comparar la prueba del PSA con las luces rojas del tablero del automóvil. Es preciso examinar más a fondo. Cuanto más elevado sea el nivel del PSA, mayor será la probabilidad de que haya un cáncer y de que éste sea peligroso para la vida.

Si mi nivel de PSA es normal, ¿significa que no tengo cáncer?

Tener un nivel normal de PSA no significa que no haya cáncer. Sencillamente significa que la probabilidad de tener la enfermedad es menor. He tenido pacientes con niveles de tan sólo 1.7 y con un cáncer importante. Por otro lado, tengo un paciente con un PSA superior a 20, que no ha presentado indicio alguno de cáncer en las numerosas biopsias que se le han tomado a través de los años. La prueba del PSA es apenas un mecanismo de investigación.

Si mi nivel de PSA es elevado, ¿será siempre anormal el examen de la próstata?

No, no siempre. Aunque el PSA esté alto, el examen podría ser normal. Y aunque el examen sea anormal, el PSA podría no estar elevado. Algunas veces le dirán que su PSA está elevado, aunque su examen sea normal. Es preciso no exagerar la importancia de los resultados de la prueba del PSA en nuestra búsqueda de un cáncer. El PSA sirve solamente como señal de alerta y en ocasiones nos proporciona una pista preliminar antes que se perciban cambios en el examen rectal.

Utilizamos el PSA como medida de probabilidad. Si hay un cáncer, la prueba del PSA podría darnos información adicional sobre la naturaleza de ese cáncer.

¿Por qué sería normal el examen rectal, si el PSA es elevado?

Si el cáncer no está situado en la pared posterior sino en el centro o en la parte anterior de la próstata, el examen bien podría ser normal.

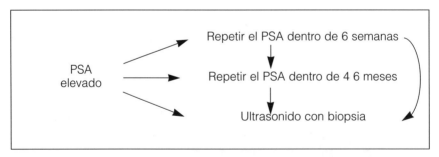

OPCIONES ANTE UN EXAMEN RECTAL NORMAL
CON NIVELES ELEVADOS DE PSA

¿Tiene mi edad algo que ver con el nivel del PSA?

Estudios recientes indican que la edad puede incidir en los niveles del PSA. Hasta los 50 años de edad, el nivel normal del PSA de los hombres puede ser 3.0. A medida que envejecen, el PSA aumenta gradualmente. En los hombres de 70 y 80 años, un PSA normal puede ser hasta de 6.5. Éste es un tema que ha generado polémica entre los especialistas.

Infortunadamente, si utilizamos estas cifras ajustadas según la edad, podríamos someter a muchos hombres jóvenes a biopsias innecesarias, y dejaríamos de someter a ellas a muchos hombres mayores que deberían serlo. Por ahora, todos los casos de más de 4.0 deben examinarse a fondo.

Cualquiera que sea el nivel del PSA, si el examen es anormal es preciso hacer una ecografía con biopsias.

¿Qué nivel de PSA debe preocuparme?

Si su examen es normal y el PSA se halla dentro de los límites normales, probablemente usted puede estar tranquilo. Probablemente todo está bien. El PSA debe permanecer aproximadamente en el mismo nivel cada vez que se realice la prueba. Podría haber un ligero aumento a medida que usted envejece y la próstata se agranda gradualmente. Habrá fluctuaciones menores y variabilidad.

A manera de ejemplo, pensemos en el caso de uno de mis pacientes que estaba muy preocupado porque su PSA pasó de 3.5 a 3.9 en seis meses. Le expliqué que esto podría indicar la presencia de un cáncer en crecimiento, pero que lo más probable era que, si se repetía la prueba, los resultados oscilarían entre 3.1 y 4.0, de acuerdo con las fluctuaciones habituales del nivel.

Lo importante es mirar la escala general y no concentrarse en la cifra específica. ¿Es bajo, moderado o elevado el nivel del PSA? No se debe atribuir importancia exagerada a la cifra en sí misma y por sí sola.

Mi PSA siempre ha sido muy bajo pero se elevó recientemente, aunque sigue siendo normal. ¿Debería preocuparme?

Un cambio inesperado en la cifra del PSA debe ser siempre motivo de preocupación y merece una evaluación completa, cualquiera que sea la cifra.

A manera de ejemplo, recuerdo que estuve siguiendo durante varios años los progresos de un paciente con examen normal y un PSA cercano a 1.0 todos los años. Un día, el examen de control fue normal pero el nivel del PSA había aumentado a 2.6. No tenía infección ni había razón alguna para explicar esa elevación súbita. El examen ulterior reveló que tenía cáncer de la próstata. Optó por someterse a una operación quirúrgica, la cual demostró que el cáncer era bastante grande pero no había indicios de que se hubiese diseminado. El pronóstico a largo plazo era excelente.

¿Cada cuánto debo someterme a una prueba del PSA?

La mayoría de los hombres deben someterse a una prueba anual a partir de los 50 años de edad. Esta frecuencia probablemente sea la conveniente. Parece que una mayor frecuencia no ayuda, mientras que una frecuencia menor podría permitir que el cáncer creciera durante mucho tiempo sin ser detectado.

¿Qué debo hacer si mi médico no desea realizar la prueba del PSA?

Esto ocurre en ocasiones. Muchos médicos generales están confundidos con la polémica de si en realidad se ha modificado de alguna manera la situación por medio de la detección y el tratamiento tempranos. Personalmente pienso que, hoy por hoy, los hechos confirman la importancia de la detección precoz.

Es posible que su médico general no considere necesaria la prueba. Usted puede explicarle que ha investigado por su cuenta y que, aunque sabe que su valor no está totalmente confirmado, la mayoría de los especialistas en cáncer de la próstata la recomiendan firmemente. Puede insistir en su deseo de que le realicen la prueba.

¿Qué debo hacer si incluso así se niega a solicitar la prueba del PSA?

Si todavía se niega, usted tiene varias opciones, entre ellas cambiar de médico o quejarse ante la autoridad competente.

¿A qué edad debo comenzar a hacerme la prueba del PSA?

Si en su familia hay antecedentes claros de cáncer de la próstata (padre, hermano, abuelo), indudablemente debe comenzar a los 40 años y repetirla anualmente de ahí en adelante. Mi recomendación para la mayoría de los hombres que no tienen riesgo es comenzar con la prueba a los 50 años.

¿Existe una edad en que ya no sea necesaria la prueba del PSA?

Es difícil responder esta pregunta. Mi pauta es ésta: si usted desea que el médico no haga nada en caso de descubrir un cáncer—bien sea porque piensa que está demasiado enfermo o demasiado viejo—realmente no hay razón para hacerse el análisis de sangre ni ningún otro examen. ¿Para qué hacerse una biopsia y sufrir la angustia si no le ha de servir de nada?

En algún momento de su vida, quizá al llegar a los 80, usted debe pensar que, aunque tenga cáncer de la próstata, seguramente éste no le causará problemas ni le acortará la vida. Ése es el momento de suspender las pruebas del PSA. En la facultad de medicina nos enseñaron que no debíamos tomar la temperatura si no deseábamos encontrar fiebre. Personalmente tiendo a suspender los análisis del PSA en los pacientes de 80 ó 90 años.

¿Debo esperar a que mi médico me llame para recordarme la prueba del PSA?

No. No es lógico pretender que un médico que atiende a miles de pacientes llame a cada uno de ellos para recordarles los análisis de costumbre.

Usted debe asumir el control de su salud y darle a ésta un lugar en su programa de actividades. No suponga que no necesita un análisis de control sólo porque su médico no lo ha llamado a recordárselo. He tenido pacientes que han "desaparecido" sólo para regresar años después con un cáncer avanzado, porque supusieron que yo me encargaría de buscarlos para recordarles el examen y la prueba del PSA.

¿Hay alguna diferencia entre hacer la prueba del PSA antes o después del examen rectal?

Antes pensábamos que sí, pero los estudios demuestran que no hay diferencia alguna. Si el médico no hace un masaje vigoroso de la próstata, se puede hacer la prueba de sangre inmediatamente después. Si usted no está seguro, espere una semana o dos. En general, en la mayoría de los casos se puede tomar la muestra de sangre inmediatamente después del examen rectal de la próstata, sin preocuparse de que se produzca un aumento del nivel del PSA.

¿Indica el PSA si debo o no someterme a intervención quirúrgica?

No, pero si tiene cáncer, el PSA puede ayudar al médico a decidir si la enfermedad está confinada a la próstata. Un estudio reciente demostró que si el PSA es inferior a 4.0, lo más probable es que el cáncer esté confinado a la próstata. Si el nivel del PSA es superior a 10.0, es más probable que el cáncer haya atravesado la pared y posiblemente la cápsula de la próstata, invadiendo la grasa circundante o incluso las vesículas seminales.

*¿Revela el nivel del PSA alguna característica del cáncer,
si éste existe?*

Cuanto más elevado sea el PSA, más grande tenderá a ser el cáncer.
Cuanto más grande sea el cáncer, más agresivas serán las células
cancerosas.

Es importante señalar que he visto pacientes con niveles muy
elevados de PSA, que se sometieron a una evaluación completa sin
encontrar anormalidad alguna. Posteriormente, un PSA de control
realizado varios meses después revela un descenso significativo del
nivel. Por razones que no puedo explicar, en ocasiones el PSA
puede aparecer inexactamente muy elevado. Si hay alguna duda, es
importante verificar. Si el nivel continúa elevado, conviene consultar con el urólogo.

*¿Si el nivel de PSA está alto y mi examen es anormal, debo
repetir la prueba de sangre?*

No. Si se encuentra alguna irregularidad en la próstata, es razón
suficiente para proceder con una evaluación a fondo; de manera
que no recomiendo repetir la prueba de sangre.

*¿Revela la prueba del PSA alguna cosa acerca de las mejores
opciones de tratamiento, o sobre aquéllas que deben evitarse?*

Sí, hasta cierto punto. A medida que sube el PSA, aumenta la probabilidad de que el cáncer se haya diseminado por fuera de la próstata. Muchos urólogos recomiendan la radioterapia cuando creen
que la cirugía no es curativa. Pero el PSA por sí solo no da el diagnóstico definitivo. Es una prueba de laboratorio que ayuda al médico a interpretar toda la información al hacer el diagnóstico y determinar las opciones de tratamiento.

¿Puede el PSA indicar si el cáncer se ha diseminado?

Únicamente si el PSA está muy elevado, por encima de 70 en la
mayoría de los casos. El cáncer bien podría haberse extendido a los
ganglios linfáticos o a los huesos, incluso si existen niveles mucho
menores de PSA, pero no se puede dar por sentado que eso sea cierto en todos los casos, a menos que el PSA esté muy elevado. Repito:
cuanto más elevado sea el PSA, mayor será la probabilidad de que
se haya diseminado el cáncer.

¿Qué hay sobre las pruebas nuevas que supuestamente indican si el cáncer se ha diseminado o no?

La prueba más reciente es una variación del PSA acostumbrado, y supuestamente debe indicar si el cáncer ha comenzado a diseminarse. Esta prueba todavía es bastante costosa y su eficacia no se ha demostrado plenamente. Sólo el tiempo dirá si estas pruebas han de ser tan eficaces como se pretende.

¿Hay alguna diferencia si se toma la muestra de sangre en ayunas?

No. La muestra para el PSA puede tomarse antes o después de haber comido.

¿Puede subir el PSA a causa de lo que comí la noche anterior?

Los alimentos que se hayan comido no modifican el resultado de la prueba del PSA.

¿Puede utilizarse el PSA después del tratamiento?

En realidad, ése es el mejor uso de la prueba: para controlar el tratamiento y tener la seguridad de que ha servido, al demostrar que no se ha reactivado el cáncer. Con cada tratamiento, el nivel del PSA que se espera ver es diferente.

¿Aumenta el nivel del PSA con las relaciones sexuales?

No hay pruebas de que las relaciones sexuales modifiquen de manera apreciable el nivel del PSA.

¿Hay algún medicamento que afecte el nivel del PSA?

Sí. El Proscar (finasteride) puede causar un descenso cercano al 50%. En efecto, si el PSA no desciende con el finasteride, podría pensarse en la presencia de un cáncer. Otros medicamentos que reducen los niveles de testosterona también pueden bajar el nivel del PSA.

¿Sube el nivel del PSA con la terapia sustitutiva de testosterona?

No conozco estudios que demuestren que el sustitutivo de testosterona para la impotencia eleve el nivel del PSA. No me gusta dar testosterona a hombres de más de 50 años, por el riesgo de que pueda estimular el desarrollo de un cáncer de la próstata que, de otra manera, sería pequeño y de lento crecimiento.

¿Puedo solicitar una prueba de PSA con más frecuencia, si estoy realmente preocupado?

Si usted paga directamente la prueba, puede solicitarla cuantas veces desee. En realidad, sólo es necesaria una prueba anual. Usted podría solicitarla cada seis meses si está realmente preocupado o corre un alto riesgo.

¿Con cuánta frecuencia debo controlar mi PSA, si es elevado?

Eso depende de las sospechas de su médico. En los casos corrientes de un nivel ligeramente elevado, por lo general solicito la prueba adicional cada cuatro o seis meses. Si mi paciente es de edad avanzada (75 años o más), o si tengo apenas una sospecha mínima, quizá sea suficiente una prueba cada doce meses.

¿Qué debo hacer si mi médico no me ha pedido nunca una prueba de PSA? ¿Debo pensar que procede mal?

No. El debate sobre si los médicos generales deben o no solicitar la prueba del PSA se prologó hasta hace poco. Como no existía claridad al respecto, muchos médicos generales e internistas no medían habitualmente el nivel del PSA en sus pacientes.

¿Puedo comparar los resultados de distintos laboratorios?

Probablemente no. La mayoría de las pruebas se realizan con la máquina Hybritech®, con una escala normal entre 0.0 y 4.0. La máquina Yang® tiene una escala normal de 0.0 a 2.5. La Abbott IMX®, o prueba "ultrasensible," tiene una escala de 0.0 a 4.0, pero mide un aspecto diferente del PSA en la sangre.

Cuando los niveles son bajos, se puede hacer una comparación aproximada entre los resultados de la Hybritech y de la IMX. Multiplicando el resultado de la Yang por 1.5, podrá obtener una idea aproximada en la escala de 0.0 a 4.0. Sin embargo, lo mejor es procesar las muestras en el mismo laboratorio o en el mismo equipo todos los años. Si continúa viéndolo el mismo médico o grupo de médicos, lo más probable es que utilicen siempre el mismo laboratorio.

¿Cuáles son los resultados del PSA empleados en este libro?

En este libro he utilizado los niveles de PSA de la Hybritech, porque son los más comunes.

¿Es mejor un tipo de prueba que otro?

No. Todas ellas son buenas y arrojan resultados coherentes. Insisto en que lo importante es utilizar el mismo laboratorio para cada prueba de PSA, sea para la detección precoz o para hacer el seguimiento del PSA después del tratamiento.

¿Debo solicitar que sea el urólogo quien practique la prueba?

No, no hay ventaja alguna en que el urólogo tome la muestra o realice la prueba, incluso si tiene las máquinas en el consultorio.

¿Son los laboratorios de los consultorios médicos tan buenos como los de los hospitales grandes?

En la mayoría de los casos, probablemente sí. En los laboratorios grandes hay un patólogo especializado encargado de supervisar la realización de los análisis. Los laboratorios grandes también están sometidos a mayores controles. La prueba en sí es fácil de realizar y realmente no importa quién la haga o dónde. Pero repito: es mejor hacerla en el mismo sitio todas las veces, a fin de mantener la continuidad.

¿Cuánto tardan los resultados de la prueba?

Según el sitio en que se encuentre el laboratorio, la hora del día en que se tome la muestra de sangre y las demoras de los fines de semana y los días festivos, los resultados tardan entre 24 y 72 horas. Algunos laboratorios quizá realicen esa prueba solamente una o dos veces por semana. Es conveniente indagar al respecto al solicitar la prueba. El laboratorio debe poder darle información precisa sobre la fecha en que estará listo el resultado.

¿Debo solicitar copias de los resultados del PSA?

Creo que es buena idea mantener copias de los resultados importantes de las diversas pruebas. Solicite las copias al médico o al laboratorio cuando le tomen la muestra de sangre. Por lo general, tendrán mucho gusto en proporcionárselas.

¿Debo llevar un registro permanente de los resultados de mis pruebas de sangre?

Sí, es muy buena idea. Sea que se trate del control anual de su PSA o de un seguimiento más frecuente después del tratamiento, el registro le servirá para estar mejor informado y tener mayor control. En ocasiones, el paciente mismo puede identificar una tendencia o señal preocupante que el médico puede haber pasado por alto. Tengo varios pacientes que hacen un gráfico en su computador con sus niveles de PSA, lo cual les ayuda a ver con mayor claridad las tendencias.

¿Qué es la prueba de la fosfatasa ácida?

Esta prueba, identificada en inglés con la sigla PAP, fue uno de los indicadores tumorales utilizados inicialmente para identificar un cáncer que hubiese comenzado a diseminarse. Era la mejor—y la única—prueba que teníamos, pero tenía fallas. Sin embargo, se utilizaba regularmente. Infortunadamente, los resultados eran muy variables y con frecuencia imprecisos y engañosos. La mayoría de los especialistas han abandonado esta prueba de laboratorio.

¿Por qué algunos especialistas todavía prefieren controlar la PAP además del PSA?

La PAP aparece muy elevada cuando el cáncer de la próstata se ha diseminado por fuera de la glándula. Si el PSA y el examen indican la posibilidad de un cáncer diseminado, ya no confinado dentro de la próstata, el análisis de la fosfatasa constituye sencillamente una pieza más del rompecabezas. Personalmente, he dejado de utilizar la PAP por considerarla extremadamente imprecisa.

¿Y qué me dice de la prueba de la fosfatasa alcalina?

Esta prueba es todavía menos exacta que la PAP. Cuando el nivel se presenta elevado, sencillamente sugiere un crecimiento óseo acelerado. Aunque es algo que se observa con el cáncer generalizado de los huesos, no es específico para una enfermedad en particular o para los trastornos de la próstata.

6

Tamizaje

En el caso específico de la próstata, el tamizaje es el proceso de buscar el cáncer de la glándula en un número grande de pacientes. La disponibilidad de los análisis utilizados para el tamizaje y su acceso a ellos se han generalizado. Muchas veces, las clínicas, los consultorios y los hospitales anuncian tamizajes gratuitos para el público. Los hombres son sometidos a examen rectal y a una prueba del PSA en sangre, para determinar si existe alguna anormalidad que indique cáncer de la próstata.

¿Por qué es tan polémico el tema del tamizaje de la próstata?
Se ha debatido el costo social del tamizaje comparado con los resultados obtenidos. Esto se debe a que muchos de los hombres examinados requieren pruebas ulteriores. De éstos, solamente unos pocos tienen cáncer y requieren tratamiento. Todos esos análisis y el esfuerzo cuestan dinero.

La pregunta de fondo es si es excesivo el costo social de un esfuerzo generalizado para tamizar, evaluar y tratar el cáncer de la próstata, cuando en realidad ese esfuerzo beneficia solamente a unos cuantos.

Personalmente creo que el tamizaje desempeña un papel importante en la actualidad y debe continuarse.

¿Cuál es la diferencia entre tamizaje y detección precoz?

Tamizar significa, en este caso, examinar a un número grande de hombres para buscar signos de cáncer de la próstata, entre los cuales muchos quizá no están enfermos y ni siquiera sospechan alguna anormalidad de la glándula. El tamizaje es por lo general gratuito y se hace por medio de un llamado a toda la población.

Se habla de *detección precoz* cuando la persona va al médico para un examen corriente, y éste examina la próstata y solicita una muestra de sangre para determinar el nivel del PSA.

¿Se logra algo distinto con el tamizaje?

Al principio se debatió mucho este asunto, pero en la actualidad parece que el tamizaje sí mejora la probabilidad de descubrir el cáncer antes que se disemine. Todavía no tenemos las estadísticas definitivas, pero los resultados preliminares del tamizaje de cientos de miles de hombres durante los últimos años indican una clara ventaja, especialmente para los hombres entre los 45 y los 65 años.

¿Por qué debería participar en un tamizaje de la próstata, si me siento bien?

Hay varias razones por las cuales el tamizaje es importante para usted y para la sociedad. Primero, pese a lo que haya oído o leído, el cáncer de la próstata mata: cada año fallecen cerca de 50,000 hombres por su causa sólo en Estados Unidos. La enfermedad puede crecer lentamente en muchos hombres, pero aun así ser fatal; razón por la cual no se debe hacer caso omiso de ella.

En segundo lugar, el cáncer de la próstata puede estar presente sin producir síntoma alguno. Muchos médicos piensan que cuando el cáncer se descubre precozmente, especialmente en los grupos de alto riesgo, el desenlace a largo plazo y la supervivencia mejoran.

Anteriormente, una tercera parte de los hombres a quienes se les diagnosticaba cáncer de la próstata se encontraban ya en una fase avanzada de la enfermedad, con diseminación en los huesos. Ahora, gracias al tamizaje, a la detección precoz y a la consciencia pública, solamente el 5% de los hombres a quienes se les diagnostica la enfermedad se encuentran en la fase avanzada.

¿Por qué es importante la detección precoz en el caso del cáncer de la próstata?

Primero, porque el cáncer de la próstata mata. Segundo, porque no existe tratamiento curativo para la enfermedad avanzada. Y tercero, porque todos los cánceres comienzan como lesiones pequeñas de poco volumen, confinadas dentro de un órgano, lo cual las hace tratables.

¿Qué debo esperar si me presento un tamizaje?

Por lo general, el tamizaje para cáncer de la próstata consiste sencillamente en un examen rectal digital, practicado en el consultorio o en la clínica. En ocasiones también realizan la prueba del PSA en sangre.

¿Qué clase de médico realiza el examen durante el tamizaje?

En la mayoría de los casos son los urólogos, aunque en ocasiones participan también los médicos generales. La capacidad de identificar un cáncer mediante un examen rectal depende de la experiencia y la destreza del examinador, independientemente de su especialidad médica.

¿Es el PSA en sangre una buena prueba de tamizaje para detectar el cáncer de la próstata?

Personalmente creo que sí. He tenido pacientes a quienes se les detectó el cáncer porque presentaron un nivel elevado de PSA en una prueba de tamizaje, aunque los exámenes rectales no mostraron nada anormal. La prueba del PSA, aunque costosa, puede ser un instrumento muy valioso para identificar el cáncer tempranamente.

7

Ecografía con biopsias de la próstata

En caso de que el examen rectal o la prueba del PSA en sangre revele algo sospechoso o preocupante, su médico le recomendará un examen ecográfico con biopsias.

Esta técnica, relativamente nueva, nos permite visualizar toda la próstata por medio de ondas de ultrasonido. Brinda información sobre el tamaño real de la próstata y sobre si hay o no zonas sospechosas o distorsiones de la glándula causadas por un posible cáncer.

Más importante aún es que la ecografía permite enfocar las biopsias sobre las zonas donde existe la mayor sospecha de cáncer.

La ecografía de la próstata es un avance reciente que ha mejorado notablemente la capacidad de los urólogos para detectar el cáncer en una etapa temprana, cuando la enfermedad todavía es curable. En los tiempos en que hacía mi residencia, realizábamos las biopsias de la próstata a ciegas, con la ayuda del dedo. Era algo que estaba bien en ese momento, porque no había otro recurso. Muchos cánceres pasaban inadvertidos, sencillamente porque la técnica—hasta en las manos más expertas—era relativamente primitiva. Ahora, mediante la guía ultrasonográfica, podemos detectar incluso anomalías minúsculas y dirigir las biopsias exactamente hacia ellas.

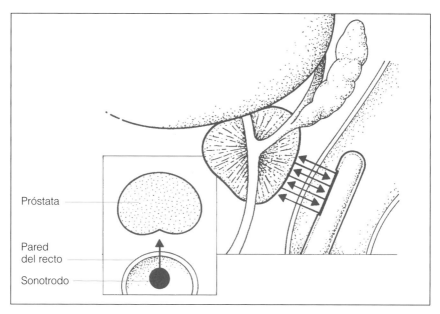

Próstata

Pared
del recto

Sonotrodo

ECOGRAFÍA DE LA PRÓSTATA: La ecografía de la próstata se realiza, a colocando un instrumento llamado sonotrodo dentro del recto, inmediatamente detrás de la glándula. Las ondas de sonido enviadas por el sonotrodo hacia la próstata y los tejidos adyacentes rebotan en el tejido prostático y se reflejan en el sonotrodo que, por estar tan cerca a la próstata, permite una buena visualización de la arquitectura interior de la glándula.

¿Cómo se hace la ecografía de la próstata?

Se inserta suavemente dentro del recto un instrumento llamado *sonotrodo,* lubricado. Desde la punta del sonotrodo se emiten ondas sonoras que rebotan en el tejido prostático y son detectadas nuevamente por el sonotrodo. Al rebotar en los distintos tejidos, las ondas sonoras forman una imagen que le permite al médico ver toda la próstata.

¿Es dolorosa la ecografía de la próstata?

Es muy incómoda al principio, cuando se inserta el sonotrodo dentro del recto. Para algunos hombres puede ser un procedimiento muy doloroso, especialmente si tienen cicatrices en el esfínter rectal o si éste es muy apretado. Las cicatrices causadas por una anterior intervención quirúrgica para corregir las hemorroides pueden impedir el paso del sonotrodo. Pero este dolor es momentáneo, y dura solamente unos segundos. Para reducir la molestia, yo utilizo

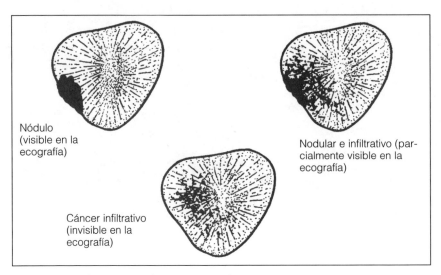

Nódulo
(visible en la
ecografía)

Nodular e infiltrativo (par-
cialmente visible en la
ecografía)

Cáncer infiltrativo
(invisible en la
ecografía)

VISUALIZACIÓN ECOGRÁFICA DEL CÁNCER: La ecografía de la próstata es lo mejor para visualizar los cánceres nodulares grandes. El cáncer infiltrativo diseminado en forma pareja por todo el tejido no se puede visualizar claramente en la ecografía. La combinación de las dos formas de cáncer puede aparecer mucho más pequeña de lo que es en realidad.

un gel lubricante con anestésico, y procuro masajear el esfínter a fin de relajarlo y poder deslizar el sonotrodo suavemente.

La mayoría de los hombres dicen que el procedimiento no es tan desagradable como habían imaginado, aunque obviamente no es algo a lo cual deseen someterse dos veces, a menos que sea necesario.

¿Es suficiente con la ecografía, o es necesario hacer biopsias también?

La ecografía por sí sola no es tan exacta como desearíamos. Aunque puede mostrar zonas sospechosas, en un 20% de los casos no permite visualizar un cáncer existente. Esto puede deberse a la calidad de la máquina, a un problema técnico o a la falta de experiencia del ecografista.

En ocasiones no es posible identificar el tipo de cáncer en la imagen ecográfica. Sea cual sea la razón, es conveniente tomar por lo menos una serie de biopsias al azar, aunque la ecografía parezca normal. Para mí, la ecografía es como la mira del fusil: permite enfocar el blanco pero no capta la información.

> ## Nota del autor
>
> *En una ocasión vino a mi consultorio un paciente, a quien estaba tratando otro urólogo, porque se hallaba preocupado por la posibilidad de un cáncer a causa de una irregularidad en el examen rectal y un PSA ligeramente elevado. Este paciente veía a su urólogo una vez al año, y éste le practicaba la acostumbrada ecografía sin biopsias.*
>
> *Las ecografías siempre habían sido normales. Por lo tanto, el urólogo suponía que todo estaba bien y lo enviaba a su casa con la indicación de que volviera al año siguiente.*
>
> *Después de varios años de esto, atendí al paciente a causa de un PSA muy elevado y una próstata endurecida y anormal. Hicimos una ecografía con biopsias. La ecografía seguía siendo normal, pero las biopsias revelaron la presencia de un cáncer agresivo. Las pruebas adicionales demostraron que el cáncer había invadido los huesos. Lección: la ecografía normal, por sí sola, no significa nada.*

¿Qué sucede si en mi ecografía no aparece ninguna irregularidad, pero no me hacen biopsias?

Depende del grado de sospecha. Si el PSA es elevado y/o hay anormalidades claras en el examen, yo tomaría muestras del tejido. Me sentiría muy intranquilo con la suposición de que la ecografía normal significa que no hay cáncer.

¿Es importante que la ecografía sea realizada por tal o cual persona?

La mayoría de las veces es el urólogo quien hace la ecografía al tomar las biopsias. Hay algunas instituciones en las cuales el radiólogo se encarga de la parte correspondiente a la ecografía. Antes de poder comprar la máquina para mi consultorio, citaba a mis pacientes en un hospital de la localidad para hacer el estudio. Allí, a causa de la política de la institución, un radiólogo estaba presente supervisando el componente ecográfico del estudio. En esa situación, era un técnico quien realizaba la ecografía, mientras que yo tomaba únicamente las biopsias.

¿Por qué no se hacen en un hospital todos los exámenes ecográficos de la próstata?

Muchas veces se hacen allí, pero en la mayoría de los casos se practican en el consultorio del urólogo. En cuanto a mí, tardaba mucho tiempo en ir hasta el hospital, preparar al paciente, esperar los trámites y someterme a las consiguientes demoras, hacer la ecografía y regresar al consultorio. Ahora practico el examen en mi consultorio. Puedo atender a otros pacientes durante la preparación e inmediatamente después de hacer la ecografía. En otras palabras, el hecho de tener el equipo en el consultorio me ayuda a utilizar mi tiempo de una manera mucho más eficaz.

Además, puedo tomar una muestra de orina para cerciorarme de que no haya una infección. El costo es mucho menor que si se realiza en el hospital.

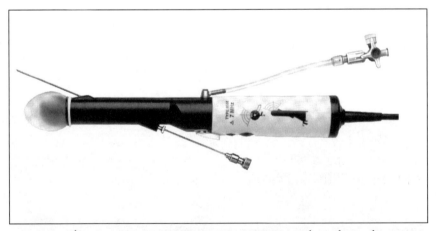

FOTOGRAFÍA DE UN SONOTRODO: *Este instrumento dirige las ondas sonoras exactamente sobre la próstata. La reflexión (rebote) de las ondas, según el tipo de tejido, forma una imagen de toda la glándula. La mayoría de los sonotrodos permiten tomar las biopsias directamente, bajo guía ecográfica. De esta manera se pueden tomar muestras exactas de la próstata con mucha rapidez.*

La fotografía es cortesía de B and K Medical.

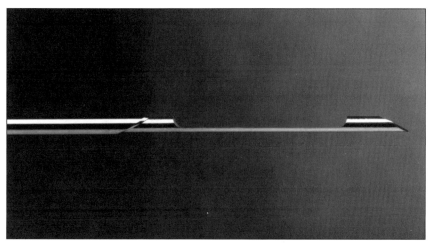

AGUJA PARA BIOPSIA: Las nuevas agujas para biopsia son pequeñas y muy precisas, lo cual permite retirar porciones minúsculas de tejido para su análisis microscópico. Ésta es una imagen muy amplificada de la aguja, la cual tiene solamente 1.2 mm de diametro. La aguja cerrada penetra dentro del tejido, luego la funda se desliza para abrirse, se cierra sobre una muestra de tejido y se retira la aguja.

¿Existe la posibilidad de que me pidan una biopsia que no necesito realmente?

No. Lo común es hacer la ecografía con biopsias si el examen rectal es anormal o si el PSA está elevado.

Si los dos son normales, no hay razón para someterse a una ecografía con biopsia. De nada sirve utilizar esta técnica para buscar un cáncer oculto si el examen rectal y el nivel de PSA son normales, y sería exagerar un poco.

¿Existe exposición a la radiación con la ecografía?

No, para generar la imagen en la pantalla, la ecografía funciona a base de ondas sonoras inocuas. Los distintos tejidos reflejan las ondas sonoras de manera diferente, creando una imagen del interior del cuerpo.

¿Cuál es la función del sonotrodo?

El sonotrodo no solamente emite las ondas sonoras de acuerdo con determinado patrón, sino que también recibe las ondas reflejadas. Esas ondas se hacen visibles a través de la máquina, en forma de imagen en la pantalla.

¿Hay alguna otra vía, aparte del recto, para hacer la ecografía de la próstata?

El examen a través del abdomen no permite obtener una imagen clara y tampoco tomar biopsias. El examen a través del abdomen permitiría examinar la vejiga, pero no la próstata, por estar situada detrás del pubis.

Otra opción menos aceptable es utilizar una sonda uretral para observar la próstata; esto equivaldría a pasar un catéter a través del pene. Pero, nuevamente, esta vía tampoco proporciona un resultado tan bueno como el de la sonda rectal.

¿Qué es exactamente una biopsia de la próstata?

En una biopsia de la próstata se obtienen varios pedacitos de tejido en forma de tajadas minúsculas, los cuales se analizan bajo el microscopio a fin de determinar si hay cáncer. Las muestras se obtienen por medio de una aguja larga pero muy delgada, diseñada especialmente para abrirse dentro de la próstata, tomar la muestra y después cerrarse.

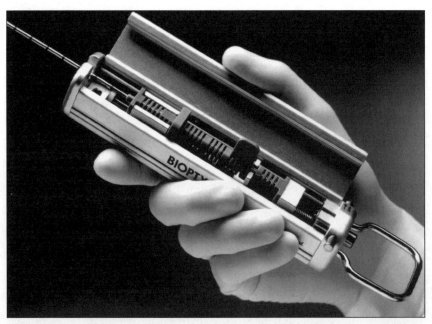

PISTOLA PARA BIOPSIA: Esta pistola manual, accionada por resorte, permite tomar biopsias de la próstata con mucha rapidez y precisión en unas cuantas milésimas de segundo.

Fotografías, cortesía de C.R. Bard, Inc.

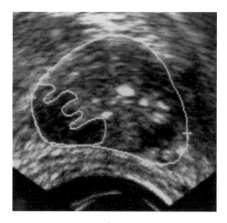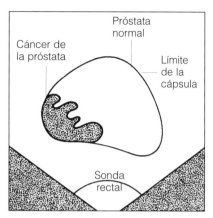

IMAGEN ECOGRÁFICA: La toma ecográfica de la I quierda es, en realidad, una imagen continua de la cual se toman cuadros para documentar los hallazgos. Aquí, el cáncer aparece demarcado como una zona oscura de forma irregular. En este caso, las biopsias confirmaron la presencia de un cáncer agresivo. El dibujo de la derecha aclara lo que aparece en la imagen ecográfica.

Anteriormente, esas muestras de tejido se tomaban a mano, sin anestesia, en lo que era un proceso lento y doloroso. El médico tenía suerte si el paciente le permitía tomar más de unas pocas muestras. En ocasiones, yo llevaba a los pacientes a la sala de cirugía y, bajo anestesia general, con el paciente dormido, tomaba todas las muestras necesarias.

Afortunadamente, hace varios años salió al mercado una pistola escadinava de alta velocidad, la cual permite utilizar una aguja mucho más pequeña. Cada muestra se toma en unas cuantas milésimas de segundo.

En la mayoría de los casos, las biopsias se pueden hacer como procedimiento ambulatorio en el consultorio, sin anestesia y con mínimo malestar. En la actualidad podemos tomar muestras bastante representativas de toda la glándula, con un mínimo de traumatismo para ésta.

¿Qué es una biopsia transrectal?

Para una biopsia *transrectal,* la aguja se inserta dentro de la próstata a través de la pared del recto. Esta pared es delgada, de tal manera que es posible colocar la aguja con mayor precisión y menos daño para los otros tejidos. Debido a su simplicidad y precisión, esta es la técnica más comúnmente empleada.

¿Qué es una biopsia transperineal?

Una técnica poco común es la denominada biopsia *transperineal*. En vez de pasar la aguja a través de la pared del recto, se hace a través del área detrás del escroto, adormecida con anestesia local.

Aunque hay menor riesgo de infección, este procedimiento es menos preciso y la aguja debe atravesar una zona más sensible del cuerpo. Algunos urólogos todavía utilizan esta técnica, adormeciendo localmente la piel con un poco de anestésico. Esto les permite tomar cuantas muestras deseen, sin producir dolor. En la actualidad, la regla de oro sigue siendo utilizar la biopsia transrectal, realizada al mismo tiempo que la ecografía.

¿Existe algún otro método para obtener tejido de la próstata para biopsia?

Durante algunos años, los urólogos ensayaron la aspiración simple, con la cual succionaban el tejido hacia una jeringa por medio de una aguja delgada. Pero con el advenimiento de la pistola para biopsia, la aspiración ha caído en desuso. Es mucho más fácil analizar muestras de tejido que agrupaciones pequeñas de células.

¿Es necesario sedarme, a fin de que esté relajado para la biopsia?

No. El procedimiento tarda sólo unos pocos minutos y en la mayoría de los casos no es tan molesto como para justificar la sedación. Me pregunto si no será mayor el riesgo de la sedación que el de la biopsia.

¿Tendré que pedirle a alguien que me lleve hasta mi casa?

Aunque no es necesario, por lo general les digo a mis pacientes que vayan acompañados, por si acaso sienten algún malestar. Una molestia podría aquejarle, de manera que es mejor que otra persona lo lleve de modo seguro hasta su casa.

¿Puedo jugar al golf o al tenis al día siguiente?

Sí, realmente no hay razón para limitar la actividad al día siguiente.

¿Pasado cuánto tiempo puedo beber alcohol?

Mi recomendación es evitar el alcohol durante unos cuantos días, hasta que haya terminado de tomar los antibióticos formulados.

El objetivo es prevenir cualquier interacción entre el alcohol y los medicamentos. Además, el alcohol podría aumentar la dificultad para orinar después de una biopsia.

¿Cuántas biopsias son necesarias?

Los estudios demuestran que se deben tomar por lo menos seis muestras distintas durante el procedimiento, a fin de hacer el muestreo adecuado de la glándula. Algunos especialistas exigen biopsias adicionales de zonas más profundas de la glándula, donde pueden existir ciertos cánceres que podrían pasar inadvertidos.

Si se observa alguna zona preocupante o se encuentra un nódulo en el examen físico, las biopsias se deben dirigir sobre esos puntos. En ocasiones se realizan a la vez biopsias guiadas por el dedo y por ultrasonido. El número promedio es entre seis y ocho, aunque algunos urólogos practican más.

¿Contribuye la biopsia a que se disemine el cáncer?

No, no hay ninguna prueba de que el cáncer se disemine simplemente a causa de la biopsia. Aunque podría pensarse que el procedimiento provoca el paso de células cancerosas al resto del organismo, al parecer esto no sucede.

¿Cuáles son los riesgos de una biopsia de la próstata?

Los riesgos principales son una fuerte hemorragia y una infección. Aunque ocurren rara vez, en menos de 1 de cada 100 hombres, es importante estar alerta a fin de notificar al médico en caso de experimentar algo anormal después del procedimiento, y tomar las medidas necesarias para evitar un problema más grave.

¿Cuál es la probabilidad de sangrar después del procedimiento?

Es muy común una leve hemorragia después de las biopsias de la próstata. Esto se debe a que la aguja atraviesa la pared del recto y penetra dentro de la próstata, la cual está rodeada de muchos vasos sanguíneos. Por esta razón les advierto a mis pacientes que pueden observar algo de sangre en la orina, el semen y las heces, en forma intermitente, a veces durante algunas semanas.

En ocasiones puede aparecer sangre en el semen durante unos cuantos meses después de la biopsia. Eso es de esperarse y no debe ser motivo de preocupación. Solamente debemos preocuparnos si la hemorragia es abundante y prolongada, puesto que puede dificultar la micción. En ese caso es necesario colocar una sonda urinaria o, en raras ocasiones, practicar una intervención quirúrgica bajo anestesia, a fin de encontrar el punto sangrante.

¿La presencia de sangre en el semen significa que hay células cancerosas?

No. La sangre en el semen es resultado directo de la toma de las muestras de tejido con la aguja. En ocasiones las vesículas seminales y la próstata sangran; de manera que se observa sangre cuando estas glándulas secretan sus fluidos durante la eyaculación. No hay relación alguna entre la sangre en el semen y la presencia o ausencia de cáncer.

¿Cómo puede la biopsia causar una infección?

La infección puede ocurrir a causa de la introducción de la aguja en la próstata, a través de la pared del recto. Es raro que se produzcan infecciones cuando se proporciona protección adecuada con antibióticos antes y después del procedimiento. En raras ocasiones pueden llegar hasta la glándula cantidades minúsculas de gérmenes, causando la infección de la próstata y de las vías urinarias.

Menos común todavía es una infección en la sangre, con fiebre alta, escalofríos y temblores, conocida con el nombre de *sepsis* o *septicemia*. Esta forma de infección puede ser muy grave y exige atención médica inmediata. Si a usted le da fiebre alta, lo más probable es que deba hospitalizarse y recibir antibióticos potentes. No debe demorarse en ponerse en contacto con su médico o en presentarse en el servicio de urgencias más cercano.

¿Cuán comunes son esos riesgos?

Por suerte, estos efectos secundarios graves son muy raros. La mayoría de los hombres se sorprenden porque les va muy bien. Yo llamo a mis pacientes uno o dos días después para saber cómo están. La mayoría dicen que están bien y que no sienten molestia alguna.

¿Qué puedo hacer para reducir el riesgo de hemorragia?

Para reducir al mínimo la posibilidad de hemorragia, por lo general solicitamos abstenerse de tomar aspirina, o productos que la contengan, durante siete a diez días antes de la biopsia. También deberá abstenerse de tomar ibuprofeno, Advil®, Motrin® y otros medicamentos analgésicos y antiinflamatorios diferentes del Tylenol®, tres días antes de la biopsia. Si no está seguro de cuáles medicamentos debe o no evitar, consulte con su médico. Vea también la lista de antiinflamatorios de la página 163.

¿Por qué rehúsa el médico realizar la biopsia si uno ha tomado aspirina?

La aspirina impide el funcionamiento normal de los mecanismos de coagulación. Impide que las *plaquetas,* uno de los elementos constituyentes de la sangre, funcionen para detener la hemorragia. Esto implica un mayor riesgo de hemorragia.

¿Con cuánta anticipación debo suspender la aspirina a fin de prepararme para la biopsia?

En lo que a mí respecta, les pido a mis pacientes que no tomen aspirina durante 10 días antes de las biopsias. Si hay una buena razón para no suspender la aspirina, acepto que la deje durante sólo cinco días, a sabiendas de que existe un mayor riesgo de hemorragia, aunque ésta sea rara.

¿Por qué se niega el médico a realizar la biopsia cuando uno está tomando Coumadin, un adelgazante de la sangre?

El Coumadin® adelgaza la sangre, evitando que coagule y se frene la hemorragia. Si una persona se corta o se raspa mientras toma Coumadin, sangrará mucho más que si no estuviera tomando el medicamento.

Si fuese a tomar una biopsia de la próstata en un paciente que toma Coumadin, el riesgo de hemorragia grave sería mayor. Por eso es importante que usted consulte con su cardiólogo o su médico general la suspensión del Coumadin.

¿Qué opciones tengo, si estoy tomando Coumadin y el resultado de mi examen de la próstata o el PSA son anormales?

Podría suspender el Coumadin y someterse a la biopsia, o repetir el PSA y el examen dentro de seis meses. Si no hay un cambio notable en el examen o en el PSA, podría evitar la biopsia y el riesgo de suspender el adelgazante de la sangre.

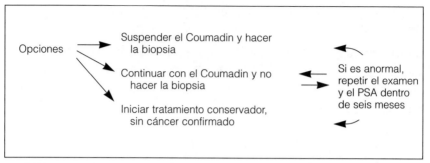

EXAMEN DIGITAL DUDOSO Y PSA ELEVADO—PACIENTE QUE RECIBE COUMADIN®, UN ADELGAZANTE DE LA SANGRE.

¿Qué se hace para detener la hemorragia durante una biopsia?

Bajo anestesia, el urólogo realizará una cistoscopia y cauterizará los puntos sangrantes, en caso de observar sangre en la orina. En caso de observar fuerte hemorragia en el recto (lo cual nunca he visto), sería necesario localizar y cauterizar esa fuente de hemorragia.

¿Hay algo que pueda hacerse para detener la hemorragia sin necesidad de recurrir a una intervención quirúrgica?

En la gran mayoría de las biopsias, la hemorragia para por sí sola. Para ayudar al proceso, yo solicito que el paciente tome mucho líquido y evite las actividades que implican un esfuerzo. Es importante abstenerse de tener relaciones sexuales y evitar el estreñimiento. Estas dos cosas podrían prolongar la hemorragia.

¿Qué puedo hacer para prevenir una infección?

Para reducir los riesgos de infección, primero nos cercioramos de que no exista ya una al hacer la biopsia. Efectuamos análisis de orina para determinar la presencia de bacterias o de glóbulos blancos, las células que el organismo utiliza para combatir las infecciones. Así mismo, administramos antibióticos orales antes de la biopsia y durante varios días después del procedimiento. Muchos urólogos también inyectan un antibiótico en el momento de la biopsia, a fin de garantizar un nivel máximo de antibióticos en los tejidos y el torrente sanguíneo.

¿Qué otros problemas pueden presentarse?

En raras ocasiones se puede inflamar la glándula, dificultando la micción. Esto podría producir retención urinaria, haciendo imposible la micción mientras la vejiga continúa llenándose. Esa situación es muy dolorosa, y para corregirla es preciso colocar un tubito de caucho, denominado *catéter o sonda,* a fin de permitir el drenaje de la orina al exterior. El tiempo que ha de permanecer puesta la sonda depende de varios factores, entre ellos la cantidad de orina en la vejiga en el momento de colocarla.

¿Podría quedar impotente después de la biopsia de la próstata?

Eso es algo muy infrecuente. Hace varios años le practiqué una biopsia a un médico retirado, quien me informó que se le había presentado un problema de impotencia durante varios meses después del estudio. No tengo forma de explicar cómo pudo haber sucedido. Supongo que la inflamación y la tumefacción a lo largo de la próstata, por donde pasan los nervios, podría causar un problema transitorio. Sería raro tener suficiente inflamación y tumefacción en ambos lados como para afectar las erecciones.

Después de la biopsia, algunos pacientes han manifestado temores y preocupación acerca de la eyaculación, debido a la posibilidad de dolor y hemorragia, lo cual podría repercutir sobre las erecciones, desde el punto de vista psicológico.

¿Son dolorosas la ecografía y la biopsia?

En la mayoría de los casos, no. El paso del sonotrodo es bastante incómodo y las biopsias arden un poco. Se siente dentro del recto lo mismo que si se golpeara la piel con una banda de caucho. Por lo general, las primeras biopsias se toleran bien. Las últimas producen un poco más de malestar y hasta dolor. Algunos hombres describen una sensación de calambre que suele desaparecer a los pocos minutos. A mí me sorprende que la mayoría de los pacientes digan que no les ha ido tan mal como habían imaginado.

¿Qué pasa si mi médico desea hacer solamente una biopsia guiada por el dedo, sin ecografía?

Algunas veces, si hay un nódulo pequeño o si una porción sustancial de la próstata parece tener cáncer, puedo optar por no hacer la ecografía. A veces realizo la biopsia lejos de mi consultorio, de manera que la única forma rápida de hacerla es con la guía del dedo. Sin embargo, en general prefiero hacer las biopsias bajo guía ecográfica.

¿Quién hace por lo general las biopsias guiadas por ecografía?

En la mayoría de los casos las realiza el urólogo. En ocasiones participa un radiólogo, quien puede incluso tomar las biopsias.

¿Quién analiza las muestras de tejido?

Las muestras de tejido se remiten al patólogo, quien, tras prepararlas, las analiza bajo un microscopio de alto poder, para determinar si hay células malignas. Muchas veces intervienen varios patólogos, a fin de llegar a un acuerdo respecto al carácter de las células, antes de emitir un informe. Si existe alguna duda, el tejido se envía a otro grupo de patólogos, que puedan tener mayor experiencia. En vista del número de patólogos que intervienen, los errores son muy raros.

¿Cuánto tiempo demoran los resultados?

En promedio, los resultados tardan 48 horas en llegar a mi consultorio. Algunos patólogos envían los resultados a las 24 horas, mientras que otros pueden tardar tres, cuatro o más días para procesar las muestras y producir un informe.

¿Puede el médico elegir al patólogo de su preferencia?

En vista del gran número de pacientes que pertenecen a una entidad prestadora de servicios de salud o que están cobijados por algún plan de salud, realmente cada vez tenemos menos poder de decisión al respecto. Muchos de los planes de seguros y las entidades administradoras de salud más grandes contratan con determinado laboratorio (por lo general, el que ofrece menor precio) todo el trabajo de patología, incluso los análisis de sangre y las biopsias. En otros planes de seguros, el médico todavía puede escoger al patólogo.

¿Existe alguna probabilidad de que en el laboratorio se confundan las muestras de otra persona con las mías?

En todas partes se toman medidas extraordinarias para asegurar que las muestras que el urólogo envía al laboratorio vayan perfectamente identificadas. No he sabido de casos de confusión de muestras en todos estos años de trabajo y tampoco por conversaciones con otros urólogos.

¿Conviene remitir las muestras de tejido para una segunda opinión?

Si ni usted ni su médico confían plenamente en el patólogo, solicitar una segunda opinión es siempre una posibilidad. Las laminillas de vidrio sobre las cuales están los minúsculos trozos de tejido se pueden enviar a cualquier parte del mundo, pero eso puede costar mucho dinero que el seguro no cubre. Si tiene dudas o preguntas, hable con su urólogo. A veces, el patólogo tiene sus propias dudas adicionales y solicita al urólogo la autorización para enviar las muestras a otros laboratorios, a fin de pedir más opiniones.

Si los resultados indican que no hay cáncer, ¿significa eso que no debo preocuparme?

No. El patólogo solamente puede analizar los trozos de tejido que se le envían. Si hay cáncer, pero las células cancerosas no se han tomado en la muestra, el resultado será negativo. A esto se le denomina *error de muestreo*. No hay forma de hacer la biopsia de toda la próstata con certeza y precisión sin extirpar toda la glándula. Recuerde: el patólogo sólo puede describir y evaluar lo que recibe. A partir de ese análisis tratamos de deducir cómo está el tejido restante.

Si los resultados de mi biopsia son negativos, ¿cuál es la probabilidad de que sí haya cáncer pero que no se haya detectado en la biopsia?

Un porcentaje relativamente pequeño—un 15%—de pacientes con biopsia negativa tienen cáncer de la próstata y pueden requerir nuevas biopsias y un control periódico estricto. Infortunadamente, no hay forma de saber cuáles pacientes pertenecen a ese 15%. Debemos hacer el seguimiento de todos los hombres cuyo examen rectal muestre alguna anormalidad y su PSA sea elevado, aunque el resultado de la biopsia haya sido negativo.

¿Qué sucede si el resultado no es claramente definitivo?

Algunas veces los patólogos no cuentan con tejido suficiente para dar una respuesta definitiva. Como no se trata de adivinar, cuando eso sucede el patólogo por lo general recomienda hacer un nuevo control urológico dos o tres meses después y repetir las biopsias.

¿Exactamente qué datos se incluyen en el informe de la biopsia?

En el informe, el patólogo explica al médico lo que ha observado bajo el microscopio en los tejidos prostáticos tomados en las biopsias. La gran pregunta es si se observa o no un cáncer. En caso de que así sea, el patólogo informa la cantidad y el grado del cáncer, y si es invasivo o es apenas un punto insignificante. Con base en este informe tratamos de establecer el verdadero cuadro clínico. Tomamos en cuenta el nivel actual del PSA, los niveles anteriores, el examen rectal, los síntomas y demás factores, a fin de determinar cuál es la situación y cuáles son las mejores opciones de tratamiento.

El patólogo, por lo general, describe lo que observa a simple vista. Puede describir un cáncer como extenso, como invasivo, o no mencionar para nada el volumen del cáncer observado. Algunos especialistas piensan que eso es importante, pero yo he tenido pacientes que presentan puntos insignificantes de cáncer en la biopsia y, aun así, a la postre resulta que tienen una enfermedad de volumen apreciable cuando se extirpa toda la glándula.

Hace poco vi una glándula completamente invadida, de derecha a izquierda y desde atrás hasta adelante, cuando la biopsia mostraba solamente un punto pequeñito de cáncer de bajo grado. Esto indica que el volumen de cáncer que se aprecia en la biopsia quizá

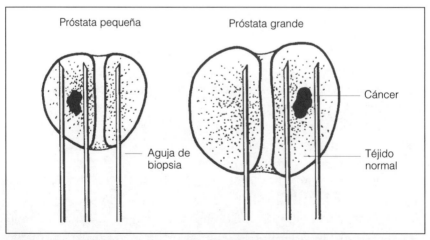

ERROR DE MUESTREO: *Ocurre cuando hay cáncer pero no se toman en la biopsia las células malignas. Es másfácil errar en la detección de un cáncer cuando la próstata es grande.*

no sirva como factor confiable de predicción acerca del volumen real de la enfermedad en la próstata. Éste sigue siendo un punto de discusión entre los especialistas.

¿Debo basar mi elección de tratamiento en el volumen del cáncer observado en la biopsia?

Algunos médicos han llegado hasta el punto de recomendar el tratamiento, si lo hay, con base en el volumen del cáncer observado en la biopsia. Las muestras para biopsia se toman al azar y son trozos diminutos de una glándula del tamaño de una nuez de nogal o un poco más grande. De la misma manera que ver unas cuantas tomas no permite dilucidar la trama de una película, tampoco—en mi opinión—las biopsias pueden utilizarse como factor confiable para pronosticar el volumen de un cáncer.

8

Cuando no se encuentra cáncer

La biopsia de la próstata puede ser negativa (ausencia de cáncer), pero siempre existe la posibilidad de que se haya pasado por alto una malignidad al tomar las muestras de tejido. De acuerdo con el grado de preocupación de su médico, usted probablemente deba repetir el examen rectal y el análisis del PSA en sangre a los cuatro o seis meses.

¿Qué es un error de muestreo?

Cuando existe cáncer pero éste no aparece en las biopsias, hablamos de un *error de muestreo*. Esto sucede cuando las agujas no toman el tejido canceroso presente en la próstata. Este error de detección ocurre en un 15% de las veces. Debido a la posibilidad de un error de muestreo, decimos solamente que no encontramos cáncer en el tejido estudiado. No podemos descartar completamente la posibilidad de cáncer. Por consiguiente, es esencial someterse a controles urológicos periódicos.

¿El hecho de que la biopsia sea negativa significa que no tengo cáncer?

No. Eso sólo nos indica que no se encontró cáncer en el tejido analizado.

¿Aparece el cáncer cuando se repite la biopsia por segunda o tercera vez?

Sí, en ocasiones sucede así. Cuanto mayor sea el número de biopsias normales, menor será la probabilidad de que otras muestras adicionales revelen la presencia de un cáncer.

¿Debo someterme a biopsias repetidas?

Eso depende del grado de sospecha y de la tendencia de los niveles del PSA con el correr del tiempo. Si el resultado de las biopsias es "normal," sin presencia de cáncer, pero su médico sospecha otra cosa, es probable que repita las biopsias a los pocos meses. Podría pensar que hay bastante probabilidad de un cáncer de la próstata que sencillamente no ha sido detectado en las biopsias anteriores. Si su examen continúa cambiando, o si el nivel del PSA continúa subiendo, el médico también querrá repetir las biopsias.

Con la primera ronda de biopsias se detecta el 85% de los cánceres. En una segunda ronda, la probabilidad de detectar la enfermedad es sólo del 15%. Sólo rara vez necesitamos hacer más de dos series de biopsias. El máximo número de biopsias que le he practicado a un paciente fue de cinco series distintas, durante un período de dos años. Ese paciente tenía un nódulo anormal en la próstata, pero su nivel de PSA no aumentaba. Finalmente encontramos el cáncer, que pudimos tratar con éxito.

¿Qué tipo de control debe hacérseme después de las biopsias, si todos los resultados son negativos?

Eso depende de su edad y del grado de preocupación tanto suyo como del médico. Personalmente, suelo recomendar un control del nivel del PSA a los cuatro o seis meses. Si éste no ha cambiado, pido repetir la prueba cada seis o doce meses.

¿Qué sucede si las biopsias revelan la presencia de NIP?

La NIP, o *neoplasia intraductal de la próstata,* es un término empleado por muchos patólogos para describir zonas anormales sospechosas, observadas en el tejido estudiado. Otros patólogos utilizan el término *displasia.* Los dos términos quieren decir lo mismo. Esas zonas no son cancerosas, pero tampoco son normales.

La neoplasia intraductal de la próstata puede representar un cambio premaligno o precanceroso. Con el tiempo, esas zonas pueden tornarse cancerosas. La neoplasia intraductal puede encontrarse adyacente a un cáncer, lo cual indica que la aguja llegó cerca pero no tocó las células cancerosas.

Mi médico me dice que tengo neoplasia intraductal grado 2. ¿Es eso importante?

El patólogo puede ir un paso más allá y clasificar esas zonas como neoplasia intraductal 1, 2 ó 3. El grado 1 es leve y no debe ser motivo de gran preocupación. En cambio, el grado 3 suele estar asociado con cáncer. El grado 2 está en medio.

Células normales	NIP 1	NIP 2	NIP 3	Células cancerosas

CONTNUO DE LA NEOPLASIA INTRADUCTAL DE LA PRÓSTATA: Las células normales pueden sufnr cambios de muy bajo grado denominados neoplasia intraductal grado 1, la cual puede progresar hasta convertirse en neoplasia grado 3, un cambio premaligno sospechoso. A la larga, estas células se convertirán en cancerosas. Cuando la biopsia revela una neoplasia intraductal grado 3, surgen inquietudes acerca de la posibilidad de un cáncer adyacente al tejido estudiado, por lo cual es necesario hacer un seguimiento estrecho y quizá repetir las biopsias.

¿Qué debo hacer si la biopsia revela NIP?

Si la biopsia revela la presencia de una neoplasia intraductal, especialmente si ésta es de grado 2 ó 3, por lo menos deberá someterse a un control más estricto, por medio de exámenes rectales y de PSA en sangre cada cuatro meses aproximadamente. Al menor indicio de que el PSA esté aumentando o de que el examen rectal cambie, conviene repetir las biopsias. Cuando tengo una fuerte sospecha, repito las biopsias entre seis y ocho semanas después de las iniciales. Éste es tiempo suficiente para que desaparezcan la inflamación y la tumefacción.

Si tengo una neoplasia intraductal grado 3, ¿por qué no someterme de una vez a intervención quirúrgica o a radioterapia?

Aunque una neoplasia de ese grado suele estar relacionada con cáncer, creo que por sí sola no representa una amenaza. Por lo tanto, sería inadecuado y exagerado instaurar un tratamiento sólo para una NIP 3. Si identificamos un verdadero cáncer, entonces sí podemos hablar acerca de las opciones de tratamiento curativo.

9

Cuando la biopsia revela la presencia de un cáncer

Cuando en el tejido estudiado se detecta la presencia de cáncer, el reto es saber adivinar cuánto cáncer hay en el resto del tejido prostático. Esto se hace juzgando con base en las minúsculas muestras de tejido examinadas. El urólogo debe mirar el cuadro completo, tomando en cuenta el PSA, la tendencia de los niveles del PSA a lo largo del tiempo, el grado de sospecha señalado por el examen rectal y la presencia de otros signos o síntomas.

¿Me matará el cáncer?

Probablemente no. Éste no es un momento para perder el control sino para obtener información. El que el cáncer sea significativo y tenga un impacto sobre la calidad y la duración de la vida depende de varios factores. Serán necesarias más pruebas para ayudar al médico a decidir si el cáncer representa una amenaza y encontrar la mejor forma de responder.

¿Qué viene después?

Con esa información, su médico decidirá cuáles exámenes y estudios adicionales necesita. Eso dependerá de su edad, su estado de salud, los resultados del PSA y los detalles de la biopsia. Entonces usted y su médico podrán analizar las opciones de tratamiento y decidir cómo proceder.

¿Nos dice la cantidad de cáncer hallado en la biopsia cuánto cáncer hay en la próstata?

Éste es un tema polémico. Muchos investigadores plantean que la cantidad de cáncer en el tejido estudiado puede reflejar con exactitud el volumen del cáncer presente en la próstata.

De acuerdo con mi experiencia, por lo general hay *más* cáncer en la próstata del que podríamos adivinar con base en el informe de patología. Esto lo sabemos al observar muestras obtenidas durante una intervención quirúrgica y compararlas con los resultados de la biopsia tomada antes de la operación. Lo que nos preocupa es saber cuánto cáncer hay realmente o cuál es el volumen del tumor.

¿Qué quiere decir "volumen del tumor"?

El *volumen del tumor* es un término empleado para designar la cantidad de cáncer existente en la próstata. Cuanto mayor sea la cantidad, mayor será nuestra preocupación. El volumen del tumor por lo general se expresa en centímetros cúbicos.

El volumen del tumor se calcula inicialmente con base en el examen, el nivel del PSA, la ecografía y los resultados de la biopsia. La única forma precisa de medir el volumen del tumor es midiendo el tamaño del cáncer una vez extirpada la próstata.

¿Por qué es tan importante el volumen del tumor?

El volumen del tumor es un factor importante para determinar el pronóstico y las opciones disponibles para manejar el cáncer de la próstata. Cuanto más grande sea el tumor, más agresivo será. Esto significa que es mayor el riesgo de que haya comenzado a crecer por fuera de la próstata.

10

El grado del cáncer

Para describir el nivel de malignidad de un cáncer hablamos de *grado,* que es una medida unificada. Al igual que con la mayoría de los cánceres que pueden presentarse en otras partes del organismo, el cáncer de la próstata tiene varios grados.

Algunos cánceres son muy agresivos y las células pierden todo parecido con su estado original. A éstos se les denomina de *alto grado* o *mal diferenciados*. Otras células pueden parecerse a las normales, salvo por algunas características fundamentales. Estos cánceres son de *bajo grado* o *bien diferenciados*. Algunos otros, cuyas células no son ni lo uno ni lo otro, se denominan *intermedios* o *moderadamente diferenciados*.

¿Significa el "grado" lo mismo para todos los médicos?
La mayoría de los patólogos y de los urólogos utilizan una escala especial de gradación para unificar mejor la evaluación del cáncer de la próstata. De esta manera, dos médicos pueden hablar sobre un mismo paciente y comprender el grado del cáncer en cuestión. Esto permite también un enfoque unificado frente a la evaluación y el tratamiento de los pacientes en el mundo entero.

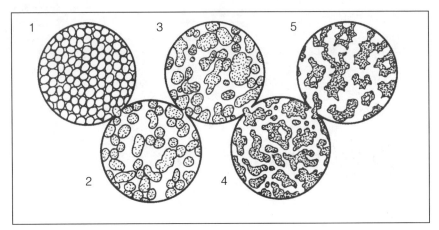

GRADO DEL CÁNCER / ESCALA DE GLEASON: El sistema de gradación de Gleason es un método unificado para determinar el grado de un cáncer. La técnica se basa en la forma de las células y su disposición, entre otros aspectos, para asignarles determinado valor en puntos.

¿Qué es la "escala de Gleason"?

El sistema más común de gradación para comparar los cánceres es la escala de Gleason. Conforme a este sistema de gradación, el cual debe su nombre a un patólogo, a las células cancerosas se les asigna determinado valor en puntos con base en unos criterios unificados generalmente aceptados. Estos criterios describen y califican las células cancerosas desde dos puntos de vista: 1) el aspecto de las células, y 2) la forma como están dispuestas o distribuidas ente sí. A cada uno de estos componentes se le asigna un número de 2 a 5, y la suma de los dos números es la suma de Gleason. Su urólogo puede hablar de un cáncer "Gleason 7," o sencillamente de "grado 5." Cuanto más elevado el número, peor el cáncer.

Mi médico me dijo que mi cáncer era "grado 1 entre 3." ¿Qué quiso decir con eso?

Hay algunos hospitales e instituciones que insisten en utilizar sus propios sistemas de gradación. Por razones particulares, prefieren el sistema que se utilizaba antes de aceptarse el sistema de Gleason en forma generalizada. Todavía califican los cánceres como 1, 2 ó 3, con base en una escala de tres, en donde 1 es el mejor y 3 es el peor.

¿Cómo se utiliza el grado Gleason del cáncer?

Al igual que el volumen del cáncer y el nivel del PSA, el grado del cáncer es un indicador importante. De hecho, los tres están relacionados. Los cánceres más grandes y los niveles más elevados de PSA generalmente corresponden a unas células cancerosas más agresivas. De no tratarse, el cáncer seguirá creciendo. A medida que crece, secreta más PSA y las células se tornan más agresivas. Al igual que una bola de nieve que rueda por una pendiente, el cáncer crece cada vez más rápidamente.

Este desarrollo rápido es la razón por la cual es importante investigar tanto como sea posible mediante la prueba del PSA, el examen rectal de la próstata, los hallazgos de la ecografía y los resultados de la biopsia, a fin de decidir qué hacer y cuándo. Lo ideal es utilizar esa información para curar del cáncer al paciente mientras exista la *ventana de oportunidad.*

¿Qué es la ventana de oportunidad?

Es el período comprendido entre el momento en que se descubre el cáncer y aquel en que comienza a diseminarse por fuera de la próstata. Durante ese período hay más opciones de tratamiento, entre ellas algunas curativas, como la radiación y la cirugía. Cuando el cáncer sale de la próstata, las opciones disponibles se limitan a *controlar* el cáncer en vez de *curarlo.*

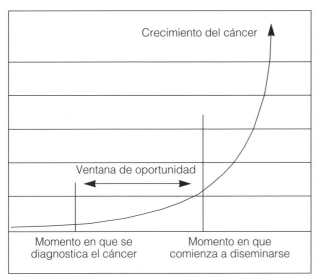

Crecimiento del cáncer

Ventana de oportunidad

Momento en que se diagnostica el cáncer

Momento en que comienza a diseminarse

VENTANA DE OPORTUNIDAD: El período comprendido entre el momento en que se diagnostica el cáncer y aquel en que éste comienza a diseminarse se denomina ventana de oportunidad. *Durante este tiempo, los tratamientos curativos deben tener éxito.*

¿Qué es un cáncer de bajo grado?

El cáncer de bajo grado es el menos peligroso. Las células cancerosas tienen una apariencia casi normal. Tienden a crecer lentamente y se las puede denominar *bien diferenciadas*. En el sistema de puntuación de Gleason, a las células de bajo grado se les asignan 2, 3 ó 4 puntos. Es preferible tener este cáncer y no otro. Lo más probable es que los cánceres más agresivos comiencen así, antes de tener la posibilidad de desarrollarse y crecer.

¿Qué es un cáncer de alto grado?

En estos cánceres, las células son las menos parecidas a las células normales de la próstata. En efecto, algunas pueden ser tan desorganizadas y agresivas que el patólogo quizá no pueda saber cuál era el tipo de célula original. El patólogo quizá pregunte al médico de dónde tomó la biopsia. Estos cánceres de alto grado crecen rápidamente, son muy agresivos e invaden prontamente los tejidos vecinos. Pueden invadir los ganglios linfáticos y los huesos.

Los cánceres de alto grado son letales. Son los responsables de esos raros casos de hombres relativamente jóvenes en quienes la enfermedad se desarrolla rápidamente, como ocurrió con dos figuras del espectáculo: Bill Bixby y Frank Zappa. Son cánceres que tienden a ser grandes. Se les llama *mal diferenciados* y en la escala de Gleason tienen puntaciones de 8, 9 y 10.

Los cánceres de alto grado pueden ser difíciles de tratar y reaparecen al poco tiempo. Algunos ni siquiera responden a la terapia hormonal. Los peores son tan desorganizados que pueden no secretar siquiera la enzima PSA, aunque esto es raro.

¿Dónde encajan los cánceres de grado intermedio?

Como es de esperarse, están en medio, entre los cánceres de alto y bajo grado. La mayoría de los hombres a quienes se les diagnostica la enfermedad tienen un cáncer de este grado, que presenta células *moderadamente diferenciadas* y se califica con 5, 6 ó 7 en la escala de Gleason. Estos cánceres se pueden comportar como si fueran de bajo o de alto grado, de acuerdo con el volumen del tumor y el nivel del PSA.

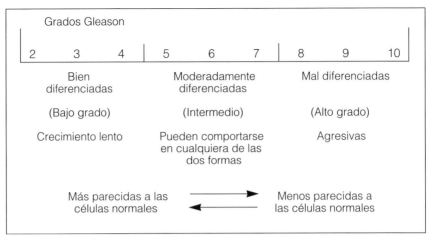

GRADO DEL CÁNCER: Aquí se comparan los términos que describen cada grado y su comportamiento, con el sistema Gleason de clasificación de las células cancerosas.

¿Permanece igual el cáncer o empeora siempre?

Muchos cánceres crecen tan lentamente que bien pueden permanecer iguales durante muchos años. Sin embargo, algunos pueden llegar a esa masa crítica desconocida en donde el volumen se agranda hasta tal punto, que comienzan a crecer más y más rápidamente, tornándose más agresivos y secretando más PSA al torrente sanguíneo. Se piensa que ese volumen crítico puede ser de 1 centímetro cúbico o del tamaño de una cereza. Para alcanzar ese tamaño puede tardar 20 años o más, creciendo lenta pero constantemente.

¿Con cuánta frecuencia se equivocan los patólogos acerca del grado de un cáncer?

No con mucha frecuencia. Puede haber ligeros desacuerdos, pero en general son bastante exactos.

¿Hay alguna diferencia entre un grado 5 y uno 6?

La cifra exacta no importa. Algunas veces los patólogos no concuerdan respecto a ciertos puntos menores, pero lo importante es observar el cuadro completo. ¿Es el cáncer de bajo grado, alto grado o grado intermedio? Eso es lo que realmente importa.

¿Refleja el grado de las biopsias el grado del cáncer en la próstata?

La mayoría de las veces sí. Sabemos, sin embargo, que en muchas ocasiones el grado del cáncer en la próstata es realmente *peor* que el observado en la biopsia y analizado por los patólogos. Esto es lo que llamamos *subgradación*. Yo procuro tomar eso en cuenta al aconsejar a los pacientes acerca de las opciones.

¿Por qué es importante el grado del cáncer?

El grado del cáncer nos dice mucho acerca de la naturaleza de la enfermedad y de su posible comportamiento. Los cánceres de alto grado—8, 9 y 10—son los más agresivos y los que suelen estar asociados con el crecimiento acelerado de las células y la muerte. Los cánceres de bajo grado—2, 3 y 4—ofrecen una menor probabilidad de ocasionar problemas. Los cánceres de grado intermedio—5, 6 y 7—pueden comportarse en cualquiera de las dos formas. Este tipo de enfermedad debe tratarse dando por sentado que existe la posibilidad de un crecimiento agresivo.

Yo procuro orientar el tratamiento a combatir la posible amenaza del cáncer, de acuerdo con el grado Gleason y también con el PSA, el examen físico y el estado. Los estados se explican en el capítulo 12.

¿Cambia el grado del cáncer con el tiempo?

Sí, a medida que el cáncer crece y se agranda, tiende a tornarse más agresivo. En el caso de la próstata, los cánceres más avanzados suelen ser los más grandes y ofrecer el mayor riesgo de diseminación. Por eso es tan importante la detección a tiempo.

¿Qué es el estado de la ploidia?

El estado de la ploidia es un estudio especial del material genético de las células cancerosas, el cual indica la posibilidad de que respondan al tratamiento. Las células cancerosas *diploides* tienen la mayor posibilidad de crecer lentamente y no diseminarse. Las células *aneuploides* tiene la posibilidad de "comportarse" agresivamente y no responder igualmente bien al tratamiento. Las células *tetraploides* están en una situación intermedia.

11

Estudios complementarios del cáncer

Una vez diagnosticado el cáncer de la próstata, usted y su médico deberán analizar las opciones de tratamiento. Pero primero el médico tendrá que saber si la enfermedad se ha diseminado por fuera de la próstata. También tendrá que determinar el estado del cáncer.

Existen varios exámenes que nos ayudan a establecer si hay cáncer por fuera de la próstata, pero ninguno es perfecto. Esto significa que en otras partes del cuerpo podría haber un cáncer demasiado pequeño para ser detectado por medio de los métodos existentes.

Los exámenes aportan información valiosa sobre la enfermedad, a fin de determinar los tratamientos más adecuados. El que se recomiende o no determinado estudio depende del grado de sospecha de que el cáncer haya crecido por fuera de la próstata y de la información que cada uno de los estudios brinda.

Gammagrafía ósea

¿Qué es una gammagrafía ósea?

Es una técnica de medicina nuclear para generar imágenes corporales, para la cual se inyecta una cantidad minúscula de una

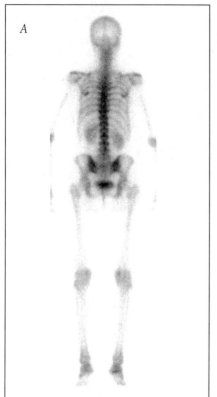
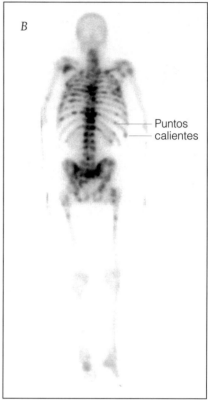

Puntos
calientes

GAMMAGRAFÍA ÓSEA: A. Gammagrafía ósea normal, sin "puntos calientes" que indiquen presencia del cáncer en los huesos. B. Gammagrafía en la cual se evidencian muchos puntos invadidos por el cáncer de la próstata, el cual ha comenzado a crecer en los huesos.

sustancia radiactiva en el torrente sanguíneo. Esta sustancia circula por todo el cuerpo y es absorbida por los huesos. Esta prueba permite identificar determinadas anomalías, entre ellas el cáncer.

La gammagrafía ósea es la técnica imagenológica más sensible que existe en la actualidad para identificar la presencia de cáncer en los huesos. La columna vertebral es el sitio donde suele crecer más comúnmente el cáncer por fuera de la pelvis. La gammagrafía suele detectar el cáncer en los huesos mucho antes que éste pueda apreciarse en una radiografía corriente.

La gammagrafía no muestra el cáncer, sino zonas de rápido crecimiento óseo. Cuando el cáncer de la próstata invade el esqueleto, por lo general tiene un patrón típico de *puntos calientes* variables y distribuidos al azar, que aparecen en la imagen del

esqueleto. Éstos se encuentran generalmente en la columna vertebral, las costillas y el cráneo. Por razones que no conocemos a
ciencia cierta, el cáncer tiende a no depositarse en los brazos ni en
las piernas.

Mi médico me ha programado para una gammagrafía ósea. ¿Para qué sirve?

Esta prueba sirve para detectar si se ha diseminado o no el cáncer
de la próstata. La columna vertebral y otros huesos son los sitios
más comunes hacia los cuales se propaga este cáncer.

¿Hay alguna otra cosa que produzca puntos semejantes en la gammagrafía ósea?

Otros problemas, cancerosos y no cancerosos, pueden aparecer en
la imagen, pero por lo general con patrones diferentes. La interpretación de los resultados es la que le permite al radiólogo saber si
las imágenes indican o no la diseminación de un cáncer de la próstata, la presencia de algún otro proceso o nada en absoluto. El
informe solamente puede decir si los resultados parecen o no coin-
cidir con una metástasis cancerosa.

Una de las irregularidades más comunes es una vieja lesión o la
fractura de una costilla. Por ejemplo, una operación de la columna
o una fractura del hombro aparecen en la gammagrafía, de la
misma manera que aparece el cáncer.

La artritis de la columna y de los huesos, como también la
enfermedad de Paget, pueden aparecer en la gammagrafía ósea. Por
eso su urólogo debe conocer a fondo su historia clínica, para que,
junto con el radiólogo, puedan interpretar mejor los resultados de
la gammagrafía ósea.

¿Hay algún otro estudio radiográfico que sirva para confirmar si los puntos corresponden a lesiones viejas o a fracturas?

Quizá sean necesarias unas cuantas radiografías corrientes para
observar qué aspecto tienen las zonas en cuestión. Si estoy realmente preocupado, podría solicitar una *resonancia nuclear magnética,* para observar directamente el hueso. Este estudio especial,
analizado con mayor detalle más adelante en este mismo capítulo,
nos permite observar mejor el interior de los huesos, para ver si la
lesión parece cancerosa o no.

¿Cómo se sabe si un punto en la gammagrafía es o no un cáncer?

Si hay una zona en la gammagrafía que no parece ser un cáncer, el radiólogo por lo general le preguntará si ha tenido lesiones o fracturas en esa zona. De esta forma se puede correlacionar un hecho pasado con las irregularidades que muestra la gammagrafía ósea.

¿Quiere eso decir que la gammagrafía no demuestra en forma definitiva que se ha diseminado el cáncer?

No, solamente nos proporciona indicios de que existe la *probabilidad* de que se haya diseminado. Esta información se examina conjuntamente con el resto de los hechos conocidos para determinar si es motivo de preocupación.

Si en la gammagrafía no aparece nada, ¿significa eso que el cáncer indudablemente no ha invadido los huesos?

No, sólo significa que no hay puntos de cáncer lo suficientemente grandes para ser detectados con el equipo. No hay duda de que el equipo es muy sensible, pero el cáncer debe haber permanecido el tiempo suficiente en la médula ósea, causando un crecimiento también suficiente para ser apreciado en la gammagrafía. Cuando el resultado de la gammagrafía es negativo, es muy probable que el cáncer no se haya diseminado en los huesos. Una agrupación minúscula de unas pocas células no aparece en la gammagrafía, siendo ésa la limitación de este estudio.

¿Hasta una lesión de muchos años atrás puede aparecer en la gammagrafía?

Sí, algunas veces las lesiones viejas aparecen hasta 50 o más años después.

¿No sería bueno repetir la gammagrafía uno meses después, para determinar si ha habido algún cambio?

Claro que sí. Eso es algo que podemos hacer si no estamos completamente seguros. Sin embargo, el propósito que se busca la mayoría de las veces es encontrar las opciones de tratamiento que se puedan recomendar. Esperar unos cuantos meses no es por lo general buena idea.

Si hay cáncer en los huesos, ¿es de la próstata?

Probablemente sí. Son varios los cánceres que invaden los huesos, pero el de la próstata es el más común. Sería muy raro que otro cáncer apareciera en la gammagrafía ósea, cuando ya se sabe que el paciente tiene cáncer de la próstata y un nivel de PSA lo suficientemente elevado para indicar la posibilidad de una metástasis a los huesos. Entre los demás cánceres que invaden los huesos están el del seno (sí, también en el hombre), el de la vejiga y el del colon.

¿Qué pasa si solamente aparece un punto en la gammagrafía, en vez del patrón habitual?

También en este caso el radiólogo tendría que analizar sus antecedentes y probablemente comparar la gammagrafía con estudios radiográficos para ver si hay indicios de una lesión vieja. Si aun así quedan dudas, una resonancia nuclear magnética sirve para obtener información detallada. Y si todavía persiste la incertidumbre, un cirujano ortopédico puede tomar una biopsia de hueso para que la analice el patólogo.

¿Que es una supergammagrafía?

En una gammagrafía ósea corriente, los riñones aparecen a medida que van excretando la sustancia radiactiva. Cuando el cáncer metastásico está tan generalizado que ni siquiera aparecen los riñones, se habla de una *supergammagrafía*. Esto sucede porque todo el material radiactivo se va hacia los huesos, de manera que no queda nada para ser filtrado de la sangre por los riñones. Obviamente, no es bueno tener tanto cáncer en los huesos y, en consecuencia, el pronóstico es malo.

¿Debo hospitalizarme para este examen?

No. La gammagrafía ósea es un procedimiento ambulatorio que no requiere hospitalización.

¿Por qué se realiza siempre en un hospital o en una clínica grande?

El equipo utilizado para hacer la gammagrafía ósea es bastante complejo y puede costar mucho dinero. No es la clase de equipo que todos los médicos pueden tener en el consultorio. Por lo tanto, suelen tenerse en instituciones grandes que puedan generar el volumen suficiente de trabajo para justificar su costo.

¿Es dolorosa la gammagrafía?

No. Después de la inyección usted deberá esperar aproximadamente una hora. Seguidamente le pedirán que se acueste en una camilla para hacer el estudio, el cual tarda cerca de media hora.

¿Puede el estudio afectar otros órganos o quedaré radiactivo posteriormente?

No. La cantidad de material radiactivo inyectada es mínima y no producirá ningún efecto nocivo para usted o para las personas cercanas.

¿Aumentará la gammagrafía el riesgo de contraer otro cáncer?

No. No existen pruebas de que este estudio aumente el riesgo de contraer un cáncer nuevo o diferente más adelante.

TAC

¿Qué es un TAC?

Esta sigla quiere decir *tomografía axial computarizada* y designa un procedimiento relativamente nuevo para examinar los órganos internos del cuerpo mediante imágenes radiográficas computarizadas.

Un aparato gira alrededor del paciente, generando una serie de imágenes. El computador traduce después esta información a imágenes que parecen cortes transversales del cuerpo. Es como poder ver los órganos internos sin necesidad de una intervención quirúrgica.

Las imágenes radiográficas se toman *sin* y *con* material de contraste en las venas, a fin de ayudar a identificar los vasos sanguíneos y las estructuras internas. La sustancia que sirve de medio de contraste intravenoso puede provocar urticaria, picazón o una sensación de calor por todo el cuerpo. También es necesario beber un "batido" de contraste líquido para que puedan verse los intestinos. Este líquido de contraste puede provocar diarrea.

En ocasiones el paciente puede experimentar una reacción alérgica. Si usted sufre de alergias, notifique al radiólogo antes de someterse al procedimiento.

La tomografía se utilizó durante años para identificar el crecimiento de ganglios linfáticos en la pelvis que pudiesen constituir un cáncer diseminado. Esto no ha demostrado ser muy eficaz. La mayoría de las veces, lo que vemos en la tomografía no nos ofrece información exacta con respecto a los ganglios. En ocasiones los ganglios se ven normales y, sin embargo, pueden estar invadidos de cáncer. En otros casos, los ganglios pueden aparecer grandes y "sospechosos" sin que el patólogo logre identificar cáncer alguno al analizar las piezas quirúrgicas.

La mayoría de los urólogos ya no recurren a la tomografía antes de pensar en una prostatectomía radical. Si usted piensa escoger la radioterapia como tratamiento para su cáncer, necesitará una tomografía. Ésta sirve para calcular la cantidad necesaria de radiación y el sitio del cuerpo hacia el cual dirigirla.

¿Qué pasa si el urólogo me solicita una tomografía antes de la operación?

Siempre existe una pequeña probabilidad de detectar por medio de la tomografía algo más serio que un cáncer de la próstata, como, por ejemplo, un cáncer del páncreas o del hígado. Si eso sucediera, no habría razón para hacer una operación de la próstata.

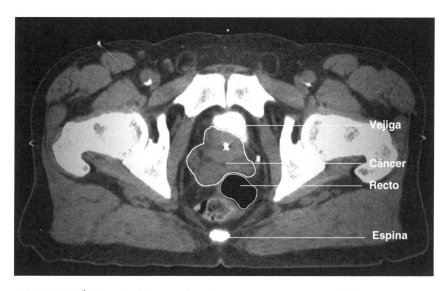

TOMOGRAFÍA AXIAL COMPUTARIZADA: Muestra un cáncer de la próstata muy grande y avanzado, con crecimiento local hacia la base de la vejiga, las vesículas seminales y la parte anterior del recto. Las líneas de demarcación incluyen la próstata y el cáncer en las vesículas seminales.

Si ha de tener que enfrentar un cáncer más peligroso y grave que el de la próstata, no necesita someterse a los efectos secundarios potencialmente graves de una operación de cáncer de la próstata. Esto es especialmente válido si el cáncer de la próstata no ha de ser el principal peligro de muerte.

En otras palabras, tal como suelo decirles a mis pacientes, si uno va conduciendo cuesta abajo por un camino pendiente y los frenos están malos, de nada sirve preocuparse de si las luces funcionan.

¿Es dolorosa la tomografía?

No, en absoluto. Usted solamente permanece horizontalmente en una camilla que lentamente lo lleva hacia el interior de la máquina, y es como pasar por el centro de una rosquilla gigantesca.

¿Me expondré a mucha radiación?

No. Aunque la tomografía genera más radiación que una gammagrafía o incluso que una radiografía del tórax, la cantidad realmente no es apreciable, siempre y cuando no se repita el estudio con frecuencia.

RNM

¿Qué es una RNM?

RNM quiere decir *resonancia nuclear magnética* y es una técnica que permite generar imágenes de alta calidad de los órganos internos. Cada una de las moléculas del cuerpo posee ciertas características y responde de manera diferente a los campos magnéticos poderosos. Cuando el cuerpo es expuesto a estas ondas magnéticas intensas, las moléculas que componen las células generan cierta cantidad de energía. Esta energía se detecta por medio de una máquina de exploración muy sensible y se procesa en un computador para generar una imagen de corte transversal del interior del cuerpo. La imagen resultante es semejante a la tomografía, con la diferencia de que en la RNM no se utilizan los rayos X.

¿Sirve la RNM para estudiar el cáncer de la próstata?

La mayoría de los expertos no solicitan regularmente una RNM para determinar el estado del cáncer de la próstata. Aunque este estudio proporciona imágenes excelentes, no nos da información adicional confiable sobre los ganglios linfáticos o los tejidos circundantes.

¿Por qué solicitó mi médico una RNM después de no obtener información clara sobre un punto en la gammagrafía ósea?

La RNM tiene una ventaja: es excelente para observar la conformación interna de los huesos, la médula espinal y el cerebro. Algunas veces, la RNM nos puede confirmar si una anomalía de los huesos es cáncer u otra cosa.

¿Es dolorosa la resonancia nuclear magnética?

No. Durante el estudio usted debe permanecer dentro de un tubo largo y estrecho. Si sufre de claustrofobia, esto podría ser un problema. La mayoría de los hombres superan el problema en pocos segundos, o pueden tomar un tranquilizante antes de la prueba. El estudio puede ser bastante ruidoso, lo cual altera a algunas personas.

¿Por qué desea mi médico realizar una RNM con una sonda rectal?

Algunos especialistas creen que con esa técnica pueden obtener información adicional durante la evaluación inicial. Es una técnica muy debatida todavía y no se practica en la mayoría de los círculos médicos.

Otros exámenes de diagnóstico

Las pruebas que se describen a continuación son algunas de las que su urólogo puede solicitar durante el proceso de tratamiento de diversas afecciones. Por lo general no se utilizan para evaluar el cáncer de la próstata, pero sí para evaluar otros problemas urológicos.

Urografía

¿Qué es una urografía?

La urografía es una técnica de rayos X empleada con frecuencia para observar el estado general de los riñones y los uréteres a través de los cuales drena la orina hacia la vejiga. Se aplica especialmente para buscar irregularidades del drenaje urinario.

La técnica se realiza inyectando rápidamente un medio de contraste en las venas. Éste es absorbido por los riñones y excretado en la orina. Los rayos X detectan el medio de contraste, proporcionando un método indirecto bastante bueno para observar los órganos y el funcionamiento del sistema urinario.

La urografía es la mejor técnica para detectar los cálculos renales, la obstrucción por cicatrices o cáncer, algunos cánceres renales y los cambios en la localización normal de los órganos. Por esta razón, algunos médicos solicitan una urografía como parte de la valoración inicial habitual.

¿Debo someterme a una urografía como parte del estudio para cáncer?

Realmente no. En caso de necesitarse información sobre los riñones o los uréteres, muchas veces se solicita una tomografía, la cual proporciona mayor información.

Linfangiografía

¿Qué es una linfangiografía?

Se trata de una prueba bastante vieja utilizada en muy raras ocasiones para examinar los ganglios linfáticos, a fin de determinar la presencia de metástasis de un cáncer de la próstata. El medio de contraste, inyectado entre los dedos de los pies, asciende por el sistema linfático hasta los ganglios de la pelvis, y las imágenes radiográficas son interpretadas por el radiólogo.

En un principio se creía que con esta prueba era posible visualizar los ganglios en los cuales había cáncer. Sin embargo, el procedimiento y su interpretación dependen en gran medida de la habilidad del operador. El porcentaje de resultados inexactos es muy elevado. Por lo tanto, este examen casi nunca se utiliza para evaluar una metástasis.

¿Qué debo hacer si mi médico desea hacer una linfangiografía?

Yo preguntaría al urólogo lo que espera lograr y si esa misma información no se podría obtener por medio de una prueba más exacta y menos invasiva. Es un examen que no se utiliza mucho en la actualidad para determinar el estado de un cáncer de la próstata.

Ecografía renal

¿Desempeña algún papel un examen ecográfico de los
riñones en el estudio del cáncer de la próstata?

No. No solicito un examen ecográfico de los riñones como parte
del estudio de un cáncer de la próstata.

Cistoscopia

¿Qué es una cistoscopia?

Es un procedimiento mediante el cual el urólogo examina el interi-
or de la uretra, la próstata y la vejiga con la ayuda de una instrumento denominado *cistoscopio*. Este examen por lo general no se
utiliza como parte de la evaluación habitual del cáncer de la próstata. Se utiliza cuando hay sangre en la orina, con el objetivo principal de buscar cáncer de la vejiga.

En ocasiones excepcionales, una persona puede tener a la vez
cáncer de la próstata y de la vejiga. Es importante saber esto de
antemano, porque podría modificar las opciones de tratamiento. Si
no hay sangre en la orina, lo más probable es que no le practiquen
una cistoscopia.

¿Debo someterme a una cistoscopia?

Quizá. Muchos urólogos no la practican habitualmente, a menos
que haya razón para sospechar un tumor, un cálculo o alguna otra
anormalidad en la vejiga.

¿Cuán probable es que tenga algo mal en la vejiga, un cáncer
por ejemplo, sin ningún signo de alerta?

Aproximadamente 1 entre cada 100 hombres presenta una anormalidad en la cistoscopia. Hace poco tuve dos pacientes que con-
trajeron cáncer de la vejiga varios años después de una
prostatectomía radical. Uno de ellos tenía cáncer diseminado, pero
que no había penetrado en el músculo de la pared de la vejiga. Fue
necesario operarlo varias veces para eliminar el cáncer. El otro tenía
un cáncer vesical muy agresivo y de alto grado, que había penetrado en la pared de la vejiga. Más adelante descubrimos que el
cáncer de la vejiga se había diseminado por todo el cuerpo.

¿Es el cáncer de la vejiga igual al de la próstata?

No. El cáncer de la vejiga crece a partir del revestimiento de este órgano, mientras que el de la próstata comienza en la glándula. Son dos cánceres diferentes que, sencillamente, están en órganos adyacentes.

¿Es dolorosa la cistoscopia?

Este procedimiento produce apenas un malestar mínimo. Puede realizarse en el consultorio del urólogo en sólo unos pocos minutos. Muchos de mis pacientes me dicen que se sentían muy atemorizados antes del procedimiento y se sintieron placenteramente sorprendidos al darse cuenta de que no era tan desagradable. Puede realizarse con un cistoscopio flexible, el cual se tolera mejor pero reduce ligeramente la calidad de los detalles visualizados. La otra opción es el viejo cistoscopio rígido, el cual produce mayores molestias pero permite ver mejor el revestimiento de la vejiga y de la próstata.

¿Se realiza en el consultorio o en el hospital?

Casi todas las cistoscopias simples se realizan en el consultorio. Si se hace durante una operación de la próstata, se efectúa bajo los efectos de la anestesia. Los urólogos realizan en este caso la cistoscopia para cerciorarse de que no existan otras anomalías graves en la vejiga, tales como un cáncer inesperado o un cálculo. Algunos visualizan la vejiga para ver dónde se abren los uréteres dentro de la vejiga, en preparación de la parte de la operación de la próstata relacionada con la reconstrucción del cuello de la vejiga.

¿Qué pasa si deseo sedación?

Muchos pacientes esperan recibir sedación, sea en forma oral o intravenosa, antes del procedimiento. Esto no se debe a que la cistoscopia sea muy dolorosa, sino a que muchos pacientes se sienten muy nerviosos y no comprenden lo que implica el procedimiento.

12

Estados del cáncer de la próstata

Cuando hablamos de la *cantidad* de cáncer presente en el cuerpo del paciente y del *sitio* exacto en el cual se localiza, nos referimos al *estado del cáncer.*

El estado describe si el cáncer es pequeño y está confinado a la próstata, o si es grande y se ha extendido a otros tejidos u órganos, como los huesos.

¿Cómo se determina el estado?

El estado se determina con base en la información de la biopsia (si el cáncer está o no en ambos lados de la próstata), el nivel del PSA, el examen rectal y cualesquiera pruebas y estudios adicionales que puedan hacerse para ayudar a determinarlo.

¿Qué nos dice el estado acerca de los resultados a largo plazo?

Básicamente, cuanto mayor sea la cantidad de cáncer presente en el cuerpo, mayor será la probabilidad de que se disemine y menor la posible eficacia del tratamiento. Así mismo, cuanto más agresivo sea un cáncer, de acuerdo con el grado registrado en la biopsia, mayor será la probabilidad de que se disemine.

Estados del cáncer de la próstata

Estado A	Cáncer hallado incidentalmente o por una elevación del PSA
Estado B	Cáncer hallado a causa de un examen rectal anormal; cáncer confinado a la próstata
Estado C	Cáncer diseminado a otros tejidos por fuera de la próstata
Estado D	Cáncer diseminado a los ganglios linfáticos o a los huesos

Por lo tanto, cuanto peor sea el estado, menos optimistas podremos ser acerca de los resultados a largo plazo y la super-vivencia. Para algunos médicos, el peor estado sería razón para no realizar tratamientos agresivos, puesto que probablemente no servirán. Para otros, si el cáncer es agresivo, la mejor forma de combatirlo es con un tratamiento agresivo, siempre y cuando exista alguna probabilidad de tener éxito con la terapia.

¿Cuáles son los estados del cáncer de la próstata?

En el sistema clásico se utilizan las letras A, B, C y D para clasificar los estados. Inicialmente utilizamos un estado clínico para describir el cáncer. Eso significa que utilizamos toda la información disponible para tener una idea del sitio donde está localizado, con base en los exámenes clínicos y los resultados de las biopsias. La única información precisa se obtiene cuando se extirpa la próstata y se tienen los resultados de patología.

¿Es mejor hallarse en un estado que en otro?

Sin duda. Siempre es mucho mejor tener un tumor pequeño de bajo grado, que uno grande de grado alto. Cuanto más pequeño sea el cáncer, menor será la probabilidad de que pueda diseminarse.

¿Qué significan los distintos estados?

El **estado A** corresponde al cáncer que se descubre incidentalmente durante la intervención quirúrgica para corregir el crecimiento de la próstata. Significa que no había *sospecha* cuando se tomó la decisión de extirpar el tejido prostático para facilitar la micción.

Este hallazgo solía presentarse entre un 10 y un 15% de las veces, pero hoy día es muy raro. Cuando recibíamos el informe final del patólogo sobre un tejido que supuestamente no era maligno, nos sorprendía saber que había cáncer. De acuerdo con la cantidad y el grado del cáncer se clasifican los estados A1 y A2.

El **estado A1** corresponde generalmente a una enfermedad de pequeño volumen y bajo grado. Es la forma de cáncer de la próstata que solemos observar por medio de los resultados del PSA. Por lo general no requiere tratamiento, pero el seguimiento periódico es absolutamente necesario.

El **estado A2** corresponde a un cáncer agresivo de alto grado, o a uno observado en varios puntos minúsculos. Cuando hay mucho cáncer, cualquiera que sea el grado, se clasifica como A2. Por lo general damos tratamiento a los hombres con cáncer A2 porque la mayoría de las veces en realidad hay una enfermedad significativa, de la cual sólo se ha identificado una pequeña parte.

En el **estado A3**, el cáncer se identifica únicamente con base en la elevación del PSA. La mayoría de las veces, este cáncer es importante.

El **estado B** corresponde a un cáncer detectado por una irregularidad o un nódulo hallado durante el examen rectal. Por lo general, es un cáncer relativamente pequeño, confinado la mayoría de las veces a la próstata. Éste también se subdivide en otras dos categorías.

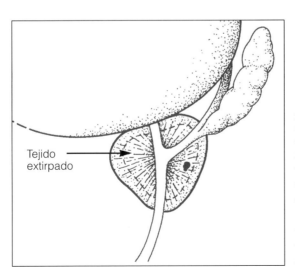

Tejido extirpado

ESTADO A1: El cáncer de la próstata se clasifica como A1 cuando no se sospecha su presencia y es identificado por el patólogo al estudiar tejido tomado durante la resección transuretral para aliviar la obstrucción. El cáncer debe ser de volumen pequeño y grado bajo o intermedio.

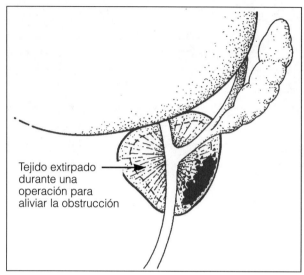

Tejido extirpado
durante una
operación para
aliviar la obstrucción

ESTADO A2: El cáncer de la próstata se clasifica como A2 cuando tampoco se sospecha su presencia y es identificado durante una RTU para aliviar la obstrucción, pero éste demuestra ser un cáncer de grado más alto y de mayor volumen que el del estado Al.

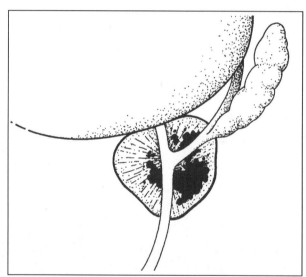

ESTADO B: Cáncer hallado debido a un examen rectal anormal, o a la elevación del PSA. La enfermedad se encuentra confinada aún dentro de la próstata.

El **estado B1** corresponde a un cáncer localizado en un solo lado de la próstata.

En el **estado B2** el cáncer está en ambos lados de la próstata, pero sin muestras de haberse diseminado por fuera de la glándula, o a los huesos o a los ganglios linfáticos.

El **estado C** corresponde a un cáncer que ha comenzado a crecer por *fuera* de la glándula pero todavía no ha invadido los huesos ni los ganglios linfáticos. Se puede observar creciendo dentro de la grasa que rodea a la próstata, en las vesículas seminales o en la base de la vejiga.

El **estado D** corresponde a un cáncer diseminado a los ganglios linfáticos o a los huesos.

El **estado D1** corresponde a la diseminación local del cáncer a los ganglios linfáticos de la pelvis.

El **estado D2** corresponde a un cáncer que ha comenzado a invadir los huesos.

Después de una operación para corregir la obstrucción prostática (RTU, como se explicó en el capítulo 1), ¿cómo se sabe si ha quedado cáncer cuando solamente se extirpa el núcleo de la próstata?

Realmente no podemos saberlo. Si se encuentra cáncer en los tejidos, debemos averiguar si ha quedado cáncer. En el pasado realizaba biopsias y repetía la RTU. Ahora por lo general recomiendo hacer seguimiento de los niveles del PSA, si la cantidad de cáncer es pequeña. Si la cantidad es significativa, recomiendo un tratamiento más agresivo para lo que suponemos es el remanente del cáncer.

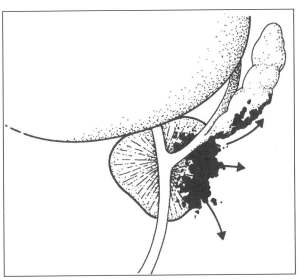

ESTADO C: Cáncer que ha salido de la próstata y ha invadido la grasa circundante y los tejidos y órganos adyacentes, como las vesículas seminales.

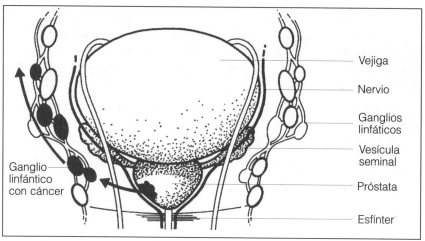

Vejiga

Nervio

Ganglios
linfáticos

Vesícula
seminal

Próstata

Esfínter

Ganglio
linfántico
con cáncer

ESTADO D1: El cáncer ha crecido porfuera de la próstata y ha llegado a los vasos lin-fáticos y a los ganglios de la pelvis.

Pero mi médico dijo que yo era un "T2N0M0." ¿Es ésa otra forma de describir el estado de mi cáncer?

Su médico está utilizando el sistema de clasificación TNM. Es un sistema internacional para reemplazar el viejo sistema de A, B, C y D. Se piensa que el sistema TNM es más preciso y proporciona a los médicos una forma más unificada para analizar y comprender el estado de un caso concreto de cáncer.

¿Qué significan las letras T, N y M?

La T designa al cáncer propiamente, y va acompañada de números que explican su tamaño. La N se refiere a los ganglios (*nodes* en inglés) e indica si la enfermedad ha invadido los ganglios linfáticos. La M indica si el cáncer se ha diseminado o hecho metástasis.

¿Cuál de los dos sistemas es el mejor?

El sistema TNM está adquiriendo gran acogida en el mundo entero y comienza a adoptarse gradualmente. Técnicamente, proporciona información más específica, que todo el mundo puede utilizar.

13

Opciones de tratamiento

Existen cinco categorías de tratamiento entre las cuales se puede escoger una vez diagnosticado el cáncer. En cada categoría puede haber varias opciones, cada una de las cuales tiene ventajas y desventajas. El paciente debe meditar cuidadosamente para determinar cuál es la más apropiada en su situación particular.

Es imposible decidir cuál es el mejor tratamiento para un caso únicamente con base en el estado clínico del cáncer. Son muchos los factores que no podemos analizar aquí pero que deben tenerse en cuenta al tomar la decisión.

Cada paciente debe ver ante todo los riesgos inmediatos y a largo plazo, además de los beneficios. Cuanto más riesgos decida correr hoy, mayor será la probabilidad de obtener los mejores resultados a largo plazo. ¿Por qué es esto así? Porque, en general, cuanto más agresivo sea el tratamiento, mayor será la probabilidad de curarse, y son los tratamientos agresivos los que ofrecen mayor riesgo para el paciente.

Tratamiento para el cáncer de la próstata

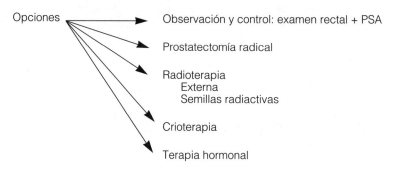

Opciones

- Observación y control: examen rectal + PSA
- Prostatectomía radical
- Radioterapia
    - Externa
    - Semillas radiactivas
- Crioterapia
- Terapia hormonal

Las cinco opciones básicas de tratamiento son:

1. Simple observación y control periódico de los niveles del PSA.
2. Prostatectomía radical (a través del abdomen o del periné).
3. Radioterapia (externa o con semillas radiactivas).
4. La crioterapia podría ser otra opción.
5. Terapia hormonal (inyecciones mensuales de hormonas, o extirpación de los testículos).

¿Cuáles opciones corresponden a cuáles estados de la clasificación del cáncer de la próstata?

La enfermedad de **estado A1** corresponde a un cáncer de pequeño volumen y bajo grado. Las principales opciones de tratamiento están entre la simple observación con seguimiento cuidadoso y periódico, y una de las opciones "curativas," como la prostatectomía radical o la radioterapia (la radioterapia se describe en detalle en los capítulos 18 y 19; la prostatectomía radical, en los capítulos 21 y 22).

Yo me baso en la salud general y en la edad del paciente y trato de determinar cómo se siente sin tratamiento. La mayoría de los pacientes de esta categoría no fallecen a causa del cáncer, aunque no se haga nada.

Sin embargo, si el paciente es relativamente joven, 50 ó 60 años, seguramente vivirá lo bastante para que un cáncer pequeño continúe creciendo. En ese caso, podría causar la muerte. Un 15%

de los hombres que viven hasta edad avanzada morirán a causa del cáncer, si éste no se trata.

Siempre insisto a mis pacientes jóvenes a pensar en la prostatectomía radical como el mejor tratamiento a largo plazo. Si se trata de un paciente que no es candidato para la intervención quirúrgica o que decide no someterse a la prostatectomía, la radioterapia es la segunda opción. Los hombres de edad avanzada pueden optar por no tratarse y someterse a controles periódicos del PSA.

El **estado A2** constituye una situación completamente diferente. Cuando se encuentra un cáncer agresivo de alto grado en el tejido extirpado en la RTU, sabemos que existe la probabilidad de que haya quedado un cáncer significativo en la próstata. En este caso se justifica el tratamiento agresivo.

Los hombres menores de 70 años deben pensar en someterse a la prostatectomía radical. Los mayores de 70 deben recibir radioterapia. Solamente los hombres muy ancianos, con un mal estado de salud, pueden optar por no tratarse o por recibir terapia hormonal con seguimiento cuidadoso del nivel del PSA.

El **estado A3** es cada vez más común, ahora que podemos determinar la presencia de cáncer con base en los niveles elevados de PSA, aunque los exámenes rectales sean normales. Estos cánceres pueden o no curarse con una terapia agresiva. En esta categoría, la edad, la salud general, el nivel del PSA y el grado del cáncer son factores que ayudan a tomar la decisión sobre el tratamiento más adecuado.

El **estado B1** es el ideal para un tratamiento curativo. Si se espera que el paciente pueda vivir otros siete años o más, la prostatectomía radical probablemente es la mejor opción.

El cáncer debe estar confinado a la próstata, con lo cual extirpar la glándula es un procedimiento curativo. La radioterapia también funciona bien para la enfermedad B1. La observación puede ser un camino aceptable en el caso de una persona anciana y enferma (es decir, de 80 años o más, con una esperanza de vida de sólo unos pocos años más).

La terapia hormonal (descrita en detalle en el capítulo 24) es una solución razonable para una persona mayor cuya salud general no es muy buena, pero que desea alguna forma de tratamiento.

En el **estado B2,** el tratamiento más indicado es el agresivo con intervención quirúrgica o radioterapia. Algunos de estos cánceres muchas veces demuestran hallarse en estado C, con presencia de la enfermedad por fuera de la glándula. Hay un pequeño porcentaje de pacientes con cáncer B2 que pueden tener la enfermedad en un ganglio linfático.

Si hay dudas y el paciente es joven, generalmente opto por la intervención quirúrgica. Si el paciente es mayor (70 años o más), me inclino más hacia la radiación. Debido al tamaño del tumor en el estado B2, prefiero no observar la evolución, porque si la persona vive lo suficiente, este cáncer acaba progresando.

También en este caso la terapia hormonal es una opción adecuada, si la esperanza de vida es inferior a los cinco años y la persona desea recibir alguna forma de tratamiento.

Estado C. En mi opinión, la mejor forma de manejar estos cánceres, cuando afectan a personas de más de 60 años, es con radioterapia, porque la mayoría de las veces el tratamiento abarca suficiente cantidad de tejido circundante como para incluir cualquier metástasis local. Los cánceres de estado C suelen ser bastante grandes, lo cual puede disminuir la eficacia de la radiación. En ocasiones, las células cancerosas pueden haberse diseminado más allá de la zona tratada con radioterapia.

Yo tiendo a dar el beneficio de la duda a los hombres de 60 años o menos, con la enfermedad en el estado C. Puedo sugerir una prostatectomía, basándome en la probabilidad de que sea curativa. Limitarse a observar es arriesgado cuando la persona tiene varios años por vivir. La terapia hormonal puede ser apropiada para personas con una limitada esperanza de vida, de cinco años o menos.

El **estado D** corresponde al cáncer que se ha diseminado por fuera de la próstata, bien sea a los ganglios, la médula ósea u otro sitio. Este estado se subdivide, según el cáncer esté confinado dentro de la pelvis (estado D1) o haya salido de ella, como sucede cuando se hallan comprometidos los huesos (estado D2).

El tratamiento para este estado depende de los factores habituales: la edad, el estado general de salud y la supervivencia esperada. Personalmente creo en el tratamiento precoz de la enfermedad avanzada, en vez de esperar hasta que el cáncer produzca síntomas, como lo proponen algunos médicos. El tratamiento precoz prolonga el período en que es posible hacer que el cáncer retroceda y puede prolongar hasta cierto punto la duración de la vida.

En este momento no conocemos ninguna cura efectiva para un cáncer de la próstata que ha hecho metástasis a los huesos o a los ganglios linfáticos. La meta del tratamiento en el estado D es controlar el cáncer eliminando las hormonas masculinas del organismo. La razón es que las hormonas masculinas estimulan el crecimiento y la diseminación del cáncer de la próstata.

Hay una minoría de especialistas que creen en el concepto de *reducir el volumen* o eliminar la mayor cantidad posible del cáncer con una operación quirúrgica radical, aunque la enfermedad esté avanzada e incluso en pacientes ancianos. Creen que al reducir drásticamente el volumen del cáncer presente en el organismo extirpando la próstata, el pequeño volumen restante se puede controlar mejor mediante la terapia hormonal. Esta concepción no es ampliamente aceptada. Algunos especialistas la consideran, incluso, demasiado agresiva.

Mi actitud es la siguiente: cuando se trata de personas de 60 años o menos, si encuentro un volumen pequeño de cáncer en los ganglios linfáticos al hacer el vaciamiento ganglionar, inmediatamente procedo a realizar la prostatectomía. Mi razonamiento es que el par de puntos presentes en los ganglios pueden ser los únicos y quizá exista una probabilidad de obtener buenos resultados a largo plazo. Si en vez de hacer eso instauramos la terapia hormonal, se elimina la posibilidad de obtener buenos resultados a largo plazo.

En otras palabras, cuando se trata de hombres muy jóvenes, prefiero un tratamiento agresivo, puesto que creo que tienen más que perder. Realmente no hay segundo lugar en esta carrera. Con los pacientes mayores, tiendo a ser más conservador, puesto que los riesgos del tratamiento aumentan con la edad. Es importante considerar la calidad de la vida además de la longevidad.

¿Qué debo hacer si las biopsias revelan un cáncer muy agresivo, pero los resultados de la gammagrafía y la tomografía son normales?

Los especialistas están comenzando a debatir este tema. Lo más probable, en el caso de un cáncer mal diferenciado de alto grado (rápido crecimiento), es que haya comenzado a diseminarse por fuera de la próstata, seguramente en los ganglios pélvicos.

La intervención quirúrgica puede ser una medida importante cuando se trata de hombres jóvenes y sanos; quizá no haya señales de que el cáncer se ha diseminado. En esa situación, probablemente recomendaría examinar los ganglios para descartar la presencia de cáncer. Si no se encuentran células cancerosas, procedería a hacer una prostatectomía radical.

14

¿Quién decide? El papel del paciente en la decisión

Este tema por lo general nunca se toca en las conversaciones con el médico. Lo habitual es que el paciente se reúna con el médico para que éste le diga lo que está mal y lo que desea que haga. Es poco el tiempo que dedican a estudiar las opciones, y muchas veces el paciente se inclina a aceptar la decisión del médico.

Algunos médicos dejan muy poco tiempo para responder a las inquietudes y preocupaciones del paciente. Rara vez los instan a pensar en las distintas posibilidades. Casi siempre esperan que el paciente decida en el momento. De hecho, algunas veces llegan al extremo de programar el tratamiento o la operación antes que el paciente llegue a la cita.

¿Quién decide cuál es la mejor opción de tratamiento para mí?

Usted debe desempeñar un papel activo en la decisión de lo que debe hacerse. Durante muchos años, el médico "sabía" lo que era mejor para sus pacientes. Procedía con el tratamiento sin dejar que el paciente interviniera en la decisión. Por fortuna para todos, esos días ya son cosa del pasado lejano.

En la actualidad, el papel del médico es obtener la información necesaria para analizar los hechos de manera razonable y justa y exponer detalladamente las opciones de tratamiento. Debe instar al paciente y a su familia a participar en las decisiones. Después de todo, es el paciente quien tendrá que vivir con las consecuencias de su decisión.

En última instancia, deberá ser usted quien decida cuál es el tratamiento que más le conviene. Si desea, puede dejar el asunto en manos de su médico, pero es su decisión. Ya sea que el médico esté o no de acuerdo con usted, debe estar a su lado para orientarlo y respaldarlo en su derecho a decidir.

Debo admitir que para mí, como médico, a veces es muy frustrante y preocupante ver que un paciente toma la decisión que, en mi opinión, es equivocada. Esto suele suceder cuando alguien toma una decisión definitiva sin contar con todos los hechos, muchas veces después de conversar con un amigo, pariente o vecino. La experiencia me ha enseñado que eso es lo peor que un paciente puede hacer.

Usted recibirá muchos consejos, oirá historias de horror y desastres que en muchos casos no tienen nada que ver con su situación específica. No puedo contar el número de veces que he oído a pacientes negarse a pensar en la radioterapia para el cáncer de la próstata, debido a lo que le sucedió a la tía Clarita como consecuencia de un tratamiento para cáncer del seno hace 35 años.

Recuerde que la persona que da el consejo se basa en su experiencia personal o en lo que ha escuchado por ahí, y no en las estadísticas reales ni en los hechos relacionados concretamente con su caso. Esos "amigos" por lo general saben muy poco o casi nada sobre su problema específico.

Pero, ¿qué pasa si mi médico no está de acuerdo con mi decisión?

Desconfíe del médico que rechaza "de plano" la que usted considera una opción razonable y aceptable. Algunos médicos sencillamente no están acostumbrados a que les lleven la contraria. Pueden incluso existir otros factores implícitos en las recomendaciones del médico.

Si su médico se niega a respetar su decisión, quizá deba buscar a otro que lo haga. Sin embargo, lo más justo es establecer una línea abierta de comunicación entre usted y su médico. Escuche atentamente las razones por las cuales se niega a apoyarlo, puesto que pueden ser totalmente legítimas.

Nota del autor *Hace poco tuve el caso de un paciente de 62 años con el diagnóstico de un cáncer de la próstata que, en mi opinión, podía llegar a ser bastante grave. Después de una consulta completa y de tomar las medidas preliminares para hacer una prostatectomía radical, manifestó el deseo de ensayar una dieta "anticáncer" estricta. La mejor forma de describir la dieta es diciendo que se apartaba bastante de lo tradicional. Mi parecer era que seguramente no le serviría de nada. Sin embargo, tras hablarlo a fondo con mi paciente, me di cuenta de que comprendía exactamente lo que estaba haciendo, conocía los riesgos implícitos y la posibilidad de que el cáncer progresara. Acepté trabajar con él y respaldarlo en su decisión. Sólo el tiempo dirá si él tomó la decisión correcta.*

¿Por qué algunos médicos se enfurecen cuando les comunico lo que pienso que es mejor para mí?

Muchos pacientes toman decisiones basándose en información incompleta o inexacta. Esto es muy frustrante para el médico. Conozco a un cancerólogo que, bromeando, dice que todos sus pacientes son "especialistas en cáncer." ¡Después de todo, han leído algún libro o un artículo en una revista! ¿Y quién es él? Apenas un oncólogo altamente calificado, capacitado y respetado.

Aunque el comentario es un poco sarcástico, ilustra un punto importante. Independientemente de lo que usted haya leído (incluido este libro, claro está), su urólogo es quien ve casos de cáncer de la próstata todos los días, año tras año. El médico basa sus recomendaciones en su propia experiencia y en las experiencias combinadas de los urólogos de todo el mundo. Utilice este libro y otras fuentes como base para comprender mejor su enfermedad y abrirse a las puertas de la comunicación.

¿Cómo puedo recuperar el control?

Al leer este libro, usted ha dado el primer paso para comprender lo que nosotros sabemos y, más importante todavía, lo que desconocemos acerca del cáncer de la próstata. La medicina sigue siendo más un arte que una ciencia. Tratamos a las personas con base en las estadísticas obtenidas de los casos de gran número de pacientes.

Lo que les sirve a muchos quizá no le sirva a usted. Pregunte y exija respuestas. Escriba lo que oiga. Hable con los especialistas. Hable con las enfermeras. Y cuando tenga la información suficiente para tomar una decisión, escoja el tratamiento que considere más conveniente para usted.

No convierta la búsqueda de información en su meta final. Y no caiga en la trampa de decidir lo que desea oír de su médico y luego salir a encontrar al médico que finalmente le diga lo que usted espera oír. Escuche las respuestas. Escuche las preguntas de su médico.

Es muy importante no dejarse llevar por el proceso. He conocido a unos cuantos pacientes que duraron seis meses hablando con una serie de especialistas. Al poco tiempo estaban tan confundidos y abrumados por la información, que tuvieron que detenerse para reflexionar y poder tomar su decisión.

¿Debo tratar de llevar mi propia historia clínica?

Sí. Es una manera excelente de controlar lo que le está sucediendo, en todos los aspectos de su salud. Cuando reciba los resultados del PSA, anótelos en una planilla. Guarde copias de sus registros radiográficos, de las consultas, etc. Si algo le preocupa, tendrá los registros para consultarlos.

Tener los registros también ayuda cuando se está de viaje. Si tiene alguna emergencia médica mientras está en otra ciudad, los médicos podrán conocer su historia clínica pasada y atenderlo mejor. Le aconsejo que viaje con *copias* de sus notas. En caso de extraviarlas, tendrá los originales en casa.

15

El papel de la esposa

En medio de la angustia que se siente cuando el médico anuncia el diagnóstico de un cáncer de la próstata, muchos hombres suelen olvidar hacer participar a la esposa o a esa otra "persona importante" en el largo proceso de valoración, tratamiento y recuperación, y en la vida después del tratamiento.

Cualquiera que sea el camino que usted escoja, e independientemente de lo que suceda, ella tendrá que participar desde la barrera. Deberá vivir con los resultados de la decisión que usted tome. A veces es más fácil ser el paciente, porque se tiene el conocimiento directo de lo que sucede a cada paso del camino.

Desde el momento en que pise el consultorio del urólogo, durante el período de muchas citas prolongadas, de los exámenes, de la espera de los resultados, de las largas discusiones sobre las opciones de tratamiento, y también durante el tratamiento, la recuperación y lo que viene después, al retomar el curso de la vida— ojalá curado—su esposa estará siempre ahí. Muchas veces estará sentada, esperando en silencio, tratando de conservar la calma y de brindarle apoyo mientras la agobia el espantoso temor a lo desconocido.

Puesto que las mujeres suelen manejar muy bien las crisis, su esposa seguramente será el pilar sólido sobre el cual se apoyará la familia durante su enfermedad. O será enfermera las 24 horas, cuando su dolencia lo aqueje en casa.

Piense en todo esto durante unos minutos y dedique tiempo a hacer participar a su esposa en sus decisiones. Pídale su opinión. Pregúntele qué le parece bien. Qué la asusta. Vaya con ella a las consultas. Hágase acompañar de ella al hospital durante los exámenes preoperatorios. Pídale que hable con el médico cuando éste llame. Bríndele la oportunidad de hacer preguntas. Hágale saber que su aporte es importante y escúchela. En estas situaciones, las mujeres tienden a tener más sentido común y una mayor capacidad de ver el cuadro completo con más serenidad.

Recuerdo la ocasión en que discutía las opciones de tratamiento con un paciente y su esposa. El caballero se puso de pie e interrumpió la conversación para declarar que, ante la mínima probabilidad de quedar impotente, prefería morir. La esposa lo miró calmadamente y le recordó que, aunque sus relaciones sexuales ocasionales eran agradables, ella prefería mil veces tenerlo a su lado varios años más que ser una viuda solitaria sencillamente a causa de la pérdida de una erección ocasional. Él se detuvo, reflexionó y me pidió que continuara hablándoles de las opciones. Finalmente se decidió por la intervención quirúrgica y obtuvo unos resultados excelentes desde el punto de vista de la patología. Con el tiempo recuperó la capacidad para tener erecciones.

El cáncer de la próstata es una enfermedad muy personal. Desde el momento en que le diagnostiquen un cáncer hasta que se cure o logre controlarlo, es esencial que su esposa esté a su lado. Comparta sus sentimientos con ella. Háblele abiertamente de sus temores y angustias acerca de la forma como la enfermedad pueda afectar la vida sexual de los dos. Seguramente descubrirá que para ella el problema es menos importante que la posibilidad de que usted recupere la salud y prolongue su vida. Siempre me alegro mucho cuando veo llegar a mis pacientes a las citas junto con su esposa o su compañera.

¿Qué pasa si mi esposa no desea participar?

Hay algunas mujeres que consideran que no deben inmiscuirse en las discusiones y las decisiones relacionadas con el tratamiento de su marido. Lo único que puede hacerse en ese caso es tratar de que participen de alguna manera. Aunque su esposa no desee tomar parte en la conversación, ínstela a que escuche, a fin de que pueda comprender mejor lo que le sucede a usted.

16

La familia y los amigos

Si le diagnostican un cáncer de la próstata, la decisión de contarles a sus amigos y vecinos dependerá de la relación que tenga con ellos. Sin embargo, debo formular algunas advertencias acerca de la naturaleza humana y del cáncer. Por razones que nadie comprende, cuando se sabe que una persona tiene cáncer de la próstata, los que ya han tenido la enfermedad o conocen a alguien que la padece van a buscar a esa persona para contarle historias de horror.

Aunque no se tratara precisamente de cáncer de la próstata, de todas maneras sienten la obligación de contarle la horrible historia de la tía Clarita, que se sometió a radioterapia para cáncer del seno hace 30 años, o los incontables problemas del tío Pedro con su cáncer de la próstata. Personalmente estoy muy en contra de esos consejos de "amigo." He visto el daño que le han ocasionado al estado de ánimo de mis pacientes. Le recomiendo firmemente que tome en consideración algunos aspectos de su situación personal, antes de escuchar los consejos de los amigos y parientes.

Los tratamientos que se utilizaban anteriormente para curar las enfermedades no tienen nada que ver con los actuales. Hasta la prostatectomía radical—es decir, la operación para extirpar la glándula cancerosa y los tejidos circundantes—ha mejorado notablemente. La operación que se realiza actualmente produce resultados mucho mejores y es mejor tolerada que la operación que se realizaba hace siete años.

Recientemente tuve un paciente que salió del hospital a las 48 horas de una prostatectomía radical. Hace algunos años, después de ese tiempo el mismo paciente estaría saliendo apenas de la unidad de cuidados intensivos, con otros siete a diez días de hospitalización por delante.

¿Debería contarles a mis compañeros de trabajo sobre mi cáncer de la próstata?

Eso depende de la relación que usted tenga con sus colegas y de su cargo laboral. Infortunadamente, todavía existen muchas nociones erradas sobre el cáncer en general. No cabe duda de que la revelación producirá un efecto. Podría poner en peligro un contrato, un ascenso o sus relaciones cotidianas, a causa de los temores y la confusión de los demás.

Por otra parte, al compartir esa información tan personal usted podría identificar a otros que hayan tenido la misma experiencia. También sería una manera de que sus colegas tomaran consciencia de la importancia de la detección temprana. Sólo usted podrá decidir si debe o no hablar de su cáncer con sus compañeros de trabajo.

Varios de mis mejores amigos tuvieron buenos resultados con el tratamiento que recibieron. ¿Por qué no hacer lo mismo que ellos?

Cada cáncer es diferente, cada persona es única y cada paciente responde de manera diferente a los distintos tratamientos. Lo que le sirvió a alguien quizá no sea aplicable en su caso.

Una y otra vez oigo historias de pacientes que optaron por determinado tratamiento a causa de la experiencia de alguien a quien conocían. Muchas veces el cáncer era diferente, estaba localizado en otra parte del cuerpo, y el tratamiento había sido realizado tiempo atrás. Lo único que les pido a mis pacientes es que posterguen la decisión hasta hablar conmigo y analizar todas las opciones y los riesgos concretos de su caso. No deje que las nociones preconcebidas basadas en lo que ha oído o en la experiencia de otros le impidan tomar la decisión apropiada.

Cuando hablamos con otras personas que se han sometido a tratamiento surgen muchas dudas, incluso sobre temas específicos del cáncer de la próstata. La mayoría de las veces el estado del cáncer es diferente, de manera que el del primo Jorge pudo ser más o menos avanzado; y aunque el estado y el grado de dos cánceres sean exactamente los mismos, es importante tomar en cuenta la salud en general, la edad, los antecedentes familiares y otros factores médicos y sociales que pueden hacer que su opción de tratamiento sea diferente de la de la otra persona.

Cada cual responde de manera diferente a los tratamientos. Lo mejor que usted puede hacer cuando hable con otras personas es tomar todo lo que le digan con cierta reserva, una sonrisa y una manifestación de agradecimiento por su interés, y luego archivar la información. Si algo le preocupa, comente con su urólogo lo que oyó y analice conjuntamente con él si la información es pertinente en su caso.

17

Observar y esperar

La observación, denominada también *espera vigilada, terapia diferida* o *vigilancia activa,* es una opción razonable para muchos hombres en situaciones especiales, siempre y cuando sepan exactamente lo que están haciendo. Observar no significa olvidarse del cáncer y esperar que no suceda nada. En realidad se trata de un programa activo de control periódico de la enfermedad.

He tenido varios pacientes que han creído equivocadamente que por haber optado por la espera vigilada sencillamente podían irse a casa y no regresar nunca para hacerse nuevos exámenes de control o pruebas del PSA. Los informes dicen que cerca del 30% de los hombres con cáncer de la próstata optan por la observación. Sin embargo, esto no carece de riesgos, que pueden ser muy serios. En ciertos pacientes, la observación puede ser la mejor opción; pero para otros, puede ser muy peligrosa.

¿Qué significa exactamente "observar"?
Observar significa escoger no hacer ningún tratamiento.

¿Por qué podría optar por no hacer nada?
Cuando se escoge esta solución, usted y sus médicos básicamente coinciden en que usted morirá por alguna otra razón antes que el

cáncer de la próstata pueda crecer y causarle problemas o incluso la muerte. Esto depende, naturalmente, de una serie de factores, entre ellos la edad, la salud general, la longevidad de la familia y un poco de buena suerte. Ésta es la mejor vía cuando el cáncer es de bajo grado y pequeño volumen. Estos cánceres pequeños son los menos agresivos y los que crecen más lentamente.

¿Cuál es el problema de observar?

Lo que preocupa acerca de esta estrategia es que muchas veces subestimamos el grado y el volumen del cáncer. En otras palabras, hay ocasiones en que pensamos que el cáncer es pequeño y no representa mayor amenaza, cuando en realidad es más grande y más agresivo. Si se escoge el camino de observar con base en supuestos equivocados, existe una buena probabilidad de que, si usted vive lo suficiente, tenga que enfrentarse a un cáncer avanzado y de rápido crecimiento.

Todo lo que he leído me dice que en el caso del cáncer de la próstata es mejor observar y no tratar. ¿Es esto cierto?

Los medios de comunicación han dado mucha publicidad a este modo de pensar, el cual sugiere que el cáncer de la próstata es una enfermedad benigna y que en la mayoría de los casos es mejor no tratarla. Aunque en esto hay algo de verdad para algunos pacientes, infortunadamente es un enfoque que puede condenar a muchos hombres jóvenes a una muerte innecesariamente precoz.

Conocemos muchos casos de cáncer de la próstata que no produjeron efecto alguno durante la vida de la persona. La mayoría de los hombres ni siquiera se enteran de que tienen cáncer de la próstata. Pero los urólogos especializados en cáncer de la próstata creen que si éste se detecta a causa de alguna anormalidad encontrada durante el examen rectal o por la elevación del nivel del PSA, lo más probable es que exista un cáncer importante.

Si usted vive bastante y si el cáncer logra crecer sin control, la aparición de síntomas es bastante probable. El cáncer podría incluso causarle la muerte. Aunque el crecimiento del cáncer sea lento, gradualmente alcanzará ese volumen desconocido a partir del cual comienza a crecer y a diseminarse rápidamente.

¿Cuál es la probabilidad de que muera de cáncer de la próstata si decido no hacer nada?

Suponiendo que la enfermedad no esté avanzada ni sea agresiva, en el 15% de los hombres que no hacen nada el cáncer avanza con el tiempo y mueren en el lapso de 10 años. Si la persona vive más de 10 años, la probabilidad de que el cáncer crezca rápidamente y se disemine hasta producir la muerte aumenta sustancialmente.

¿Quién reúne las mejores condiciones para una "espera vigilada"?

La persona ideal para la simple observación es el hombre de 70 u 80 años cuya esperanza natural de vida es limitada. También los hombres de 60 o 70 años con otros problemas de salud serios quizá debieran evitar el tratamiento. Tal como anoté anteriormente, el tratamiento nunca debe ser peor que la enfermedad.

La respuesta a la pregunta de qué llegará primero es una adivinanza, un juego de azar. En un extremo está la conveniencia de evitar un tratamiento innecesario. En el otro extremo está la tristeza de adoptar un enfoque conservador para sucumbir posteriormente a la enfermedad. Esto sucede en ocasiones porque la persona vive más tiempo del que esperaba o porque el cáncer era más importante de lo que se había supuesto. Si uno vive lo suficiente, un cáncer sin tratar puede ser mortal.

¿Cuáles aspectos del cáncer deberían motivarme a pensar en la observación?

La observación podría ser una opción razonable en las siguientes condiciones:

- Cuando la esperanza de vida es inferior a cinco años.
- Cuando el cáncer es de bajo grado y bien diferenciado.
- Cuando el nivel del PSA es bajo.

En algunas ocasiones he encontrado cantidades mínimas de cáncer al realizar la resección transuretral (resección de la próstata) y he recomendado el simple control de los niveles del PSA. Si usted tiene 70 u 80 años y está bastante enfermo a causa de otros problemas de salud, aunque el cáncer sea de mayor grado o estado, la observación podría ser una buena opción de todas maneras. En esta situación, el tratamiento podría ser peor que la enfermedad.

¿Quién no debería optar por la observación?

Eso depende de las características específicas del cáncer y del estado de salud. Si usted cree que no vivirá lo suficiente para que el cáncer sin tratar le produzca problemas, decídase por la observación. Pero si es joven (alrededor de 70 años o menos), está sano y piensa que puede vivir varios años, será más conveniente escoger alguna forma de tratamiento. Cuando el cáncer tiene suficiente tiempo para crecer, aunque sea pequeño, puede tornarse peligroso, diseminarse y causar la muerte.

Pero, ¿qué pasa si mi cáncer realmente no es significativo?

Entonces usted no necesita tratamiento. Sin embargo, es importante advertirle cuán difícil es saber a ciencia cierta si su cáncer es de los que no necesita tratamiento. La mayoría de las veces, el cáncer es lo suficientemente grande para justificar alguna forma de tratamiento.

¿Cómo se lleva el control del progreso de la enfermedad?

Deberá hacerse una prueba del PSA en sangre periódicamente. Además, deberá someterse a exámenes periódicos de la próstata, a análisis de orina a fin de determinar la presencia de sangre y a revisiones breves de los síntomas o motivos de preocupación.

¿Con cuánta frecuencia deberé someterme a controles?

Eso depende de su preocupación y de la de su médico con respecto al avance del cáncer. Probablemente convenga hacer la prueba del PSA cada cuatro a seis meses. Cuanto más tiempo permanezca estable el PSA, más largos podrán ser los intervalos entre las pruebas de sangre. Esto es algo que usted y su médico deberán establecer.

¿Por qué no verificar el nivel del PSA con más frecuencia, a fin de determinar a tiempo si el cáncer comienza a crecer?

Cuando el PSA se mide con demasiada frecuencia—por ejemplo, cada 30 ó 60 días—la persona puede acabar demasiado preocupada por las fluctuaciones, leves pero habituales, que ocurren entre una prueba y otra.

Mientras esté en observación, ¿deberé repetir la ecografía o las biopsias?

No. Sabemos que tiene cáncer y que éste no se desvanecerá por sí solo. Lo que esperamos es que siga siendo pequeño y de lento crecimiento. Someterse a estudios adicionales no servirá para proporcionar información nueva.

¿Tendré que someterme a otra gammagrafía ósea?

Solamente si el nivel del PSA comienza a elevarse rápidamente, indicando un crecimiento rápido. De lo contrario, el PSA y el examen rectal deben ser suficientes para llevar el control y cerciorarse de que el cáncer no está creciendo.

¿Qué debo pensar sobre los estudios recientes, según los cuales la mayoría de los hombres que tienen cáncer de la próstata no morirán a causa de éste?

Esta afirmación, aunque cierta, es engañosa. Las autopsias de hombres que han muerto por otras causas han demostrado que una gran parte de la población masculina envejecida tendrá cáncer de la próstata en el momento de morir, incluso sin saberlo. Pero esto comprende desde las cantidades mínimas de una enfermedad de bajo grado hasta los cánceres de gran volumen y metástasis.

Más importante es lo que les sucede a los hombres a quienes se les diagnostica un cáncer significativo con base en el PSA, el examen rectal, las biopsias y la ecografía. Si esos hombres viven lo suficiente, el cáncer continuará creciendo sin control hasta diseminarse finalmente. Sin embargo, si existe un cáncer "significativo," pero se trata de una persona de edad a quien le quedan pocos años de vida y que sufre de mala salud, entonces sí es razonable optar por no tratar el cáncer y limitarse a controlar periódicamente los niveles del PSA.

Otro factor que debemos considerar es el ritmo al cual crece el cáncer. A esto lo denominamos *tiempo de duplicación*. Es una forma de saber cuánto tiempo tarda cierto volumen de cáncer en duplicarse. Por suerte para muchos hombres, el ritmo es tan lento que rara vez se detecta el cáncer y pueden vivir una vida plena sin que nunca se les diagnostique la enfermedad o sea necesario tratarla. Puesto que éste es el caso de la mayoría de los hombres, las estadísticas se distorsionan, creando confusión entre la gente. El principio generalmente aceptado es que si se encuentra un cáncer, éste es significativo y se debe tratar.

¿Qué pasa si deseo que se me haga un tratamiento, pero mi médico general y el urólogo aconsejan esperar y observar?

Eso normalmente significa que los médicos temen que el tratamiento sea más peligroso para la salud que la enfermedad misma. Tuve un paciente con muchos problemas serios de salud que deseaba una prostatectomía radical. Pude convencerlo de que pensara en la conveniencia de otras opciones, y finalmente aceptó la radioterapia. Tal como lo esperaba, el resultado de la radioterapia fue bueno, aunque el paciente continuó con sus problemas cardíacos y tuvo una serie de derrames cerebrales.

Si su médico y su urólogo tratan de disuadirlo de que se someta a un tratamiento agresivo, escuche atentamente sus argumentos. Si no comprende por qué tratan de convencerlo de que evite la terapia, ¡pregunte!

¿Qué debo hacer si tanto mi médico general como mi urólogo desean operarme o someterme a radioterapia, pero yo prefiero la observación?

Esa situación es todo lo contrario de la planteada en la pregunta anterior. En este caso, los médicos piensan que el cáncer es lo suficientemente grave para amenazar la vida y que vale la pena correr los riesgos que sean necesarios. Esa posición puede basarse en los resultados del PSA, las biopsias, su edad y su estado general de salud. Usted puede pensar que está viejo y tiene pocos años de vida, cuando en realidad su salud es maravillosa y puede vivir más tiempo del que cree. Si usted es el único que se inclina por la observación, le sugiero que reconsidere su decisión y consulte otras opiniones.

¿Qué debo hacer si mi médico general me recomienda no hacer nada, pero el urólogo recomienda cirugía radical o radiación?

Esa situación es bastante difícil, y en realidad no hay una respuesta simple. No es fácil saber en qué se basan los dos médicos para expresar sus opiniones y recomendaciones.

En mi opinión, esta contraposición suele ocurrir porque el médico general no comprende la posible gravedad del cáncer o los riesgos limitados de la terapia. Muchos médicos creen que la cirugía o la radiación son mucho peores de lo que son en la realidad. La mayoría de las veces, en el médico general han influido los informes de los medios de comunicación que presentan al cáncer de la próstata como una enfermedad benigna. Podrían incluso considerar que el consejo del urólogo se basa en un "interés personal" o que es inapropiado.

En ocasiones he sabido de urólogos que recomiendan la extirpación quirúrgica o la radioterapia para pacientes de edad avanzada, con problemas serios de salud, cuya esperanza de vida es limitada. No estoy seguro de qué o a quién buscan tratar esos urólogos. En esa situación, una segunda opinión podría ayudar a eliminar la confusión.

Siempre que haya ambigüedad o contraposición, mi consejo es buscar una tercera opinión, esta vez de un urólogo que trate a un gran número de pacientes con cáncer de la próstata.

Mientras estoy en observación, ¿cómo podré saber si el cáncer continúa creciendo?

Por lo general, la tendencia es a un aumento del nivel del PSA con el correr del tiempo. Personalmente prefiero controlar el PSA dos o tres veces en el transcurso de varios meses, para asegurarme de que la elevación no se debe a una fluctuación de laboratorio. Algunas veces el resultado del examen físico puede cambiar al hallarse un nódulo más grande o endurecido.

Si parece que el cáncer ha crecido durante el período de observación, ¿debo someterme a tratamiento?

Esto depende de la rapidez con la cual parezca estar creciendo el cáncer y de la salud en general. Si pienso que el cáncer se ha tornado más agresivo y si me preocupa que el crecimiento pueda causar problemas o terminar matando al paciente, recomendaría iniciar el tratamiento. Por esta razón, a la observación también se la denomina *terapia diferida*. Lo que hacemos es esperar para ver si el cáncer puede llegar a convertirse en amenaza.

Si opto por la observación, ¿en qué momento debe iniciarse el tratamiento si el cáncer comienza a crecer?

No hay una respuesta exacta para esta pregunta. En lo que a mí respecta, prefiero ver dos o tres pruebas de PSA con dos o tres meses de diferencia, según la magnitud de los niveles y si continúan aumentando. Me preocupo cuando la elevación es persistente y cada PSA es más alto que el anterior. Si el PSA y el examen rectal indican que el cáncer está creciendo, recomendaría iniciar el tratamiento adecuado a la edad y al estado de salud.

¿En qué momento queda claro que es necesario hacer algo y que de nada sirve seguir observando?

La gran pregunta (y también el gran problema) con la observación es saber cuál es el punto crítico que marca el momento de iniciar un tratamiento. ¿En qué momento convenimos en que, pese a nuestra esperanza de que el cáncer fuera insignificante, parece presentar cambios importantes que indican el crecimiento del tumor?

¿Debemos esperar hasta que se presente un cambio en el examen rectal o un aumento del nivel del PSA? ¿Cuál es la magnitud de la elevación de este nivel que debe preocuparnos? ¿En qué momento de la elevación debemos admitir que ya la observación no es lo apropiado y que debemos pensar en opciones de tratamiento? ¿Esperamos, como aconsejan algunos, hasta que se presenten los síntomas?

Yo me inclino a decir que la elevación continua del PSA coincide con el crecimiento del tumor, suponiendo que no hay infección de las vías urinarias, y que el tratamiento precoz nos ofrece la esperanza de mejores resultados a largo plazo. Es en ese momento cuando desearía iniciar el tratamiento.

Si observamos la situación y en algún momento hay indicios de que el cáncer ha crecido, ¿serán las opciones de tratamiento distintas de las que existían al principio, cuando se diagnosticó la enfermedad?

Esperamos que no. Nos gustaría pensar que, en la situación ideal, un hombre sano que se encuentra en el límite entre el tratamiento y la observación no debe pasar de la fase en que el mal es curable, si desea esperar hasta que haya pruebas tempranas del avance del cáncer.

Sin embargo, estudios recientes demuestran que el mejor momento para tratar muchos cánceres de la próstata es cuando el nivel del PSA es 4.0 o menos. Si esperamos hasta que el PSA sea superior a 10.0, por ejemplo, la probabilidad de que el cáncer haya comenzado a diseminarse a través de la pared de la glándula aumenta notablemente.

En muchos casos, las opciones de tratamiento serían las mismas, aunque la probabilidad de erradicar o tratar por completo el cáncer sería menor.

¿Podría el cáncer invadir los ganglios linfáticos o los huesos, mientras se lo está observando de cerca?

Esa posibilidad no deja de existir. No tenemos manera de saber a ciencia cierta si el cáncer continúa confinado dentro de la próstata. La prueba del PSA permite un cálculo muy aproximado. El problema de esperar hasta ver signos definitivos de crecimiento para iniciar el tratamiento es que podemos esperar más de la cuenta. El que sobrepasemos o no el punto crítico en que el cáncer comienza a diseminarse varía de una persona a otra. Siempre es posible que el cáncer se disemine a los tejidos vecinos o a los ganglios o a los huesos durante el tiempo de espera.

Si se deja sin tratar y el cáncer continúa creciendo, ¿cuánto tiempo tardará en causar problemas?

Si tuviéramos la respuesta a esta pregunta, sabríamos quién debería tratarse y quién no y cuál es el mejor tratamiento. Esta incertidumbre es el dilema del cáncer de la próstata. Muchos hombres no viven lo suficiente para que el cáncer represente una amenaza, mientras que otros tienen un cáncer de rápido crecimiento o viven lo suficiente para tener problemas a causa de la enfermedad.

Estudios recientes a largo plazo muestran que si uno vive 10 años o más después del diagnóstico de un cáncer y no se somete a tratamiento, la probabilidad de morir a causa de la enfermedad comienza a aumentar notablemente. Aunque uno viva solamente unos pocos años y haya decidido no hacer nada, el cáncer puede causar problemas. El cáncer puede crecer, diseminarse y requerir tratamiento, posiblemente varios años antes que se cumpla el período de diez.

En general, si su esperanza de vida es corta y si el cáncer no está avanzado, podría pensar en la posibilidad de dejarse en observación.

18

Radiación: radioterapia externa

La radioterapia es una técnica bien establecida para eliminar las células cancerosas con uno de los dos diferentes tipos de radiación que se utilizan actualmente para tratar el cáncer de la próstata. La más aceptada se denomina *radioterapia externa,* conocida también como *telerradioterapia.* Esta técnica es considerada el "patrón oro", puesto que ninguna otra forma de radiación ha demostrado ser mejor.

También existe la *radioterapia intersticial,* para la cual se colocan "bolitas" radiactivas dentro de la próstata. Esta técnica, conocida también como *terapia con semillas radiactivas,* es el tema del capítulo siguiente.

¿Cómo funciona la radiación sin lesionar los tejidos normales?
La mayoría de las células malignas tienen menor capacidad para reparar el daño causado por la radiación que las células normales. Por lo tanto, la mayoría de los tumores malignos se pueden destruir utilizando una cantidad de radiación que no afecta a los tejidos normales. Aunque algunas células normales mueren también, el organismo puede manejar esta situación por medio de los mecanismos normales de crecimiento y reemplazo celular.

	Radioterapia externa	*Semillas radiactivas*
Tiempo de tratamiento	7 semanas	1-2 días
Anestesia	No	Sí
Hospitalización	No	Sí
Fatiga	Sí	No
Dolor	Por lo general, no	Transitorio
Hemorragia	Posible, tardía	Infrecuente
Incontinencia	Infrecuente	Infrecuente
Impotencia	25%-50%	25%
Irritación de la vejiga y del recto	10%-15%	10%-15%
Reacción fuerte (Hemorragia, fístula, dolor)	1%	1%
Eficacia a largo plazo	Buena Recidivas a los 7-10 años	Desconocida, polémica

COMPARACIÓN ENTRE LA RADIOTERAPIA EXTERNA Y LAS SEMILLAS RADI-ACTIVAS

¿Puede hacerme daño la radiación?

En cantidades no controladas, la radiación puede ser bastante peligrosa e incluso letal. Pero los radioterapeutas se basan en la información de las tomografías y en el conocimiento sobre el cáncer y la anatomía del paciente para determinar una pauta y una dosificación a la medida de sus necesidades. Con este método se aumenta al máximo la capacidad para eliminar las células cancerosas con daño mínimo a los tejidos normales. Es la razón por la cual todo se calcula con mucha precisión.

Radioterapia externa (telerradioterapia)

¿En qué consiste la radioterapia externa?

El término se refiere a una técnica específica utilizada para tratar con radiación diversos tipos de cánceres en el organismo. Los rayos de alta energía se enfocan, desde fuera del cuerpo (de ahí la expresión radioterapia externa), sobre la zona escogida como objetivo.

¿Cómo puedo determinar que la radioterapia es la mejor opción para mí?

Deberá consultar con el radioterapeuta, que es un médico con capacitación y experiencia en el tratamiento del cáncer (incluido el de la próstata) mediante radiación. Durante la consulta analizarán los hechos importantes de su situación, a fin de determinar si usted está en condiciones para la radiación. También hablarán de los posibles riesgos y efectos secundarios, además de los beneficios.

¿Qué me sucederá si escojo la radioterapia externa?

Primero lo someterán a una *simulación,* que es la técnica utilizada para programar la radioterapia por medio de unas radiografías especiales que ayudarán a establecer la dosis y el foco para la radiación. Poco tiempo después iniciará las sesiones del tratamiento con base en un programa establecido, generalmente a la misma hora todos los días, hasta completarlo.

¿Cuán pronto puedo iniciar el tratamiento?

Una vez que haya optado por la radioterapia, deberá someterse a la simulación e iniciar el tratamiento a los pocos días.

¿Cuánto dura el tratamiento?

El ciclo completo de la radioterapia externa dura entre seis y media y siete semanas, de lunes a viernes. Debido a la técnica de radiación usada y a la naturaleza del crecimiento de las células cancerosas, no es posible acortar el tiempo necesario para completar la radioterapia.

En ocasiones, las sesiones semanales pueden reducirse a tres. Aunque eso parece más fácil, es un procedimiento menos eficaz y aumenta los riesgos de complicaciones y efectos secundarios, porque exige administrar mayor cantidad de radiación en cada sesión. Por lo tanto, aunque el programa de cinco sesiones por semana es más molesto, en realidad es el mejor para el paciente.

¿Cuánto tiempo dura cada sesión?

Cada sesión dura entre 10 y 15 minutos.

¿Por qué se administra únicamente de lunes a viernes?

Este programa permite a las células normales recuperarse durante

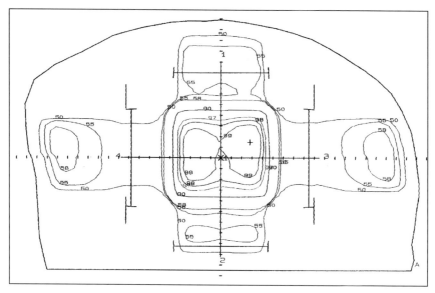

SIMULACIÓN PARA LA RADIOTERAPIA EXTERNA: Diagrama de la próstata, trazado con computador desde ángulos diferentes. En él aparece la dosis exacta de radiación que se administrará a la próstata y a los tejidos circundantes.

el breve período del fin de semana. El resultado es una mayor eficacia en la eliminación e inutilización de las células cancerosas gradualmente a lo largo del tiempo.

¿Quién hace la terapia?

La terapia es realizada por radioterapeutas especializados en el tratamiento del cáncer con radioterapia. Trabajan en colaboración estrecha con físicos, técnicos en radiología y enfermeras especializadas, a fin de determinar la forma exacta de tratar y controlar al paciente durante la terapia y después de ella.

¿Cuáles son los resultados a corto plazo?

El principal objetivo de la radioterapia es controlar el crecimiento del cáncer y prevenir su diseminación. Aún hay controversia sobre si la radiación mata las células cancerosas o si simplemente las "aturde". Realmente esto no importa, con tal que usted pueda vivir una vida normal, sin signos ni síntomas del cáncer, aunque las células sigan vivas pero inactivas.

¿Cuáles son las ventajas de la radioterapia?

La radiación es un buen tratamiento para el paciente que se encuentra en condiciones de recibirlo, pues está exenta de los riesgos asociados normalmente con la cirugía y la anestesia. No hay riesgo de hemorragia quirúrgica, y tampoco hay hospitalización, dolor, ataques cardíacos, derrames cerebrales o coágulos. Pienso que la radiación es un método conservador muy eficaz.

Es ideal para el hombre que no desea que le extirpen la próstata o en quien no se puede o no se debe hacer esta operación, a causa de un mayor riesgo asociado con el estado general de salud. Los resultados de la radioterapia son iguales a los de la operación quirúrgica, en lo que se refiere a supervivencia, cuando la esperanza de vida normal del paciente está entre siete y diez años.

¿Cuáles son los principales efectos secundarios de la radiación?

El efecto secundario más común es la fatiga, la cual suele afectar a algunos hombres hacia el final del tratamiento. También existe entre 10 y 15% de riesgo de sufrir irritación de la vejiga o del recto. La irritación de la vejiga puede provocar síntomas semejantes a los de una infección, como ardor durante la micción y deseos urgentes de orinar.

Algunas veces puede aparecer sangre en la orina después de la radiación. Esto puede presentarse en cualquier momento después de terminado el tratamiento, incluso varios años después. Sin embargo, es importante no suponer que cualquier rastro de sangre en la orina se debe a una radioterapia previa. En caso de presentarse este problema es necesaria una evaluación urológica completa.

Algunos pacientes también experimentan deseos frecuentes de defecar, diarrea y/o problemas estomacales.

Existe un riesgo del 30-50% de tener problemas con la erección, que pueden llegar a la impotencia total, puesto que la radiación puede dañar los pequeños vasos sanguíneos y los nervios encargados de la erección. El riesgo de incontinencia, aunque puede ser serio, es inferior al 5%.

¿Qué tipo de problemas rectales pueden ocurrir?

El daño rectal provocado por la radioterapia, denominado *proctitis por radiación,* puede producir síntomas de irritación, entre ellos dolor, evacuaciones intestinales frecuentes y deseos urgentes de

Radioterapia externa

Ventajas	*Desventajas*
No hay cirugía ni anestesia.	No permite analizar los ganglios linfáticos.
No hay riesgo de transfusión.	
Menos impotencia que con la cirugía	Posible irritación de la vejiga y del recto (10-15%).
Menos del 5% de incontinencia.	25-50% de posibilidad de impotencia.
Buen control del cáncer.	Riesgo, aunque escaso, de complicaciones serias (1%)
	Tener que tratarse de lunes a viernes durante 7 semanas.
	Posibilidad de reaparición del cáncer a los 7-10 años.

defecar. También puede producir hemorragia, ardor crónico y secreción rectal.

¿Qué puede hacerse para tratar la diarrea y los problemas estomacales?

La mayoría de las veces, esos síntomas son leves o moderados y desaparecen por sí solos. En ocasiones es preciso reducir temporalmente la dosis o la frecuencia de la radioterapia hasta que los síntomas comiencen a desaparecer. Hay algunos medicamentos que pueden aliviar los síntomas.

¿Qué puede hacerse para tratar la irritación de la vejiga?

Algunas veces, los médicos formulan medicamentos para relajar la vejiga y reducir su irritabilidad. Entre ellos están el Levsinex®, el Ditropan®, el Urispas® y el Pyridium®, para aliviar el ardor al orinar.

¿Son permanentes estos efectos secundarios?

Los efectos secundarios desaparecen por lo general al terminar el tratamiento. Aunque es raro, algunos hombres se quejan de problemas constantes relacionados con la micción, las evacuaciones intestinales o la fatiga permanente.

¿Por qué la gente habla de la caída del cabello a causa de la radioterapia?

La pérdida de cabello ocurre únicamente en la zona que recibe la mayor dosis de radiación. La radiación de la próstata no produce caída del cabello. Es probable que se observen cambios en el vello del abdomen y del pubis, pero nada más.

¿Hay náuseas durante la radiación?

Las náuseas ocurren cuando se irradian el abdomen o el tórax, puesto que la radiación puede afectar los intestinos y el estómago. La irradiación de la próstata, por la localización de ésta, casi nunca produce náuseas como efecto secundario.

¿Es dolorosa la radioterapia?

No, la radioterapia propiamente no produce dolor. La excepción sería que lesionara o irritara la vejiga o el recto.

¿Produce la radiación quemaduras en la piel?

No. Las técnicas modernas de radioterapia no producen daño cutáneo, como solía suceder hace muchos años.

¿Hay diferencia en los resultados según el momento en que se inicie la radioterapia?

Siempre y cuando el tratamiento se inicie dentro de un lapso razonable después de diagnosticar el cáncer, no debe haber ningún problema serio. Una demora de uno o dos meses, o quizá un poco más, no debe afectar los resultados a largo plazo en la mayoría de los casos. El resultado a largo plazo depende más de la situación particular del paciente, además del grado y del estado del cáncer. Generalmente aconsejo a mis pacientes proceder relativamente pronto con el tratamiento, para estar seguros.

¿Cuáles son las desventajas de la radioterapia?

La duración del tratamiento — casi dos meses — puede ser verdaderamente molesta e inconveniente para la mayoría de los hombres. Si usted vive cerca de un centro de tratamiento, el inconve-niente será menor. Infortunadamente, algunas personas viven muy lejos de los centros de tratamiento y la mayoría no pueden mudarse más cerca durante dos meses. Pocos pacientes tienen los recursos económicos suficientes para abandonar el trabajo durante mucho tiempo.

Otra desventaja de la radiación es que no permite examinar los ganglios linfáticos para cerciorarse de que el tratamiento es el indicado. Si sospechamos que el cáncer ha invadido los ganglios, quizá debería realizarse un vaciamiento ganglionar por laparoscopia antes de iniciar la radiación (véase el capítulo 20).

Quizá la desventaja alrededor de la cual hay mayor controversia es que muchos especialistas no creen que la radioterapia sea tan eficaz como la cirugía radical para los pacientes con una esperanza de vida superior a siete o diez años.

¿Cuáles son los resultados a largo plazo de la radioterapia externa?
La mayoría de los expertos coinciden en que la radioterapia es tan eficaz como la prostatectomía radical durante los primeros siete a diez años después del tratamiento. Sin embargo, existe algo de polémica con respecto a los resultados a largo plazo.

¿Es curativa la radioterapia?
El objetivo de la radioterapia es matar las células cancerosas. Los estudios demuestran que, algunas veces, el cáncer puede estar presente, aunque inactivo o latente, incluso años después del tratamiento. La presencia del cáncer no debe ser problema, siempre y cuando permanezca inactivo. Ésta es la razón por la cual se necesitan controles permanentes por medio de las pruebas del PSA en sangre después de la radioterapia. Si el PSA comienza a subir, indicando la reactivación del cáncer, los médicos tendrán una mejor idea de la rapidez con la cual está creciendo la enfermedad y podrán determinar si hay motivo para preocuparse o no. El crecimiento del cáncer después de la radioterapia puede ser muy lento y no causar problemas durante el resto de la vida del paciente. Muchos médicos creen que la radioterapia no "cura" al enfermo sino que "aturde" a las células cancerosas, dejándolas inactivas.

¿Cómo se produce la incontinencia urinaria con la radiación?
La radiación puede producir una lesión o un proceso de cicatrización en las fibras musculares situadas en el cuello de la vejiga o en el esfínter. Éste suele ser un proceso lento y poco común en la mayoría de los pacientes que reciben el tratamiento.

Cuando se dañan esos tejidos, pierden su capacidad para "apretarse". Además, los músculos del cuello de la vejiga no pueden contraerse debidamente en el esfínter. Esto significa que pueden dejar escapar un poco de orina. Ello se produce generalmente cuando la persona tose, estornuda o hace algún esfuerzo. Algunos hombres se dan cuenta de la salida de la orina solamente cuando se ponen de pie, corren o caminan. Aunque esta incontinencia es permanente, para la mayoría de los hombres no representa un problema demasiado serio.

¿Puede la radiación causar impotencia?

Sí. Entre un tercio y la mitad de los hombres tratados con radioterapia pueden presentar cierta disminución de la capacidad de erección. Esta afección puede tardar un año o más en manifestarse, pero no cabe duda de que la impotencia es un problema y en algunos casos no puede evitarse. La capacidad de erección se reduce porque la radiación puede dañar los pequeños vasos o los nervios que intervienen en la erección.

¿Puede la radiación afectar el deseo sexual?

A medida que avanza el tratamiento, la fatiga puede afectar su deseo de tener relaciones sexuales. Algunos hombres se sienten renuentes a tener relaciones sexuales durante el tratamiento, a causa de un temor relacionado con el cáncer. En realidad, no existe razón médica para abstenerse.

En algunos casos, la capacidad de tener erecciones puede disminuir o inclusive desaparecer totalmente con el tiempo. Por lo general, esto no tiene relación con la falta de deseo, sino que se trata de un problema fisiológico.

¿Pasado cuánto tiempo después del tratamiento puedo reintegrarme al trabajo?

Si usted es uno de los pocos pacientes que llegan a fatigarse en forma duradera, es probable que deba tomarse unas cuantas semanas de descanso hasta recuperar las fuerzas. Una de las ventajas de la radioterapia es que, en muchos casos, permite continuar trabajando y participando en actividades como el golf, las caminatas, la natación o el tenis durante los tratamientos y después de éstos. A algunos pacientes la siesta diaria les ayuda a continuar con sus hábitos normales.

¿Debo someterme a nuevas biopsias después de la radioterapia?
No. Los resultados de una nueva biopsia no modificarían mi plan de tratamiento del paciente; de manera que no veo la necesidad de someterlo a otro examen molesto e innecesario.

¿Cuál será el programa de seguimiento después de la radioterapia?
Personalmente controlo estrechamente a mis pacientes por medio de pruebas del PSA en sangre y exámenes rectales.

¿Qué debe esperarse de los niveles del PSA después de la radioterapia?
Cuando mueren o se dañan las células cancerosas, el nivel del PSA debe descender, ojalá a menos de 1.0, en el transcurso de varios meses.

¿Qué sucede si el PSA no desciende después de la radioterapia?
Por lo general, eso significa que hay células cancerosas en otras partes del cuerpo, las cuales no fueron afectadas por la radiación.

¿Hay alguna diferencia si el PSA baja lentamente después de la radioterapia?
Aunque aparentemente sería mejor que el nivel del PSA descendiera rápidamente, algunos expertos creen que cuanto más lento sea el descenso, mejores serán los resultados a largo plazo.

¿Es la radioterapia un buen tratamiento para un cáncer agresivo de grado alto?
No. La radioterapia es menos eficaz cuando el cáncer es agresivo. En todo caso, se la debe considerar como opción de tratamiento, porque también la cirugía y la terapia hormonal son menos eficaces para ese tipo de cáncer.

¿Puedo hacer algo para obtener mejores resultados si mi cáncer es de grado alto y me decido por la radioterapia?
En algunos casos, la eliminación de las hormonas masculinas además de la radioterapia ofrece mejores resultados a largo plazo.

¿Puede la radiación estimular el crecimiento del cáncer?
No, pero en ocasiones puede dar la impresión de que así es. Si hay

Opciones en caso de un aumento del PSA después de la radioterapia

- Repetir la prueba del PSA a los 3-4 meses
- Posiblemente, hacer una gammagrafía ósea
- Terapia hormonal para una presunta recidiva o metástasis
- Prostatectomía de salvamento: alto riesgo

cáncer por fuera del campo de la irradiación, éste seguirá creciendo, causando problemas e incluso la muerte.

¿El tamaño de la próstata influye sobre la eficacia de la radioterapia?
Sí. La radiación es menos eficaz cuando la próstata es muy grande. Por esta razón, muchos radioterapeutas tratan de reducir el tamaño de la glándula con inyecciones mensuales de hormonas antes de iniciar la radioterapia, a fin de mejorar la eficacia de ésta.

Nota del autor *A Carlos C. se le diagnosticó un cáncer de la próstata confinado dentro de la glándula. A los 66 años era relativamente joven y tenía perfecta salud. Reconoció que la radioterapia realmente no era la mejor opción de tratamiento en su caso, pero él era el único que cuidaba de su esposa enferma y debía estar a su lado todos los días. Pensó que no podía sacar el tiempo para someterse a una intervención quirúrgica y tampoco correr riesgos serios, por pequeños que fueran, puesto que no podía dejar sola a su esposa. Entonces Carlos optó por la radioterapia, con resultados excelentes.*

¿Debo operarme para reducir el tamaño de la próstata?

No. Una operación hecha con el único propósito de reducir el tamaño de la próstata antes de la radioterapia no funciona igual de bien y en realidad puede aumentar la posibilidad de complicaciones. Además, usted estaría corriendo los riesgos adicionales de la cirugía y la anestesia.

Si me someto a terapia hormonal antes de la radiación, ¿debo continuar con ella después?

Ésta puede ser una solución conveniente para los pacientes con un cáncer muy agresivo. Algunos estudios preliminares indican que esta combinación puede ser muy eficaz, comparada con la sola radioterapia. Es ideal para aquellos pacientes a quienes lo más probable es que la radioterapia por sí sola no les sirva para controlar el cáncer.

Si tengo dificultad para orinar, ¿ésta empeorará o mejorará con la radiación?

Al principio, la radiación suele provocar una hinchazón de la próstata. Si el agrandamiento ya está causando problemas, la radiación puede empeorar las cosas al principio, antes de mejorarlas.

¿Qué puede suceder si no me someto a la RTU y procedo directamente con la radiación?

La peor complicación es que la próstata se hinchará hasta tal punto, que impedirá la salida de la orina y causará retención urinaria, para la cual es necesario colocar una sonda a fin de drenar la vejiga. El uso de la sonda puede incrementar el riesgo de formación de cicatrices en la uretra y retardar el tratamiento con radiación.

La mayoría de los radioterapeutas prefieren no administrar el tratamiento cuando hay sonda, debido al mayor riesgo de que se formen cicatrices y estrecheces en la uretra.

¿Qué puede hacerse para corregir la retención urinaria?

Una solución es interrumpir la radiación y realizar una RTU para aliviar la obstrucción; pero esto puede aumentar los síntomas y los riesgos de cicatrices y lesiones, para no mencionar la posibilidad de menguar la eficacia de la radioterapia.

Otra solución es aprender a cateterizarse cada cuatro a seis horas, a fin de mantener la vejiga vacía, en vez de dejar la sonda permanentemente.

¿Pasado cuánto tiempo después de una RTU puedo iniciar la radioterapia?

Por lo general, a las cuatro o seis semanas se puede iniciar la radiación, cuando hayan cedido casi totalmente la irritación y la inflamación causadas por la operación. Manténgase en contacto con sus médicos, a fin de establecer el momento adecuado para la radioterapia.

¿Aumenta con la RTU el riesgo de que la radioterapia produzca efectos secundarios?

Sí, indudablemente. Los riesgos de incontinencia, frecuencia, urgencia, ardor y tener que levantarse en la noche para orinar aumentan con la radiación después de una RTU. Por eso es mejor evitar la RTU, a menos que sea necesaria.

¿Tendré problemas si decido suspender por un tiempo la radioterapia?

Sí, eso podría reducir seriamente la eficacia del tratamiento. Recuerde que el tratamiento se calcula para administrar la dosis letal máxima y llegar a todas las células cancerosas en su fase crítica de crecimiento durante el período de la terapia. Si usted la suspende durante un tiempo, sus resultados a largo plazo pueden empeorar. Es conveniente planear las cosas de manera que pueda completar el tratamiento establecido por el radioterapeuta.

¿Hay alguna diferencia si mi médico prefiere una RTU en lugar de una biopsia, con el propósito de buscar el cáncer?

Si usted tiene problemas al orinar y existe la posibilidad de un cáncer, hágase la biopsia primero. Si el resultado muestra la existencia de un cáncer, puede someterse a la extirpación de la glándula y resolver el problema de la obstrucción. Si todas las biopsias muestran resultados normales, analice con sus médicos las posibilidades para aliviar la obstrucción.

¿Tiene la radiación complicaciones realmente serias?

Existe una probabilidad del 1% de que la radiación produzca dolor fuerte o hemorragia, o de que se forme una conexión anormal entre la vejiga y el recto, conocida como *fístula*. En caso de que se forme una fístula, es necesario efectuar una intervención quirúrgica para drenar la orina a una bolsa (*urostomía*) o para drenar el contenido intestinal a una bolsa (*colostomía*).

¿Puedo someterme a radioterapia si estoy tomando Coumadin®
como anticoagulante?

Sí, aunque deberá comentar esto con su médico. La hemorragia vesical tardía puede ser un efecto secundario que podría presentarse algunos años después de la radioterapia. Si su médico le dice que no suspenda el Coumadin por ninguna razón, probablemente deba abstenerse de la radioterapia. Éste es un punto sobre el cual no hay consenso entre los expertos. Si está pensando en la radiación y está tomando Coumadin, hable con su radioterapeuta.

¿Cuánto tiempo después de la radioterapia podría aparecer san-
gre en la orina?

Esto es algo que puede ocurrir inmediatamente, pero es más común que ocurra un año o más después de concluido el tratamiento. La sangre puede manifestarse en forma de pequeños coágulos, cambio de color de la orina o fuerte hemorragia.

¿Por qué se produce la hemorragia tanto tiempo después de la
radioterapia?

La hemorragia se debe al daño causado por la radiación a los teji-

---

Tratamiento para la hemorragia
después de la radiación

No hacer nada
Cauterizar
Irrigaciones con alumbre dentro de la vejiga
Formaldehído
Oxígeno hiperbárico
Operar

---

dos normales y a los vasos sanguíneos de la vejiga y de la próstata. Los vasos se tornan muy frágiles y pueden romperse con facilidad. Algunas veces la hemorragia se produce después de un esfuerzo para defecar, y otras espontáneamente.

¿Cómo se trata la hemorragia?

Primero, los médicos deben averiguar de dónde proviene la sangre. Aunque es común encontrar sangre en la orina después de la radioterapia, también puede deberse a un cáncer de la vejiga, a un tumor o a un cálculo renal, o a muchas otras afecciones. En ocasiones es necesaria un urografía intravenosa (explicada en el capítulo 11), a fin de observar los riñones, los uréteres y la vejiga. Casi siempre es necesario hacer una cistoscopia (explicada, así mismo, en el capítulo 11) y también biopsias. Si la hemorragia es fuerte, el urólogo quizá deba cauterizar (quemar con electricidad) los puntos sangrantes, lo cual se hace generalmente bajo anestesia.

¿Qué pasa si la hemorragia persiste?

Entre las opciones de tratamiento se cuentan las irrigaciones de la vejiga, mediante una sonda, con una solución de alumbre. Esta solución contiene la misma sustancia del lápiz hemostático que se utiliza para detener la hemorragia producida por una cortada en la cara al afeitarse. Algunos médicos irrigan la vejiga, bajo anestesia, con una solución de formaldehído, a fin de sellar químicamente todos los vasos.

Algunos estudios han demostrado que entrar por pocos minutos en una cámara de oxígeno hiperbárico todos los días, durante una o dos semanas, puede reducir y prevenir futuras hemorragias. Infortunadamente, estos aparatos especiales se encuentran solamente en los centros médicos grandes. El oxígeno hiperbárico es un oxígeno superconcentrado a presión, como el que se utiliza para tratar la enfermedad de los buzos.

Cuando la hemorragia es fuerte, el radiólogo puede bloquear los vasos sangrantes. En contadísimos casos puede ser necesaria una incisión bajo anestesia, a fin de que el cirujano pueda identificar y ligar las arterias que llevan sangre a la vejiga. Un caso extremo sería la extracción de la vejiga, aunque esto es muy raro.

19

Radiación: Implantación de semillas radiactivas

La implantación de semillas radiactivas, conocida también como *radioterapia intersticial o braquiterapia,* fue muy popular hace varios años como opción para el tratamiento del cáncer de la próstata. Estas "bolitas," del tamaño de un grano de arroz, reciben un tratamiento especial que las vuelve radiactivas, y su función es emitir cierta cantidad de radiación a su alrededor.

Idealmente, cuando estas semillas se colocan dentro de la próstata, la radiactividad mata a las células cancerosas adyacentes sin los problemas ni la duración del tratamiento con la radioterapia externa.

En un principio, las semillas de *oro* o de *yodo* se implantaban quirúrgicamente, pero los problemas persistían y el cáncer se reproducía. En la actualidad hay semillas nuevas, entre ellas las de *iridio* y las más recientes de *paladio.* Estos dos tipos de semillas radiactivas emiten cantidades conocidas de radiación, y con esa información los radioterapeutas calculan el número de semillas que necesitan y la dosis adecuada para tratar el cáncer en cuestión.

¿Por qué hay distintas clases de semillas radiactivas?

Cada clase de semilla tiene ventajas y desventajas concretas. Por ejemplo, las semillas de paladio son las más potentes y tienen la mayor capacidad para aniquilar las células cancerosas que están a su alrededor. Pero ese mismo nivel de energía, que las hace tan eficaces, podría provocar irritación del recto o de la vejiga. Aunque ocurre con poca frecuencia, la radiación que emiten las semillas podría irritar o quemar los tejidos sensibles de la pared del recto, que están adyacentes a la próstata. En casos muy raros, esto puede llegar a hacer necesaria una colostomía.

¿Por qué no se trata a todos los pacientes de cáncer de la próstata con terapia intersticial?

Los especialistas que tienen acceso a todas las opciones de tratamiento creen que las semillas ofrecen una ventaja clara en lo que se refiere al tiempo de tratamiento requerido, pero también creen que los resultados a largo plazo no son tan buenos como los de la radioterapia externa. Algunos especialistas han llegado incluso a afirmar que las semillas radiactivas son *ineficaces,* mientras que otros las consideran una opción aceptable. Sería bueno contar con un tratamiento rápido, fácil y de bajo riesgo, como lo son las semillas radiactivas, pero para muchos hombres la vieja radioterapia externa ofrece mayores posibilidades de sobrevida a largo plazo.

¿Cómo se implantan las semillas?

Lo más frecuente es insertarlas a través de la pared del periné, entre el escroto y el ano. Puesto que el procedimiento es doloroso, se hace bajo anestesia. La anestesia puede ser *general,* para dormir al paciente, o *epidural* o *raquídea,* para anestesiar únicamente de la cintura hacia abajo.

Cada semilla se coloca cuidadosamente, en un sitio y a una profundidad predeterminados, con la ayuda de una plantilla plástica especialmente diseñada, la cual orienta las agujas previamente cargadas hacia su posición exacta. La posición se confirma mediante ecografía rectal utilizada durante el proceso de colocación. Las semillas radiactivas se insertan después a través de las agujas.

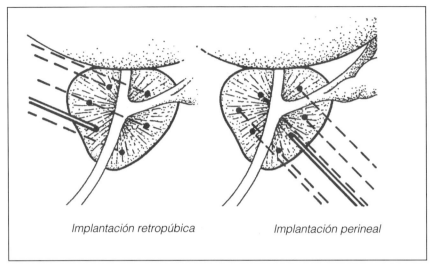

Implantación retropúbica   *Implantación perineal*

IMPLANTACIÓN DE LAS SEMILLAS. Las semillas radiactivas se implantan directamente en la próstata a través de agujas.

¿Cuánto tiempo deberé permanecer en el hospital para la implantación de las semillas?

Por lo general no más de una noche, quizá menos.

¿Cuánto tiempo tarda el procedimiento de implantación?

El tiempo promedio para insertar las semillas, incluida la preparación y el cuidado posterior, es de una y media a dos horas.

¿Cuánto tiempo permaneceré dormido?

Dormirá durante todo el tiempo de la inserción. Después se despertará de la anestesia y tomará consciencia de todo en la sala de recuperación o en la habitación del hospital.

¿Es doloroso el procedimiento de inserción?

Las semillas se insertan, bajo anestesia, a través de agujeros minúsculos hechos en la piel por debajo del escroto. La sensación es de maltrato o malestar en la zona del periné, y durará una o dos semanas.

¿Cuáles son las principales complicaciones y los efectos secundarios de la implantación de las semillas?

La mayoría de las veces, el problema más serio es la irritación de las vías urinarias. Entre los síntomas están la urgencia para orinar, la necesidad de orinar con frecuencia, posible ardor o irritación al orinar y la presencia de sangre en la orina. Además, algunos hombres pueden experimentar una irritación semejante del recto, con dolor, ardor y frecuencia y urgencia para defecar. Existe posibilidad de que se presente impotencia. Otras posibilidades son las infecciones de la próstata y la retención urinaria.

¿Cómo se tratan esos síntomas?
Algunos medicamentos sirven para reducir esos síntomas y calmar la irritación de la vejiga o del recto. Algunas veces, los laxantes ayudan. En ocasiones se pueden utilizar analgésicos para reducir los síntomas, y también se han empleado enemas con esteroides para calmar los síntomas relacionados con la irritación.

¿Se presentan inmediatamente los síntomas?
No siempre. Algunos hombres se quejan de síntomas cada vez más frecuentes de irritación de la vejiga o del recto hasta entre 12 y 18 meses después de terminado el tratamiento.

¿Cuál es el riesgo de incontinencia después de la implantación de las semillas?
Si no le han hecho una RTU, la probabilidad de desarrollar incontinencia es mínima, casi cero. Si se la han hecho, la probabilidad de incontinencia es del 15% aproximadamente.

¿Qué otra cosa puede suceder después de la implantación de las semillas?
Algunos hombres se quejan de la presencia de sangre en el semen, denominada *hematospermia o hemospermia*. Entre otros problemas menos comunes están la sensación de maltrato en los testículos y, muy rara vez, el dolor al eyacular.

¿Tendré dolor al eyacular después de la implantación de las semillas?
Sí, es posible. Puede haber una irritación temporal de los tejidos circundantes debido a las agujas, y por la inflamación producida por la radiactividad. Es algo que desaparece al cabo de varias semanas.

¿Cuál es la probabilidad de quedar impotente después de la implantación de las semillas?

La cifra citada es del 25%, pero eso realmente depende de la calidad de sus erecciones antes del tratamiento. Cuanto mejor sea la erección antes del tratamiento, mejor será después de éste. La tasa real de impotencia oscila entre el 25 y el 61%.

¿Qué hay respecto del examen de los ganglios linfáticos?

Las semillas intersticiales no pueden suministrar radiación a los ganglios encargados de drenar la próstata. Si el cáncer es de bajo grado y el nivel del PSA es inferior a 10, no es probable que el cáncer se haya diseminado. En ese caso, no se examinan ni se tratan los ganglios. La técnica de las semillas por sí sola es mejor en los casos en que la probabilidad de que el cáncer haya pasado a los ganglios es baja. Si existe alguna duda, hacer el vaciamiento ganglionar por laparoscopia (véase el capítulo 20) podría ser un procedimiento adecuado antes del tratamiento con las semillas.

¿Se pueden retirar las semillas en caso de que haya algún problema?

No. Una vez insertadas las semillas, no se pueden retirar.

¿Puede la radiación de las semillas ser peligrosa para mis mascotas, mi esposa o mis amigos cercanos?

No, definitivamente no. La dosis de radiación se calcula para afectar a los tejidos prostáticos inmediatamente adyacentes a las semillas.

¿Cuántas semillas se implantan?

Eso depende del tipo de semillas elegidas y del tamaño de la próstata. El número puede oscilar entre 15 y 125, con un promedio de 45, aproximadamente.

¿Cuánto tiempo dura la radiactividad de las semillas?

Eso depende del tipo de semillas empleadas y de la cantidad de radiación necesaria. La vida radiactiva de algunas semillas puede ser larga, pero quizá éstas no sean tan potentes como otras que liberan más energía en menos tiempo. En general, puede decirse que las semillas son radiactivas durante semanas o meses.

¿Cuál es la edad mínima del paciente para pensar en la conveniencia de esta modalidad de tratamiento?

Eso depende de muchos factores, entre ellos las características particulares del cáncer (grado, estado, niveles del PSA, resultados de los exámenes, volumen de la enfermedad) y, además de su edad, el estado de salud y la longevidad del paciente, al igual que el acceso a otras opciones de tratamiento.

¿Es la terapia con semillas una buena opción si no vivo cerca de un centro de radioterapia para la radiación externa, y no puedo o no deseo someterme a una operación?

Sí, puede ser una opción excelente, siempre y cuando usted comprenda que el riesgo inicial es menor, pero que existe la probabilidad de que el cáncer se reactive más pronto.

¿Existe una edad a la cual deba pensar en la posibilidad de tratarme con semillas?

Si usted se halla en condiciones de recibir radioterapia externa, quizá también lo esté para tratarse con semillas.

¿Son tan eficaces las semillas como radioterapia externa?

A corto plazo, cinco o diez años, la eficacia puede ser igual. La prueba de fuego de esta modalidad son sus resultados a largo plazo, los cuales se desconocen. Conozco un médico que ofrece tanto la radioterapia externa como el tratamiento con semillas. En su opinión, estas últimas no están produciendo resultados tan buenos como la primera.

Semillas radiactivas

Ventajas	Desventajas
25-61% de impotencia	Posible irritación de la vejiga o del recto
Recuperación rápida	No hay evaluación ni tratamiento de los ganglios linfáticos
Hospitalización corta	Resultados a largo plazo desconocidos
No hay transfusiones	Costosas

¿Salen por sí solas las semillas en la orina o en el semen?

Sí, con frecuencia. Estas semillas minúsculas pueden avanzar hacia la uretra, por lo general durante los primeros días o semanas.

¿Pueden las semillas dañar los tejidos vecinos?

Es de esperar que no. Siempre es posible que la pared del recto sea muy sensible a las semillas radiactivas implantadas cerca de ella. Estas semillas podrían causar muchos de los síntomas de la proctitis por radiación descrita anteriormente.

¿Necesitaré una sonda vesical posteriormente?

Sí, deberá tener una sonda durante breve tiempo. La mayoría de los hombres orinan sin problema o a través de la sonda al día siguiente de implantarles las semillas.

¿Sirven estas semillas cuando la próstata es grande?

En general, las semillas radiactivas son mejores para las próstatas pequeñas o de tamaño mediano. Si su próstata es muy grande, debe pensar en otras opciones de tratamiento.

¿Qué sucede si mi médico sospecha que el cáncer pudo haber crecido fuera de la glándula?

En ese caso, usted no es apto para las semillas radiactivas. Esta técnica se reserva para los cánceres confinados (localizados) dentro de la próstata.

¿Puedo someterme a esta forma de radioterapia si ya me han practicado una RTU?

Sí, pero es más difícil de realizar. La RTU tiene por objeto reducir la obstrucción causada por el agrandamiento de la próstata y se realiza excavando gran parte del tejido para dejar solamente un cascarón. Con la extirpación del tejido se distorsiona y altera la anatomía normal de la próstata, dificultando la implantación precisa de las semillas en el tejido restante.

¿Puede realizarse el vaciamiento glanglionar al mismo tiempo que la implantación de las semillas?

Aunque los dos procedimientos se pueden realizar al mismo tiempo, generalmente se hacen por separado. Si le practican el vaciamiento ganglionar, usted deberá irse a su casa después de la recuperación, para esperar el informe final de patología sobre el estado de los ganglios. Si no hay cáncer ganglionar, podrán implantarle las semillas.

Si el cáncer reaparece después de la radioterapia externa, ¿pueden implantarme semillas radiactivas?

No. Cuando se ha administrado la dosis máxima de radiación a la pared rectal situada justo detrás de la próstata, no es posible administrar más. El hecho de implantar semillas radiactivas en la próstata en esa etapa del tratamiento significaría aumentar la dosis para la pared rectal más allá del límite tolerable.

¿Quedaré radiactivo después de la terapia con semillas?

No, las semillas emitirán una cantidad minúscula de radiación, pero no suficiente para representar una amenaza para nadie.

¿Quedarán radiactivos la orina y el semen?

No, ninguno de los dos.

¿Seré un peligro para mi esposa y mis hijos?

Definitivamente no.

¿Qué sucederá si no me agradan los efectos secundarios de la terapia más adelante?

Es de esperar que los efectos secundarios desaparezcan gradualmente con el tiempo. Hay medicamentos que ayudan a controlarlos si se presentan. Recuerde que no es posible retirar las semillas.

¿Cuándo podré regresar al trabajo?

Podrá regresar sin problema al cabo de unos cuantos días.

¿Cuándo podré reanudar actividades tales como el golf, el tenis y el ejercicio?

Podrá reanudar sin problema la mayoría de sus actividades al cabo de unos cuantos días. Para ese momento, deberá sentirse bien.

¿Cuándo podré reanudar la actividad sexual después de implantadas las semillas?

Deberá abstenerse durante cuatro a seis semanas.

¿Quién implanta las semillas?

Generalmente lo hacen los radioterapeutas, pero también puede participar el urólogo. En algunos sitios, los urólogos realizan el procedimiento y recurren a los radioterapeutas para el cálculo de la dosis de radiación y la preparación.

¿Cuándo podré saber si el tratamiento con las semillas ha surtido efecto?

Deberá esperar cuando menos varios meses, o hasta un año o más, con controles periódicos de los niveles del PSA. Mientras el PSA continúe bajando gradualmente, sabremos que las células cancerosas están muriendo. La radiación, por lo general, no mata a todas las células cancerosas inmediatamente.

20

Vaciamiento ganglionar

Antes de la prostatectomía radical y, en ocasiones, antes de la radioterapia, es común extirpar y examinar los ganglios linfáticos con el propósito de cerciorarse de haber escogido el tratamiento apropiado.

Hasta hace poco, la única forma de extraer los ganglios para analizarlos era por medio de una incisión en la parte baja del abdomen, cuando se hacía la prostatectomía radical. Ese método es relativamente rápido, seguro y fácil, y permite al cirujano proceder a realizar rápidamente la prostatectomía.

Hay una técnica nueva denominada *vaciamiento laparoscópico,* la cual permite al cirujano examinar los ganglios en un procedimiento separado *antes* de realizar la prostatectomía radical, en caso de sospecha de que el cáncer se ha diseminado.

¿En qué consiste el vaciamiento ganglionar por laparoscopia?
Se trata de una técnica muy reciente para extirpar los ganglios que drenan la próstata. El procedimiento se realiza a través de varias incisiones pequeñísimas, sin necesidad de hacer una sola incisión grande. El cirujano se vale de un instrumento de fibra óptica, denominado *laparoscopio,* para visualizar y extraer los ganglios, mirando en un monitor de televisión lo que está haciendo.

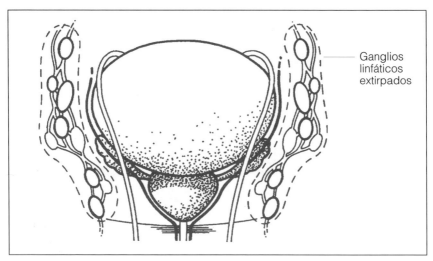

Ganglios
linfáticos
extirpados

VACIAMIENTO GANGLIONAR: Mediante cirugía abierta o laparoscopia, se extraen los ganglios linfáticos que drenan la próstata, para que el patólogo determine si el cáncer se ha diseminado.

¿Cuál es la razón para someterse a un vaciamiento ganglionar?

El vaciamiento ganglionar por laparoscopia se hace cuando existe una sospecha razonable de que el cáncer ha invadido los ganglios desde la próstata. Es una forma mínimamente invasiva de examinar los ganglios sin hacer una incisión completa.

¿Es necesario realizar en todos los casos el vaciamiento laparoscópico antes de la prostatectomía?

No. De hecho, muchas veces la prostatectomía radical con vaciamiento ganglionar proporciona la misma información a menor costo y con menos riesgo. Si su médico le explica que desea practicar el vaciamiento ganglionar por laparoscopia, pregúntele por qué y de qué manera podrá modificarse el plan de tratamiento con base en la información obtenida.

¿Cómo se realiza el vaciamiento ganglionar por laparoscopia?

El procedimiento se realiza en el hospital, bajo anestesia. El cirujano practica varias incisiones pequeñas en la parte baja del abdomen, a fin de pasar los instrumentos de laparoscopia a través de ellas. El primer instrumento se coloca en la cavidad abdominal, la cual se llena luego con dióxido de carbono (CO_2). Esto permite visualizar los tejidos fácilmente. Después se extraen el tejido linfático y los ganglios a través del laparoscopio.

Al terminar el procedimiento se retiran los instrumentos. Cualquier residuo de CO_2 es absorbido rápidamente por el organismo sin causar daño alguno. Las incisiones se suturan, y el paciente puede salir del hospital el mismo día o a la mañana siguiente.

El cirujano puede o no optar por proceder a realizar la prostatectomía radical en ese momento. En ocasiones, se da de alta al paciente y se le pide que regrese posteriormente para realizarle la prostatectomía.

¿Alguna vez se hace el vaciamiento laparoscópico antes de la radioterapia?

Sí, cuando hay dudas acerca de la presencia de cáncer en los ganglios. Si éstos han sido invadidos, la irradiación de la próstata por sí sola no será suficiente para controlar el cáncer. Con la información del vaciamiento ganglionar se puede pensar en un tratamiento más específico para la situación particular del paciente.

¿Cuánto tiempo dura la operación?

Eso depende del cirujano y de la experiencia que haya tenido. Si usted está en manos de un urólogo hábil y experimentado, puede tardar entre dos y media y cuatro horas o más, en comparación con el vaciamiento que se hace a través de la incisión abdominal, el cual tarda solamente una hora.

¿Cuánto tiempo permaneceré hospitalizado?

Si solamente se somete al vaciamiento ganglionar, podrá regresar a su casa ese mismo día o a la mañana siguiente, siempre y cuando todo salga bien.

¿Quién realiza la operación?

Los urólogos efectúan la mayoría de los vaciamientos ganglionares por laparoscopia. Algunas veces pueden intervenir los cirujanos generales o los ginecólogos. Todo depende de la experiencia de los médicos participantes.

¿Cuáles son las ventajas del vaciamiento laparoscópico, comparado con la operación corriente realizada a través de la incisión abdominal?

La laparoscopia tiene una ventaja indudable cuando, al identificar el cáncer ganglionar, evita una prostatectomía radical. Implica que usted se evita una incisión grande y podrá salir del hospital mucho antes.

En otras palabras, si existe una gran probabilidad de que el cáncer haya invadido los ganglios, y usted y su médico deciden que eso es razón para no practicar la prostatectomía, entonces la laparoscopia es una solución conveniente.

Si el riesgo de que el cáncer se haya diseminado es bajo—es decir, si el nivel del PSA no es alto (10 o menos) y el tumor es de grado bajo o intermedio—probablemente no se justifique el vaciamiento ganglionar por laparoscopia. Si no va a revelar algo que haga modificar el tratamiento, lo mejor será que el paciente no se someta a esta operación.

¿Hay alguna otra forma de extraer los ganglios linfáticos?

El método habitual es practicar una incisión abdominal más pequeña, con la idea de que, si no se encuentra cáncer en los ganglios, se puede ampliar la incisión y realizar la prostatectomía radical. Con esto se ahorran muchos costos y las posibles complicaciones del vaciamiento ganglionar por laparoscopia.

¿Puede hacerse biopsia de los ganglios sin operación o anestesia?

En ciertos casos muy especiales, cuando sabemos que el tamaño de los ganglios ha aumentado, y si hay una alta probabilidad de que el tumor haya invadido el sistema linfático, podemos hacer una *aspiración percutánea por aguja*.

Para esta técnica ambulatoria no se necesita anestesia. El radiólogo inserta una aguja diminuta mientras hace una tomografía computarizada del paciente. Trata de *aspirar* (succionar hacia la jeringa) parte del contenido de un ganglio sospechoso. Si esto revela la presencia de células cancerosas, no es necesario realizar la intervención quirúrgica, y el paciente se ahorra una operación.

Sin embargo, si no se encuentra cáncer, sencillamente significa que no se aspiraron células cancerosas dentro de la jeringa, pero que de todas maneras puede haber cáncer. Esta técnica depende mucho de la destreza del radiólogo intervencionista, médico especializado en procedimientos invasivos con rayos X.

¿Puede extirparse la próstata mediante laparoscopia?

No, por ahora esta técnica sirve únicamente para extraer los ganglios linfáticos. Algunos urólogos están experimentando con la laparoscopia para extraer los riñones y la vejiga, pero la próstata todavía debe extirparse mediante el método tradicional.

Si mi nivel de PSA es bajo, ¿de todas maneras debo someterme al vaciamiento ganglionar por laparoscopia?

Probablemente no. Si el PSA es inferior a 10, la probabilidad de tener cáncer en los ganglios en tan baja que el procedimiento no se justifica. Cuando el PSA es bajo y el cáncer es de grado bajo, el riesgo de diseminación a los ganglios es también bajo. Los ganglios no se les extirpan a ciertos pacientes seleccionados.

¿Hay razones por las cuales no debería someterme a un vaciamiento ganglionar mediante laparoscopia?

La razón más importante para no someterse a este procedimiento es que la información obtenida no contribuya a modificar el plan de tratamiento. Si de todas maneras usted se va a someter a una prostatectomía, no hay razón para gastar el dinero y correr los riesgos adicionales de la laparoscopia. Cuando le realicen la prostatectomía, podrán practicarle el vaciamiento ganglionar.

Desde el punto de vista médico, si ha tenido muchas infecciones o le han practicado múltiples operaciones abdominales, aumenta el riesgo de tener complicaciones con la laparoscopia. Su médico podrá indicarle si usted es buen o mal candidato para el procedimiento.

¿Es la laparoscopia un procedimiento que se realiza habitualmente?

Eso depende de la vía de acceso utilizada por su urólogo para extirpar la próstata. Puesto que yo prefiero la vía *retropúbica* en lugar de la perineal, es raro el paciente mío que pueda ser candidato para el vaciamiento ganglionar por laparoscopia. Prefiero hacer el vaciamiento a través de una incisión abdominal pequeña, lo cual es más rápido que la laparoscopia. Esta incisión puede ampliarse en caso de que decida continuar con la prostatectomía.

¿Pasado cuánto tiempo después del vaciamiento ganglionar por laparoscopia podré regresar a mis actividades normales?

Por lo general, tres a cinco días después, a menos que se presente algún problema durante la operación. A la mayoría de los hombres les va muy bien y se sienten de maravilla y con deseos de enfrentarse al siguiente paso del tratamiento.

¿Se puede operar una hernia o una vesícula biliar al mismo tiempo que se realiza la laparoscopia para vaciamiento ganglionar?

Sí. Es posible combinar varios procedimientos, aunque el tiempo de la operación aumenta considerablemente.

¿Qué puede salir mal con el vaciamiento ganglionar mediante laparoscopia?

La operación es difícil y no todos los cirujanos la dominan completamente. El cirujano debe trabajar a través de incisiones minúsculas con la ayuda de una videocámara e instrumentos extensibles especiales. Se pierde el beneficio de la vista tridimensional de la cirugía abierta.

Durante el procedimiento siempre existe la posibilidad de lesionar o cortar alguno de los nervios grandes que pasan por la pelvis. Estos nervios son importantes para ciertos movimientos de las piernas.

También se pueden desgarrar los vasos sanguíneos. En caso de que se ocasione un daño a los nervios o a los vasos, el cirujano deberá detener el vaciamiento y hacer una incisión abdominal para controlar la hemorragia o reparar el nervio cortado.

¿Tiene el vaciamiento ganglionar complicaciones a largo plazo?

Sí. En ocasiones puede formarse un *linfocele* después de extirpar los ganglios mediante cirugía abierta.

¿Qué es un linfocele?

El linfocele es una bolsa de linfa que se acumula en la pelvis por lo general después de un vaciamiento ganglionar. El líquido puede presionar los tejidos y órganos vecinos y producir dolor o sensación de presión en la parte baja del abdomen. Si se infecta puede causar mucho malestar, fiebre, escalofríos y fuerte dolor abdominal.

¿Por qué se forma esa bolsa?

Se forma porque cuando se extirpan los ganglios, se interrumpe el drenaje normal del líquido linfático.

¿Con cuánta frecuencia ocurre esta complicación?

Es relativamente rara: ocurre sólo en uno o dos de cada 100 hombres operados. La incidencia en realidad puede ser más alta, pero cuando el linfocele es pequeño y no causa problemas o síntomas, no nos enteramos de su existencia.

¿Cómo se trata un linfocele?

Si el linfocele no es grande ni causa problemas, en general yo no hago nada. Si está causando dolor o fiebre, solicito drenar el líquido. Esto lo hace generalmente el radiólogo, casi siempre con la ayuda de una tomografía computarizada o de una ecografía.

Los catéteres o drenes se pueden dejar temporalmente para continuar con el drenaje. En contadas ocasiones es necesario abrir quirúrgicamente la bolsa de líquido. Algunos urólogos drenan el líquido mediante laparoscopia, con buenos resultados.

¿Puede reproducirse el linfocele?

Puede reproducirse en cualquier momento. La mayoría se descubren unos meses o más de un año después de la operación.

21

Cirugía: prostatectomía radical

La *prostatectomía radical* es una operación quirúrgica consistente en extirpar toda la próstata y las glándulas adyacentes como tratamiento para el cáncer. Es una de las operaciones más comunes en la actualidad y también una de las más polémicas.

La mayoría de los especialistas en cáncer de la próstata creen que la prostatectomía ofrece mayor oportunidad de sobrevivir a largo plazo y un período más largo libre de la enfermedad, que las opciones más conservadoras, como la radioterapia, el tratamiento hormonal o la observación.

¿Por qué he leído que la cirugía no es necesaria para el cáncer de la próstata?

Un pequeño pero activo grupo de médicos piensa que debemos dar marcha atrás y dejar de practicar la operación hasta que tengamos una prueba definitiva de que la cirugía es una buena opción para los pacientes que reúnen ciertas condiciones.

Sabemos que el cáncer de la próstata es una enfermedad cuya respuesta al tratamiento, bien sea que éste funcione o no, se mide a los 10 ó 15 años. Pero, ¿debemos condenar a decenas de miles de hombres a una muerte prematura, mientras esperamos nuevas pruebas que quizá tarden diez o más años? Algunos especialistas creen que la detección a tiempo y el tratamiento precoz han producido beneficios claros en muchos hombres que desean vivir sin cáncer. Eso mismo creo y defiendo yo.

¿Es la detección temprana importante para otros tipos de cáncer?

En la mayoría de los casos, la detección precoz y la extirpación del cáncer a tiempo se han asociado con un mejor resultado de sobrevida. No estoy realmente seguro de la razón por la cual este pequeño grupo de presión se ha empeñado en solicitar al mundo médico que dé por sentado que el cáncer de la próstata es *distinto* de los demás. Comprendo el deseo de no producir un daño, pero creo que la información disponible actualmente respalda la utilización de la cirugía, al menos como una opción razonable para algunos hombres.

¿Es la cirugía una buena opción para todos los hombres con cáncer de la próstata?

No hay duda de que la operación de la próstata no es para todo el mundo. Estoy de acuerdo en que muchos hombres que optan por ella *no* viven lo suficiente para ver los beneficios. Por esta razón, tendemos a ver la intervención quirúrgica como una *opción* para los hombres más jóvenes. A medida que el hombre envejece, aumentan los riesgos asociados con la operación, la recuperación es más lenta, la tasa de posibles complicaciones es mayor y, en general, los riesgos comienzan a pesar más que los beneficios.

¿Es ésta una cirugía mayor o menor?

La prostatectomía radical es considerada una cirugía *mayor*. Exige hospitalización prolongada y conlleva ciertos riesgos que pueden llegar a ser graves.

El objetivo de la intervención quirúrgica

¿Cuál es el objetivo de la intervención quirúrgica?

El objetivo de esta operación es desalojar el cáncer del cuerpo antes que tenga la oportunidad de diseminarse y menguar la calidad y la duración de la vida. Algunos especialistas realizan la prostatectomía radical cuando el cáncer ya ha salido de la glándula, con la esperanza de reducir el número de células cancerosas presentes en el cuerpo. Creen que así le será más fácil funcionar al sistema inmunitario, ayudado por los medicamentos y el tratamiento. Sin embargo, la operación conlleva riesgos claros e inevitables. Es cuestión de sopesar los posibles beneficios y los riesgos potenciales.

¿Quién reúne las condiciones para esta operación?

Personalmente me baso en tres requisitos para decidir quién reúne las condiciones para la prostatectomía radical y quién debe considerarla como una opción conveniente.

1. El paciente debe tener un cáncer que a todas luces esté *confinado* dentro de la próstata. Aunque hay unos cuantos especialistas que piensan de otra manera, la mayoría está de acuerdo en que el objetivo de la operación es erradicar *todo* el cáncer del cuerpo. Si esto no se puede hacer, la intervención quirúrgica no es la mejor solución.

2. El paciente debe estar en condiciones de soportar bien una operación para la cual es necesaria la anestesia general.

3. El paciente debe tener una esperanza de vida lo suficientemente larga para apreciar los beneficios de la operación, generalmente después de siete, diez o más años.

Si cumplo con los requisitos anteriores, ¿significa que debo someterme a la operación?

No. Solamente significa que es una *posibilidad razonable* que usted debe tomar en consideración. Pienso que si todavía tiene muchos años por vivir y parece que su cáncer es curable, la operación podría ser la mejor opción para usted. Pero la operación quizá no sea el tratamiento indicado para todo el mundo. El estilo de vida, los riesgos y los compromisos familiares pueden ser determinantes del tipo de tratamiento.

Opciones quirúrgicas: vía de acceso retropúbica y vía de acceso perineal

La técnica más común para la prostatectomía radical se denomina *vía de acceso retropúbica*. Es la vía de acceso de mi preferencia y la utilizo siempre. La incisión se hace desde debajo del ombligo hasta

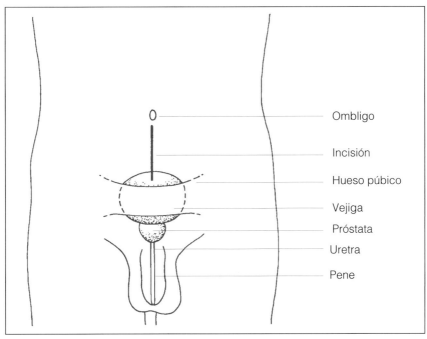

O — Ombligo

Incisión

Hueso púbico

Vejiga

Próstata

Uretra

Pene

INCISIÓN ABDOMINAL PARA LA PROSTATECTOMÍA RADICAL: En la prostatectomía radical retropúbica, la próstata se extrae a través de una incisión en la parte baja del abdomen, la cual se extiende desde la parte superior del pubis, justo arriba del pene, hasta el ombligo.

la parte superior del pubis. (Véase el dibujo.) Después se abre el espacio que se encuentra detrás del pubis, y se rechaza hacia arriba el contenido del abdomen para dejar libre el camino. El cirujano procede entonces a exponer y retirar los ganglios linfáticos encargados de drenar la próstata. Si no se identifica en ellos la presencia de cáncer, entonces se procede a extirpar la próstata.

Si el cáncer se ha extendido a los ganglios, extirpar la próstata no servirá para curar la enfermedad. En ese caso se suspende la operación y se *deja* la próstata en su lugar. El siguiente paso sería pensar en la conveniencia de otras formas de tratamiento, como las hormonas.

He oído de una técnica mediante la cual se preservan los nervios encargados de la erección, ¿en qué consiste?

La técnica mediante la cual se preservan los nervios durante la extirpación de la próstata se basa en un mejor conocimiento de la

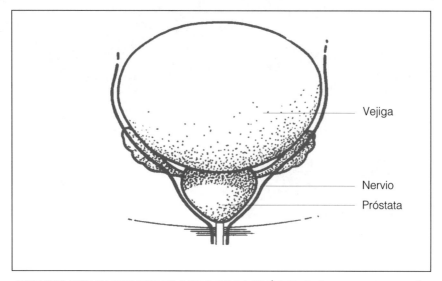

Vejiga

Nervio
Próstata

NERVIOS QUE PASAN POR EL LADO DE LA PRÓSTATA: Los nervios encargados de la erección del pene pasan por el lado de la próstata y se pueden lesionar o cortar con facilidad durante la extirpación de la glándula. También la radiación puede dañar esos nervios.

localización de los nervios encargados de la erección del pene. Cuando no se extirpan ni se dañan estos nervios durante la operación, algunos hombres recuperan más adelante la capacidad de erección. Eso puede tardar hasta 12 a 18 meses.

Sin embargo, si no se extirpan los nervios, nuestra gran preocupación es que con ellos queden algunas células cancerosas. Yo prefiero pensar en la posibilidad de dejar únicamente los nervios del lado opuesto a donde se encuentra el cáncer, a fin de asegurarme de *eliminar* todas las células cancerosas. (Véase el dibujo.)

¿Cuál es la ventaja de la vía retropúbica?

La principal ventaja de la vía retropúbica es el fácil acceso a los ganglios linfáticos, los nervios y los vasos sanguíneos adyacentes a la próstata. Los ganglios se pueden extirpar al mismo tiempo y a través de la misma incisión que la próstata. También permite identificar y preservar los nervios, además de controlar los vasos sanguíneos.

¿En qué consiste la vía perineal?

La *vía perineal* para retirar la próstata consiste en una incisión debajo del escroto, delante del recto. Para extraer la próstata, ésta se separa de los tejidos circundantes. (Véase el diagrama.)

¿Cuáles son las ventajas de la vía perineal?

Siempre se ha dicho que la prostatectomía por vía perineal es menos traumática para el organismo y que permite una recuperación más rápida y menos dolorosa. Con los avances del método de acceso por la vía retropúbica, las ventajas tradicionales de la técnica perineal han perdido relevancia, pero todavía son tema de discusión. Hoy hay menos claridad sobre las ventajas de una técnica frente a la otra.

Sin embargo, la vía perineal es excelente para los pacientes obesos, en quienes el acceso por vía retropúbica sería casi imposible debido al tamaño excesivo de la pared abdominal.

¿Cuáles son las desventajas de la prostatectomía perineal?

La principal desventaja es que no permite extraer y examinar los ganglios linfáticos de la pelvis a través de la misma incisión. Para evaluar el estado de los ganglios es necesario realizar primero el

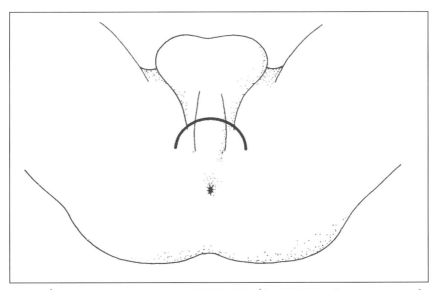

INCISIÓN PERINEAL PARA LA PROSATECOMÍA RADICAL: Con esta técnica, la próstata se extrae a través de una incisión practicada debajo del escroto, con las piernas del paciente levantadas.

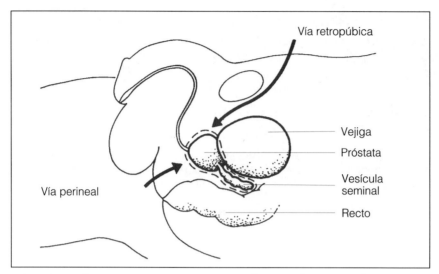

COMPARACIÓN ENTRE LA PROSTATECTOMÍA POR VÍA RETROPÚBICA Y POR VÍA PERINEAL: El acceso por la vía retropúbica para la prostatectomía radical se hace por detrás del hueso púbico y por delante de la vejiga. La prostatectomía radical por vía perineal permite el acceso a la próstata a través del periné.

vaciamiento ganglionar. Si el PSA es bajo y el informe de la biopsia revela un cáncer de grado bajo, sería razonable no hacer el vaciamiento, considerando que la probabilidad de que los ganglios sean normales es bastante grande. Además, la vía de acceso perineal dificulta preservar los nervios, en caso de que sea conveniente.

¿Cuál es la mejor vía de acceso?

Lo más importante es que el cirujano elija la técnica que considere más conveniente para el paciente, la que pueda aplicar mejor y con menos complicaciones. Cada cirujano tiene su técnica preferida, la cual aprendió desde tiempo atrás y la que emplea con mayor frecuencia. En manos competentes, realmente no importa cuál vía se utilice, en lo que se refiere a los resultados a largo plazo.

¿Cómo se acopla la uretra a la vejiga una vez extirpada la próstata?

Después de la prostatectomía radical queda un agujero pequeño en el extremo inferior de la vejiga, donde estaba la próstata. También queda suelto el muñón de la uretra, el cual se sutura al cuello de la

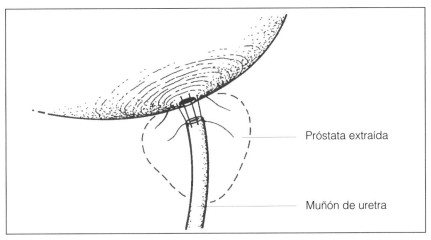

ACOPLAMIENTO DE LA URETRA CON LA VEJIGA: Una vez extirpada la próstata, el muñón de la uretra debe suturarse nuevamente sobre la abertura en el cuello de la vejiga.

vejiga, se coloca una sonda dentro de la vejiga y luego se unen la uretra y el cuello vesical. (Véase el dibujo.)

¿Cuánto dura la operación?

La prostatectomía radical puede durar entre dos y cuatro horas, de acuerdo con la facilidad del acceso, la vía escogida y la experiencia del cirujano.

¿Es una operación fácil de realizar?

No. Probablemente es una de las operaciones más difíciles de aprender a realizar correctamente. Incluso cuando el cirujano domina la respectiva técnica quirúrgica, de todas maneras representa un reto.

¿Qué cosas podrían dificultar la operación?

Los hombres muy obesos, cuya pared abdominal o cuyo periné son muy gruesos, nos obligan a trabajar en un túnel más profundo a través de una abertura pequeña. En algunos casos, la pelvis es profunda y estrecha, lo cual dificulta el procedimiento. En ocasiones, los vasos sanguíneos adyacentes a la parte superior de la próstata pueden ser muy grandes. Y como si estos obstáculos no fueran suficientes, las próstatas muy grandes o que ya se han sometido a una intervención quirúrgica (como una RTU) son difíciles de remover.

¿Por qué dura tanto la operación?

Por la ubicación profunda de la próstata, lo cual puede ofrecer dificultades al cirujano. También se necesita tiempo para disminuir la hemorragia y conseguir buenos resultados técnicos.

¿El hecho de que un cirujano trabaje más rápido significa que es mejor?

No. La calidad de los resultados, la satisfacción del paciente y la reducción de los problemas y las complicaciones al mínimo son los únicos factores que deben determinar la calidad del trabajo del cirujano.

La historia del "cirujano veloz" se remonta a la época en que no existía la anestesia. Cuanto más pronto pudiera el cirujano amputar una pierna, menor era el dolor que provocaba. Por suerte, hoy contamos con la anestesia. Podemos trabajar con calma y hacer las operaciones con cuidado y meticulosidad.

Preparativos para la operación

¿Qué debo hacer para prepararme para la operación?

Hay una serie de exámenes y tratamientos preoperatorios necesarios para reducir los riesgos de la operación y preparar al paciente lo mejor posible. La razón para realizar los siguientes procedimientos es disminuir los ineludibles riesgos de la operación.

El primer riesgo es el de la hemorragia durante la operación. A fin de disminuirlo, solicitamos no tomar aspirina, u otros productos que la contengan, durante 10 días antes de la fecha programada. Algunos de los productos más comunes que se venden sin fórmula médica y contienen aspirina son AlkaSeltzer®, Anacin®, Bayer®, Aspergum®, Empirin®, Bufferin®, Ecotrin® y Ascriptin®. Si el paciente está tomando ibuprofeno, Advil®, Motrin®, Anaprox® u otro antiinflamatorio, deberá suspenderlo durante tres a cinco días antes de la operación. Si usted no está seguro acerca de alguno de sus medicamentos, consulte con su médico. Si le han formulado aspirina a causa de problemas cardíacos o sanguíneos, deberá solicitar autorización del médico para suspenderla.

Otro riesgo, aunque raro, es el desgarramiento de la pared del recto, adyacente a la próstata. "Antiguamente" se suturaba el desgarro y se hacía una colostomía para desviar la materia fecal lejos de la zona lesionada. A los tres meses se cerraba la colostomía y se restablecía el funcionamiento normal de los intestinos.

El temor con este tipo de lesión es que se produzca un absceso, o bolsa de infección. Para eliminar el riesgo de un absceso o reducirlo drásticamente, se precisa una preparación intestinal. El objetivo es limpiar los intestinos en la mayor medida posible, lo cual se complementa con la administración de antibióticos, a fin de reducir los riesgos de infección. Para la preparación se le pide al paciente que beba dos o tres litros de una solución de Go-Lytely® el día anterior a la operación. Esta solución, ideada especialmente, es una especie de Gatorade® refinado, cuyo efecto buscado es provocar una diarrea para limpiar los intestinos de extremo a extremo, preservando el equilibrio necesario de sales y minerales. Puesto que de todas maneras se produce cierto grado de deshidratación, es importante tomar después mucha agua y muchos líquidos claros.

Cuanto más rápidamente se ingiera el líquido, más pronto pasará la diarrera. Por lo general, después de consumir dos litros de Go-Lytely en un período de dos horas, se produce una diarrea que se prolonga durante tres o cuatro horas.

La limpieza mecánica por sí sola no protege por lo general de la infección; de manera que el paciente debe tomar antibióticos la noche antes de la operación. El ingreso en el hospital se efectúa el día de la operación por la mañana; de manera que la preparación intestinal y la toma de antibióticos se hacen en la casa la noche antes.

Medicamentos antiinflamatorios

Ibuprofen	Feldene	Ácido mefenámico
Advil	Flurbiprofen	Motrin
Anaprox	Indocin	Naprosyn
Ansaid	Ketorolac	Naproxen
Clinoril	Lodine	Nuprin
Daypro	Meclomen	Nalfon
Diclofenac	Meclofenamato	Oxaprozin
Etodolac		

Dieta de líquidos claros

Jugo de manzana	Té
Jugo de uva	Café
Soda	Caldo claro

También solicitamos que el día antes de la operación el paciente no consuma alimentos sólidos y beba solamente *líquidos claros*. Esto contribuye a mantener los intestinos limpios después de la preparación.

Puesto que la lesión de la pared rectal es una complicación tan rara, muchos urólogos no creen que sea necesario hacer la preparación intestinal. Personalmente prefiero hacerla, aunque no se necesite, que no hacerla y tener que lamentarlo más adelante.

Al llegar al hospital, le tomarán medidas y le pondrán unas medias para reducir el riesgo de formar coágulos. Muchos médicos utilizan *las medias neumáticas secuenciales:* medias inflables especiales que compriman intermitentemente las piernas y los muslos, obligando a la sangre a circular para reducir el riesgo de coágulos. Esto sucede aunque usted esté quieto y dormido durante la operación. Así mismo, le solicitarán que utilice estas medias durante unos cuantos días después de la operación.

¿Deberé donar mi propia sangre antes de la operación?

Sí, su médico probablemente le pedirá que done su propia sangre, denominada *sangre autóloga*. En caso de que usted requiera una transfusión, el médico utilizará esa sangre.

Al donar sangre, se puede extraer hasta una unidad o una pinta cada semana. Yo, por lo general, pido a mis pacientes que donen dos o tres unidades. Puesto que la sangre se conserva durante un máximo de 35 días, es necesario programar la fecha de la operación antes de comenzar a donarla. Podrá donar sangre hasta la misma semana de la operación. Es mejor beber mucho líquido, para hidratarse, a fin de no sentir mareo cuando se extraiga la sangre.

Puesto que la transfusión no suele ser necesaria, algunos médicos no solicitan reservar sangre.

¿Realmente se reduce el tamaño del cáncer con el tratamiento previo a base de inyecciones de hormonas?

Hay mucha controversia sobre este tema. Algunos expertos piensan que el estado del cáncer se puede reducir con el tratamiento hormonal previo. Esto significa hacerlo pasar de un estado en el cual el cáncer está extendido por *fuera* de la glándula, a uno en el cual está confinado *dentro* de la próstata.

Sin embargo, los estudios recientes no confirman esta idea; de manera que yo no contaría con esa reducción. Sabemos, sí, que las inyecciones de hormonas reducen el tamaño de la próstata, facilitando considerablemente la operación.

Anestesia

¿Es muy dolorosa la operación?

No debería ser. La mayoría de mis pacientes se sorprenden de lo bien que se sienten posteriormente. Muchos dicen no haber sentido verdadero dolor, ni siquiera para justificar un analgésico común.

En la actualidad, gracias a la anestesia epidural, a los medicamentos nuevos y a las bombas de analgesia controlada por el paciente, el dolor no es problema. No hace mucho, si uno sentía dolor debía timbrar para que vinieran las enfermeras a aplicar una inyección de morfina o de Demerol®. Ahora, en la mayoría de los casos se coloca un catéter epidural, justo antes de la operación, para controlar cualquier malestar o dolor.

¿Qué es la anestesia epidural?

La *anestesia epidural* es la misma que se les administra a muchas mujeres durante el parto. Consiste en administrar un goteo de un narcótico potente directamente en el espacio que rodea a la médula espinal. Esto permite bloquear todo el dolor, pero no así la sensación normal ni el funcionamiento muscular. Es raro el paciente en el cual no se puede utilizar la anestesia epidural. Personalmente insisto en utilizarla en todos los casos, porque permite tolerar muy bien el período posoperatorio.

Hay algunos métodos nuevos según los cuales la anestesia epidural se utiliza solamente durante un día o dos y después se administra un agente no narcótico para controlar cualquier dolor.

Algunos cirujanos han comenzado a utilizar este poderoso agente no narcótico por sí solo, con resultados excelentes.

¿Qué es la bomba de analgesia controlada por el paciente?
Se trata de un dispositivo conectado a la línea de líquidos intravenosos. Cada vez que el paciente siente dolor, sencillamente oprime un botón para permitir la entrada de una pequeña cantidad de narcótico al torrente sanguíneo. La máquina tiene controles internos para impedir una sobredosis y limitar la dosis máxima.

¿Cuál es la diferencia entre la anestesia epidural y la raquídea?
La anestesia raquídea bloquea la capacidad de sentir y de utilizar las piernas. El anestésico epidural bloquea únicamente el dolor.

¿Cómo funciona la anestesia epidural?
El método epidural lleva el anestésico al espacio que rodea a los nervios encargados de transmitir la sensación de dolor proveniente del abdomen y las piernas.

¿Es apropiada la epidural para todo el mundo?
No. Algunos hombres dicen que sienten dolor. En ese caso, podemos utilizar otros medicamentos o la bomba de analgesia controlada por el paciente, con buenos resultados.

¿Qué se puede hacer si el dolor persiste?
Si el dolor persiste puede significar que la medicación epidural no es suficiente o que el catéter que suministra el analgésico pudo haberse movido de su posición.

¿Cuánto tiempo se deja el catéter epidural?
Generalmente se deja entre uno y tres días. Yo prefiero retirarlo a las 24 horas.

¿Qué sucede si me han operado anteriormente de la espalda?
Será un problema si el médico no puede colocar el catéter epidural en la posición debida, a causa de la cicatriz.

¿Es dolorosa la aplicación de la epidural?
En realidad, no. La piel se adormece primero para que el malestar sea imperceptible.

¿Cuáles son algunos de los efectos secundarios de un anestésico epidural?

El efecto secundario más común es la picazón, la cual es tratable. Rara vez se presentan efectos tales como la dificultad para respirar o la infección.

¿Qué pasa si mi cirujano no desea utilizar la epidural?

Algunos urólogos están utilizando un medicamento no narcótico poderoso con muy buenos resultados. Muchos hombres refieren que el malestar es mínimo, y pueden salir del hospital a los pocos días.

Si se utiliza anestesia epidural, ¿estaré dormido durante la operación?

Sí, a todos los pacientes se les administra anestesia general para que estén profundamente dormidos y no tengan consciencia alguna del procedimiento quirúrgico, sea cual sea el método que se utilice para controlar el dolor posteriormente.

Durante la operación

¿Podrán corregirme una hernia durante la operación de la próstata?

Sí. Si tiene una hernia que debe corregirse, no olvide solicitarle el procedimiento a su médico y tampoco hablar con el cirujano general. Es importante que el urólogo esté informado para que pueda coordinar el trabajo con el cirujano general. Aunque el urólogo puede corregir la hernia, son los cirujanos generales quienes suelen hacer la mayoría de estas operaciones.

¿Me podrán corregir un aneurisma abdominal durante la prostatectomía?

Sí. Los dos procedimientos se pueden realizar conjuntamente, aunque el tiempo de la operación se prolonga y también aumentan los riesgos potenciales.

¿Es posible extirpar solamente el lado de la próstata en el cual está el cáncer?

No. Aunque las biopsias y la ecografía demuestren que el cáncer parece estar solamente en un lado de la próstata, el patólogo por lo general encuentra que el cáncer está en ambos lados. Solamente por esta razón no conviene pensar en una prostatectomía parcial.

Además, técnicamente sería casi imposible extirpar un solo lado completamente. Es relativamente fácil coser el extremo cortado de la uretra en el extremo inferior de la vejiga, cuando se extirpa la próstata; pero al dejar un lado de la glándula se dificultaría enormemente la operación y aumentaría el riesgo de que la reconexión no fuese perfecta y quedase una fuga urinaria.

¿La operación de la próstata ocasiona la diseminación de las células cancerosas?

No, no hay pruebas y tampoco estudios que indiquen que el cáncer se disemina como consecuencia de la operación. Cuando hacemos la operación procedemos de manera tal que podamos mantener la glándula y los tejidos circundantes tan intactos como sea posible.

¿Se examina la próstata cuando ya ha sido extirpada?

Sí, toda la pieza quirúrgica se analiza y se corta en secciones para que el patólogo pueda hacer el estudio microscópico de las zonas claves. Así se determina el tipo, el grado y la extensión del cáncer. El patólogo hace un informe sobre el volumen del cáncer y también sobre la situación de los ganglios. Con esta información, el urólogo decide si se necesita algún tratamiento adicional y cuál sería el más indicado.

Evaluación de la próstata durante la operación

¿Qué pasa si durante la operación surge la preocupación de que el cáncer se ha diseminado?

Podemos enviar muestras de tejido al patólogo, para determinar si hay cáncer. También enviamos los ganglios, los cuales se examinan inmediatamente, mediante análisis de cortes congelados, para tener la seguridad de que el cáncer no se ha diseminado.

¿Qué es un corte congelado?

El método empleado para analizar rápidamente el tejido, mientras se realiza la operación, a fin de determinar si hay o no cáncer.

Generalmente se hace con los ganglios linfáticos, para descartar la presencia de cáncer antes de proceder a extirpar la próstata.

En vez del procesamiento y el análisis acostumbrados, los cuales pueden tardar un día o más, con *análisis de cortes congelados* el patólogo congela el tejido a gran velocidad por medio de nitrógeno líquido y después corta secciones minúsculas y muy delgadas, para determinar si hay cáncer o no.

Aunque es un procedimiento rápido, el proceso de congelación puede distorsionar la imagen y hacer que el análisis sea más impreciso que el realizado habitualmente, denominado *corte permanente*.

Sala de recuperación

¿Podrá mi esposa visitarme en la sala de recuperación después de la prostatectomía?

No. La mayoría de las salas de recuperación no están diseñadas para recibir visitantes. Por lo general son salas muy grandes en las cuales hay varios puestos de enfermería y camas entre cada uno. Sería molesto encontrarse entre hombres y mujeres en distintas etapas de recuperación. Las enfermeras se encargan de comunicar a la familia cómo está el paciente y cuándo será trasladado a la habitación.

¿Cuánto tiempo permaneceré en recuperación?

Por lo general, la permanencia en recuperación después de una prostatectomía radical es de una o dos horas, o incluso más.

Hospitalización

¿Deberé permanecer en la unidad de cuidados intensivos?

Probablemente no. De acuerdo con mi experiencia, es raro el paciente que necesita más cuidados y observación por parte de las enfermeras que los que se ofrecen en el pabellón de urología. En caso de que haya motivos de preocupación, su médico podrá dejarlo en la unidad de cuidados intensivos durante la primera noche. Después de la prostatectomía radical, los pacientes que van a cuidados intensivos no lo hacen porque estén enfermos sino porque tienen la posibilidad de presentar problemas.

En la unidad de cuidados intensivos se proporciona un estricto control de enfermería y monitoría. Allí van los pocos pacientes con problemas significativos del pulmón o del corazón, o aquéllos que han tenido irregularidades cardíacas durante la operación, lo cual amerita que se los vigile más de cerca.

Si usted sufre de alguna afección no urológica grave que requiera cuidados intensivos después de la operación, quizá no esté en condiciones de que lo operen. Esto es algo que debe tomar en consideración y conversar sobre ello con su médico.

En la unidad de cuidados intensivos prácticamente no se permiten las visitas de los familiares, y las de los amigos están prohibidas, puesto que es necesario reducir al mínimo la circulación de personas y el ruido.

¿Cuánto tiempo deberé permanecer en el hospital?

Por lo general la permanencia es de cuatro a seis días, incluido el de la operación. La mayoría de mis pacientes salen del hospital al tercer día del posoperatorio.

La rapidez con la cual usted pueda ser dado de alta depende de la rapidez con la cual se recupere. En general, usted saldrá del hospital cuando los intestinos se "despierten" después de la operación y comience usted a tomar una alimentación normal. A diferencia de lo que sucedía en el pasado, hoy se cree que es mejor dar de alta a los pacientes tan pronto como sea posible. Es mejor comenzar a caminar y realizar actividades que permanecer acostado en una cama de hospital esperando a que las enfermeras le ayuden a caminar.

Otra razón para irse a casa es evitar la infección. Por mucho que el personal se lave las manos, los hospitales son semilleros de infecciones peligrosas y difíciles de tratar. Cuanto más pronto salga usted de allí, mejor.

¿Durante cuánto tiempo necesitaré líquidos endovenosos?

Deberá continuar recibiendo líquidos por vía endovenosa durante la mayor parte de su permanencia en el hospital. Cuando pueda tolerar los alimentos y esté cerca de ser dado de alta, se le podrán retirar los líquidos endovenosos. Algunos hospitales exigen que se mantengan las líneas endovenosas mientras esté puesto el catéter epidural, en caso de que tenga problemas para respirar y sea necesario administrarle algún medicamento.

¿Cuánto tiempo deberé permanecer en cama mientras esté en el hospital?

No deseamos que permanezca acostado sino que se levante a caminar. Cuanto más tiempo esté de pie y caminando, más rápida será su recuperación. En lo que a mí concierne, pido a mis pacientes que caminen dos veces la misma noche después de la operación, y después unas cuatro a seis veces todos los días siguientes. La cama debe ser sólo para dormir o tomar una siesta.

¿Es mejor un solo paseo largo o varios paseos cortos?

El objetivo es que usted se ponga en movimiento. Por lo tanto, varios paseos cortos son mucho mejores que un solo paseo largo.

¿Debo esperar a que una enfermera me ayude?

Las primeras veces que camine, necesitará que una enfermera lo acompañe. Seguramente tendrá varios catéteres y tubos conectados al cuerpo. Las enfermeras le ayudarán a acomodar todo, para que pueda caminar. Quizá sienta un poco de mareo al principio; de modo que es bueno tener a alguien en quien apoyarse y que le ayude a regresar a la cama.

¿Qué puedo hacer para reducir el mareo?

Cuando se levante para caminar, hágalo *lentamente* y siéntese al borde de la silla o de la cama durante unos minutos antes de ponerse de pie.

¿Dentro de cuánto tiempo podré tomar un baño?

Podrá hacerlo tan pronto como lo desee, generalmente al tercer día después de la operación, antes de irse a casa.

¿Debo llevar mis propios medicamentos al hospital?

Sí. Es muy importante continuar con su medicación habitual. Tráigalos en los envases originales, a fin de que el farmacéutico del hospital pueda identificar cada medicamento.

¿Estará presente durante la operación mi médico general?

Normalmente, no. Algunos médicos generales prefieren ayudar durante la operación de sus pacientes, pero no es lo habitual.

¿Será necesario que mi médico general me examine después de la operación?

Sí, en caso de que tenga otros problemas médicos serios. Sin embargo, normalmente no es necesario. Por supuesto, usted debe al menos llamarlo cuando regrese a su casa, para que sepa que ya salió del hospital y que se encuentra bien. Si no es necesario que lo vea, su siguiente control podrá ser en la fecha de costumbre. En caso de que tenga algún problema después de la operación, deberá contactar inmediatamente a su urólogo y a su médico general.

Controversia: calidad de vida frente a longevidad

Hay mucha polémica sobre la calidad de vida que se obtiene como consecuencia de cada uno de los tratamientos para el cáncer de la próstata. Deseamos saber si el paciente está satisfecho con el tratamiento escogido y las posibles complicaciones, como la incontinencia urinaria o la impotencia.

He observado que la mayoría de los hombres quedan verdaderamente complacidos con el tratamiento escogido. Personalmente siempre insisto en suministrar a mis pacientes la información necesaria, de manera que puedan optar por la solución que consideren mejor. Busco que tomen en cuenta los posibles riesgos y complicaciones del tratamiento elegido.

Si es otra persona quien le dice lo que debe hacer, imagino que usted no tolerará resultados que no sean perfectos. Por otra parte, si usted toma su propia decisión conociendo plenamente los riesgos, según me ha enseñado la experiencia, es mucho mayor la probabilidad de aceptar los resultados del tratamiento.

¿Es fácil evaluar la calidad de la vida?

Cada persona interpreta de manera diferente la calidad de la vida. Siempre me han sorprendido las impresiones de mis pacientes después de la operación.

Recuerdo a un hombre con un cáncer agresivo y avanzado que requirió radioterapia después de la operación. Posteriormente se le presentó incontinencia urinaria, pero continuó con una actitud positiva y optimista acerca del futuro. Estaba feliz y muy agradecido conmigo.

Totalmente contraria a esta actitud fue la del paciente que, tras mucho pensarlo, finalmente optó por la prostatectomía. No cabía duda de que estaba muy descontento con la que consideraba su única posibilidad, pero aun así se sometió a la cirugía. A los seis meses vino a verme para un control, muy deprimido y molesto a causa de la incontinencia persistente. Al explorar más a fondo, averigüé que cada cierto tiempo, cuando alzaba un objeto muy pesado con la vejiga llena, se orinaba un poco, y estaba molesto por esa "horrible situación."

Este segundo paciente se sentía desdichado porque creía que no tenía alternativa para tratarse el cáncer, aunque los resultados no eran ni remotamente tan malos como él los percibía. Al mismo tiempo, el primer paciente estaba dichoso de saber que el cáncer estaba bajo control y que podía vivir y disfrutar de las pequeñas cosas de la vida, pese a las molestias de la incontinencia.

Mi opinión es que el concepto sobre la calidad de la vida no es uniforme para todo el mundo. Cada paciente debe decidir si está satisfecho con el resultado obtenido. Imagino que un buen número de pacientes quedan descontentos, no tanto a causa del problema, sino por el hecho de haber sufrido cáncer y haber tenido que someterse a un tratamiento que realmente no deseaban.

Trato de decirles a mis pacientes que deben mirar con qué cartas pueden jugar y tomar su decisión con base en ello. Al menos tienen opciones, aunque no sean las que prefieran. Les recuerdo que hay hombres que no tienen esas opciones.

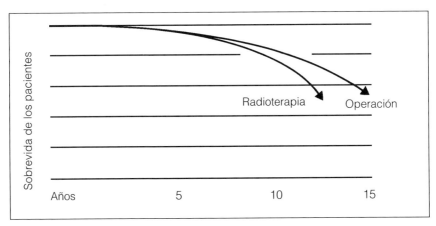

SOBREVIDA DESPUÉS DE LA OPERACIÓN Y DESPUÉS DE LA RADIOTERAPIA: *Los pacientes que se han sometido a operación quirúrgica tienen ventajas en materia de sobrevida después de 7-10 años.*

Controversia: beneficios a largo plazo frente a riesgos potenciales

La mayoría de los especialistas en urología coinciden en que la prostatectomía radical conlleva la posibilidad de una mejor sobrevida a largo plazo, basándose en la siguiente observación fundamental: la tasa de éxito de la prostatectomía radical y de la radiación es prácticamente la misma durante los primeros 7 a 10 años. Después de ese tiempo, la tasa de éxito de la prostatectomía es mayor en comparación con la de la radioterapia.

A mis pacientes les digo que si no creen que estarán vivos dentro de siete o diez años, es mejor que no corran los riesgos de una intervención quirúrgica. Existen tratamientos más conservadores, como la radioterapia, los cuales ofrecen prácticamente los mismos resultados con riesgos mucho menores.

Hay quienes creen que aún no se ha demostrado claramente que la prostatectomía tenga ventajas frente a la radioterapia o a la actitud de no hacer ningún tratamiento. En la actualidad se están realizando muchos estudios a largo plazo para comparar esas opciones. Mientras no tengamos datos concluyentes, creo que es importante basar nuestras decisiones en la experiencia clínica actual.

Los beneficios psicológicos de la intervención quirúrgica también son importantes, aunque difíciles de describir. Algunos hombres necesitan saber que el cáncer ha sido extirpado y se encuentra entre un frasco en el laboratorio de patología.

Otros hombres están dispuestos a someterse a terapias menos agresivas, a fin de evitar los posibles riesgos de la operación. Sus sentimientos particulares acerca de los riesgos y beneficios de la cirugía, en comparación con la radioterapia, son muy importantes. Usted debe escoger el tratamiento con el cual se sienta mejor.

22

Riesgos y complicaciones de la prostatectomía radical

Es importante comprender que la decisión de someterse a una prostatectomía radical conlleva una serie de riesgos potenciales. Los problemas más comunes son la *impotencia,* o ausencia de erecciones del pene, y la *incontinencia urinaria,* o escape de orina. Estos problemas en particular se analizan concretamente en los capítulos correspondientes.

Otros riesgos posibles son la *hemorragia* durante la operación y después de ésta, la *contractura del cuello de la vejiga,* la *trombosis venosa profunda,* la *embolia pulmonar* y las *infecciones de las vías urinarias.*

Hemorragia

¿Por qué se produce hemorragia durante la operación?
La próstata y las estructuras adyacentes son ricas en vasos sanguíneos, algunos de los cuales son grandes. Durante el proceso de extirpación de la próstata, es común que se pierda mucha sangre.

¿Cómo se explica que se produzca hemorragia después de la operación?

La hemorragia puede iniciarse si un coágulo se desprende de una arteria o una vena pequeñas. Esto no ocurre con frecuencia. Es algo que los urólogos tienen presente pero que rara vez ven. En caso de que la hemorragia fuese abundante, sería necesaria una transfusión o una nueva operación para localizar de dónde proviene la hemorragia y detenerla.

¿Con qué frecuencia es necesaria la transfusión?

Eso varía, de acuerdo con el cirujano y el volumen de sangre perdida. Algunos cirujanos quizá necesiten transfundir regularmente, si hay abundante pérdida de sangre. En lo que a mí respecta, durante los últimos años recuerdo haber dado transfusiones adicionales a las de su propia sangre solamente a un paciente, debido a 17 úlceras estomacales sangrantes diagnosticadas después de la operación. En Estados Unidos, el promedio de hombres que requieren transfusiones durante la operación y después de ésta es del 5%.

¿Es posible reciclar la sangre perdida durante la operación?

Sí, muchos urólogos emplean una máquina denominada *recuperadora de células,* la cual toma la sangre perdida durante la prostatectomía, la prepara y la recicla de vuelta al paciente.

¿Puedo donar mi propia sangre con anterioridad, para limitar la necesidad de una transfusión posteriormente?

Sí. Personalmente pido a mis pacientes que donen dos o tres unidades de sangre antes de la operación. Esta sangre, denominada *donación autóloga,* se reserva únicamente para el paciente y se le puede administrar si una transfusión es necesaria. Donar sangre también estimula los mecanismos de producción de sangre para que funcionen a toda velocidad, lo cual ayuda a la recuperación inmediata. En lo que a mí respecta, es raro el paciente que pierde suficiente sangre para justificar la autotransfusión.

¿Con qué frecuencia es preciso administrar sangre autóloga a un paciente?

Es raro el paciente que necesita la transfusión de su propia sangre. Prefiero ver en la sangre donada de antemano una especie de póliza de seguro en caso de que se presente un problema inesperado.

¿Debo firmar un consentimiento para permitir una transfusión, aunque ya haya donado sangre autóloga?

Definitivamente, sí. Es importante autorizar al médico a administrar los productos sanguíneos necesarios, en caso de que ocurra la rara circunstancia de una gran pérdida de sangre.

Todos los médicos son conscientes de la remota posibilidad de que un paciente contraiga hepatitis o sida a través de una transfusión. Este riesgo es mínimo y se debe sopesar frente a la necesidad inesperada de tener que recibir sangre de emergencia.

Si tiene alguna duda, hable con su urólogo antes de la operación. Manifieste sus preocupaciones pero, por su propia seguridad, no se oponga a la transfusión a menos que su urólogo conozca de antemano sus intenciones.

¿Qué se hace con la sangre autóloga que no se utiliza?

Esa sangre debe desecharse. Se extrae específicamente para usted. Si no se utiliza, debe descartarse, conforme a las normas de la Cruz Roja.

¿Por qué, sencillamente, no me devuelven mi sangre?

Siempre existe la remota posibilidad de un error administrativo; de manera que se considera aceptable transfundir la sangre autodonada únicamente si se necesita verdaderamente.

¿Puedo pedir a otra persona que done sangre para mí?

Sí. Es lo que llamamos *donación dirigida*. Sin embargo, la mayoría de los tipos de sangre no concuerdan lo suficiente como para poder utilizarse. Incluso aunque coincidan, en realidad es mayor el riesgo de contraer hepatitis o sida porque, ante la presión familiar y social, un pariente puede donar sangre pese a haber tenido experiencias que podrían aumentar el riesgo de transmitir una de esas enfermedades.

Contractura del cuello de la vejiga

¿Qué es una contractura del cuello de la vejiga?

Es un tejido cicatricial que se forma en el cuello de la vejiga, en el sitio donde se sutura la uretra, y puede generar problemas para orinar.

¿Cómo puedo saber si se ha formado una contractura?

La mayoría de los hombres con esta afección dicen que el chorro de orina es débil y sienten una dificultad cada vez mayor para orinar. Puesto que la próstata ha sido extirpada, no hay razón para que haya un problema de obstrucción. Cualquier síntoma que indique una obstrucción debe evaluarse más a fondo para descartar la presencia de tejido cicatricial.

¿Con cuánta frecuencia se presenta la contractura del cuello de la vejiga?

Es poco común, pero puede ocurrir en una de cada 20 ó 30 prostatectomías.

¿Cómo se evalúan y tratan las contracturas?

Personalmente identifico las contracturas del cuello de la vejiga por medio de cistoscopia, en el consultorio. Si encuentro una cicatriz, trato de estirarla, también en el consultorio, con la ayuda de dilatadores metálicos. Aunque esto produce una molestia transitoria, ahorra a la mayoría de los hombres una operación bajo anestesia. Puede producirse hemorragia cuando se abre la cicatriz. Algunos hombres se quejan de creciente incontinencia después del procedimiento de estiramiento, la cual puede ser significativa pero rara vez permanente.

Si el estiramiento no sirve y es necesaria una operación, en el caso de una cicatriz grave o recurrente, sencillamente la abro en dos puntos y dejo una sonda durante 24 horas. Este procedimiento generalmente tiene éxito y se realiza en forma ambulatoria bajo anestesia. El principal problema es la posibilidad de que reaparezca la incontinencia urinaria después de abierta la cicatriz.

¿Puede reaparecer el tejido cicatricial?

Sí, en ocasiones reaparece la cicatriz, aunque esto es poco común. Puede reaparecer a las pocas semanas, o incluso años después.

Trombosis venosa profunda (TVP) y embolia pulmonar (EP)

¿Qué es una TVP?

Una *trombosis venosa profunda* (TVP) es un coágulo que puede formarse en las venas de la pelvis o de las piernas, causando hinchazón de la extremidad comprometida. Estos coágulos son motivo de preocupación porque pueden desprenderse y desplazarse hasta el corazón y los pulmones. Cuando un coágulo se desprende y llega hasta el corazón y los pulmones se habla de *embolia pulmonar* (EP).

¿Por qué es peligrosa una embolia pulmonar?

Un émbolo pulmonar es un coágulo grande alojado en una vena de la pierna o de la pelvis que se desprende y se desplaza en la sangre hasta llegar al corazón. Después pasa por el lado derecho del corazón y es bombeado a alta presión hacia los pulmones. Si es grande, puede bloquear totalmente el flujo de sangre y provocar un descenso casi instantáneo de la presión arterial. Esto puede causar la muerte súbitamente. Ésta es una de las causas más comunes de muerte repentina después de una operación. Por fortuna, estos casos son raros. La embolia pulmonar puede ocurrir días y hasta semanas después de la operación.

¿Cómo puedo evitar el riesgo de una embolia pulmonar o de una trombosis venosa?

Para ayudar a reducir este posible riesgo, durante la operación empleamos unas medias especiales que se inflan y desinflan manteniendo el flujo sanguíneo a través de las venas. Personalmente solicito al paciente que se ponga de pie y camine la misma noche después de la operación, y varias veces de ahí en adelante. También le pido que utilice medias compresivas después de la operación.

No todos los coágulos se desprenden, y muchos sólo causan problemas menores. Es el coágulo grande e infrecuente el que puede ser fatal.

Riesgos de la prostatectomía radical

Impotencia	Contractura del cuello de la vejiga
Incontinencia	Coágulos sanguíneos/ataque cardíaco
Hemorragia/	
transfusiones	Necesidad de tratamientos adicionales
Infecciones	

Otras complicaciones

¿Cuáles son los riesgos de contraer neumonía?

Esta complicación es poco común, especialmente ahora que levantamos y ponemos a caminar a los pacientes el mismo día de la operación. A fin de reducir los riesgos de infección pulmonar, el paciente debe realizar ejercicios de respiración profunda durante la permanencia en el hospital. No recuerdo que ninguno de mis pacientes haya contraído neumonía después de una prostatectomía.

¿Podré presentar una reacción alérgica?

Siempre existe la posibilidad remota de presentar una reacción a alguno de los medicamentos que se le administren. Si usted es alérgico a alguna droga, tratamos de no administrarla, a menos que creamos que el problema podría amenazarle la vida y, de no darle el antibiótico, usted podría morir.

La mayoría de las reacciones alérgicas se manifiestan en forma de erupciones cutáneas, picazón, urticaria o ampollas; y podría presentarse fiebre. Entre las reacciones más serias están la hinchazón de los labios y de la lengua o la dificultad para respirar. La reacción más peligrosa es la *anafilaxis,* la cual puede manifestarse como un paro súbito del corazón o de la respiración. Por fortuna, estas reacciones graves son rarísimas.

¿Cuáles son los riesgos de contraer una infección?

Siempre existe la posibilidad de una infección. Para reducir este riesgo, se le pedirá que se duche la víspera y utilice un jabón antiséptico como Hibiclens® o Betadine®. Además, probablemente recibirá antibióticos en el momento de la operación y durante uno o dos días más.

La probabilidad de contraer una infección cutánea en el sitio de la incisión es muy remota. Si observa enrojecimiento, dolor a la palpación o exudación de líquido, comunique esos cambios a su médico.

Las infecciones de las vías urinarias son una eventualidad, aunque no muy probable. Yo acostumbro administrar antibióticos durante la operación y después de ésta, y posteriormente al retirar la sonda. Es raro el paciente que contrae una infección con ese régimen.

¿Podré contraer úlceras estomacales después de la operación?

En muchos años recuerdo solamente a un paciente que contrajo úlceras estomacales debido al estrés de la operación y la hospitalización. Si tiene antecedentes de úlceras gástricas, informe a su cirujano para que piense en la posibilidad de administrarle medicamentos preventivos.

¿Cuál es el riesgo de que se produzca una lesión rectal que requiera una colostomía?

Tal como se explicó en el capítulo anterior, ésta es una complicación muy poco frecuente que se produce cuando la pared posterior de la próstata está adherida a la pared delantera del recto.

23

Después de la operación: la convalecencia en casa

El principal objetivo después de la operación es que usted logre reanudar su vida normal tan pronto como sea posible. Durante la recuperación inicial hay ciertas limitaciones, pero éstas no deben obstaculizar el retorno a sus actividades normales ni la recuperación de sus fuerzas. La rapidez de la recuperación depende directamente de su motivación para volver a su estilo de vida anterior.

Es importante impedir que la operación o la recuperación interfieran en su vida. Tendrá que tomar las cosas con calma durante un tiempo, pero no permanecer inactivo. Aunque se sienta muy bien, su cuerpo estará recuperándose de las tensiones de una operación. Tome consciencia de ese hecho y adopte una actitud flexible, a fin de tolerar todas las limitaciones y los cambios.

¿Qué debo esperar durante la primera fase de la recuperación?
Observará que tiene menos energía y resistencia. Se cansará fácilmente cuando se levante a caminar. Al principio, después de una siesta y un baño sentirá la necesidad de recostarse nuevamente. Esa fatiga le sobrevendrá como un gran peso. Quizá se sienta débil, un poco desubicado y hasta mareado o con náuseas.

¿Cuánto dura la recuperación después de una prostatectomía radical?

La mayoría de los hombres que trabajan toman varias semanas de licencia. Si usted tiene un trabajo de escritorio, podría estar listo para reintegrarse a él tres o cuatro semanas después de la operación. Si en su trabajo debe alzar cosas pesadas o hacer esfuerzos, quizá deba esperar entre cuatro y seis semanas. Lo importante es permanecer tan activo como sea posible. El hombre que espera reponerse sentándose enfrente del televisor, no recupera las fuerzas. Es preciso salir a ganarlas.

La sonda

Su médico lo enviará a casa con una *sonda de Foley*. Esta sonda es un tubo hueco que se deja dentro de la vejiga para permitir el drenaje continuo de la orina. Se mantiene en su sitio por medio de un balón inflado y está conectada a una bolsa, la cual debe desocuparse periódicamente.

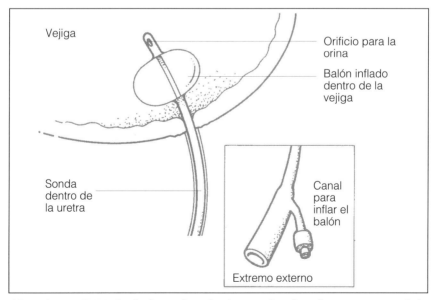

SONDA DE FOLEY: Sonda de caucho o de silicona colocada en la vejiga a través de la uretra para permitir el drenaje constante de orina. La sonda se mantiene en su sitio por medio de un balón que se llena de agua a través de un canal situado en un costado del extremo externo del catéter. El extremo externo drena dentro de una bolsa colectora.

¿Cuánto tiempo debe permanecer la sonda dentro de la vejiga?

El tiempo promedio es de unos 21 días, y el propósito es esperar a que sane la zona donde se suturó la uretra sobre el cuello de la vejiga. De retirarse demasiado pronto la sonda, aumentaría el riesgo de incontinencia urinaria. No hay mayor razón para dejarla más de tres semanas a partir de la fecha de la operación.

¿Es molesta la sonda?

A medida que pase el tiempo, la sonda será cada vez más molesta. Es perfectamente normal tener una fuga ocasional de orina alrededor de la sonda, muchas veces de improviso. Puede sentir espasmos ocasionales de la vejiga, los cuales desaparecen con el tiempo.

¿Qué son los espasmos de la vejiga?

Un espasmo es una sensación de "compresión" acompañada de calambre y dolor abdominal, la cual pasa en pocos minutos. Puede sobrevenir súbitamente o producirse gradualmente. La vejiga no tolera la irritación provocada por la sonda y el balón; de manera que trata de deshacerse de la irritación ejerciendo una fuerza compresiva. Para mí, ésta es una buena señal de que la vejiga comienza a recuperar su función rápidamente.

¿Qué puedo hacer para eliminar los espasmos?

Su médico podrá ayudarle a reducir la frecuencia y la intensidad de los espasmos con medicamentos tales como Levsinex®, Ditropan® o Urispas®. Si está tomando esas drogas, pregunte a su médico cuándo debe suspenderlas. Yo generalmente suspendo el medicamento entre 24 y 48 horas antes de retirar la sonda. La buena noticia es que la mayoría de las veces los espasmos se reducen e incluso desaparecen en pocos días.

¿Qué puedo hacer para reducir los problemas con la sonda?

Ante todo, es importante mantener aseada la punta del pene, por donde sale la sonda. Lávela con agua y jabón por lo menos una o dos veces al día. También puede aplicarse en el orificio un poco de ungüento antibiótico. Con esto no solamente se reduce el riesgo de una infección, sino también la molestia causada por la sonda pegada a la piel.

Para impedir que la sonda atirante el pene, le recomiendo que sujete la bolsa colectora al elástico de su ropa interior con un gancho de nodriza.

¿Podré contraer una infección por mantener colocada la sonda durante tanto tiempo?

Probablemente no. Puede sufrir una *colonización,* con presencia de gérmenes en la sonda y la orina pero no en cantidad suficiente para provocar una infección o síntomas de ésta. El simple hecho de que haya presencia de gérmenes en la sonda no es malo y no requiere tratamiento.

Ejercicio

¿Qué puedo hacer para acelerar mi recuperación?

Tendrá que esforzarse para superar el problema de la fatiga. A mis pacientes les digo que no deben quedarse en cama esperando a que regresen las fuerzas. Es preciso levantarse y moverse.

Cuanto más camine, mejor y más rápida será su recuperación. Los paseos cortos y frecuentes son mejores que un solo paseo largo. Si vive en un sitio demasiado pequeño para hacer ejercicio, o si el clima no es favorable, vaya a un centro comercial bajo techo. Allí no tendrá que preocuparse por el clima y dispondrá de muchos sitios donde sentarse si se cansa o necesita algo de beber o de comer.

Ningún ejercicio es tan bueno para la recuperación como caminar. La banda sinfín también constituye una buena solución, pero manténgala en posición horizontal y a baja velocidad.

¿Cómo sabré si me he excedido?

Al caminar podrá sentirse súbitamente débil y cansado, y hasta con náuseas y calor. Ésa es la forma que tiene su cuerpo de decirle que se ha excedido un poco. Notará que su fuerza y resistencia no son las mismas de antes de la operación; pero con perseverancia y paciencia, se sorprenderá de la rapidez de su recuperación. Muchas veces lo único que se necesita es una o dos siestas al día durante un tiempo.

¿Cuándo podré caminar después de la operación?

Debe estar caminando regularmente incluso antes de salir del hospital. Una vez que regrese a su casa, deberá caminar tanto como pueda. Este ejercicio le da resistencia, reduce el riesgo de que se formen coágulos peligrosos y le devuelve la sensación de bienestar y salud. Debe aumentar gradualmente la intensidad, incrementando la distancia día por día.

¿Con cuánta frecuencia debo caminar?

A mis pacientes les pido que caminen cuatro a seis veces por día. Deben aumentar un poco más la distancia cada vez, mientras se sientan cómodos. Es cuestión de esforzarse un poco más cada vez. Los hombres que siguen este consejo se sorprenden al ver que mejoran en unas pocas semanas.

Siendo realistas, quizá necesite entre cuatro y ocho semanas para recuperar el 100% de la resistencia y la fortaleza que tenía antes de la operación.

¿Cuándo podré reanudar mi régimen normal de ejercicio?

Si es una persona activa, tendrá que medir lo que hace, de acuerdo con los progresos de su recuperación. Déjese orientar por el médico. No deseamos que se esfuerce o se lastime durante la fase inicial de la recuperación, cuando los tejidos no están muy fuertes. Haga lo que haga, proceda gradualmente. No se siente a evitar cualquier actividad para un buen día reanudar súbitamente el ejercicio a toda velocidad. Vaya trabajando lentamente hasta recuperar su fuerza y sus habilidades.

¿Pasado cuánto tiempo podré sacar a pasear al perro?

Eso depende del tipo de perro que tenga. Si se trata de un dócil perrito faldero, podrá hacerlo cuando desee. Pero si quiere pasear o, mejor, ser arrastrado, por un rottweiler o un gran danés, le sugiero esperar tres o cuatro semanas.

¿Cuánto tiempo después de la operación podré reanudar el golf?

A los pacientes golfistas generalmente les pido que se mantengan activos y que cuando se sientan animados salgan con los amigos a recorrer el campo. Al principio deben recorrer a pie sólo cortos trayectos y subirse al carrito el resto del camino.

No me parece conveniente que ejecute muy pronto golpes largos desde el punto de salida. Pero cuando se sienta más fuerte, no hay problema en practicar los golpes cortos. Cinco o seis semanas después de la operación podrá jugar sin restricciones.

¿Después de cuánto tiempo podré comenzar a jugar tenis o racquetball?

Estos dos deportes requieren cierta cantidad de esfuerzo; de manera que mi recomendación es esperar entre cuatro y seis semanas para jugar a plena velocidad. Mientras tanto podrá golpear unas cuantas bolas a "baja velocidad." Pero recuerde: caminar es el mejor ejercicio después de la operación para recuperar la fuerza y la resistencia.

¿Cuándo podré volver a montar en bicicleta?

Eso es algo que debe evitar hasta recuperarse totalmente, seis semanas o más después de la operación. Debe evitar la presión contra el perineo durante la fase inicial de la recuperación. Es la zona donde se han conectado quirúrgicamente la vejiga y la uretra y, obviamente, es la zona sobre la cual se sienta para montar en bicicleta.

Cuando reanude este ejercicio, hágalo lentamente. Quizá se sentirá más incómodo si utiliza un sillín estrecho y duro. Un sillín ancho y blando hará más agradable la transición.

¿Y en cuanto a la máquina para subir y bajar escalones y a la banda sinfín?

Esas son actividades que puede iniciar inmediatamente. Sólo recuerde que no tiene la misma resistencia que antes de la operación.

¿Y respecto al levantamiento de pesas?

Debe evitar esta forma de ejercicio durante seis semanas completas después de la operación. Durante ese tiempo podrá hacer ejercicios suaves con los brazos.

¿Cuánto tiempo deberé esperar para regresar a las canchas de bolos?

Espere de cuatro a seis semanas, según como se sienta. La bola pesa más de lo que me gustaría que alzara mientras cicatriza totalmente la herida.

¿Pasado cuánto tiempo podré pintar mi casa?

Generalmente recomiendo esperar tres o cuatro semanas antes de comenzar a hacer trabajo suave en la casa, especialmente si implica mucho esfuerzo. Si piensa estar subido en una escalera, espere seis semanas.

¿Podré trabajar en el jardín?

Sí, siempre y cuando no levante cosas pesadas ni haga esfuerzo. No hay problema en agacharse ni en realizar actividades de jardinería suaves. Tome las cosas con calma y comience lentamente.

Desplazamientos

¿Pasado cuánto tiempo después de la operación podré conducir automóvil?

No debe conducir durante dos semanas, cuando menos, porque la incisión está sanando y puede ser un poco dolorosa. Si tuviera una emergencia mientras conduce o si tuviese que frenar súbitamente, podría dudar o no ser capaz de responder con total eficacia, debido al dolor o al malestar. Eso implicaría poner en peligro su vida y la de otras personas. Generalmente se acepta que, después de una operación abdominal, se necesitan unas cuantas semanas para poder conducir con seguridad.

¿Pasado cuánto tiempo podré ir en automóvil como pasajero?

Podrá hacerlo tan pronto como le den de alta en el hospital, pero sólo como pasajero. Cuanto más pronto se levante, más rápida será su recuperación.

¿Podré ir como pasajero en un viaje largo?

Sí, si es absolutamente necesario. Lo ideal es abstenerse de hacer viajes largos durante unas cuantas semanas. Podrá hacerlo parando cada hora para salir del vehículo y caminar un poco, a fin de activar la circulación sanguínea. También recomiendo que utilice medias compresivas.

¿Pasado cuánto tiempo después de la operación podré salir de viaje?

Si está planeando unas vacaciones, le recomiendo esperar entre cuatro y seis semanas, a fin de estar seguro de que su recuperación es satisfactoria. Podrá viajar en cualquier momento, si lo necesita, pero absténgase de alzar cosas pesadas o de hacer esfuerzos. Eso significa que no podrá llevar sus maletas y necesitará toda la ayuda que pueda conseguir.

El baño

¿Podré darme una ducha o un baño de tina al llegar a casa?
Sí, no hay limitaciones con respecto al baño, aunque prefiero que se abstenga de los baños de tina durante una o dos semanas, para evitar el esfuerzo de entrar y salir de ella. Para la mayoría de los hombres es más fácil limitarse a la ducha durante las primeras semanas.

¿Cuándo podré nadar?
Yo exijo esperar hasta que se retire la sonda. Para entonces la herida habrá sanado lo suficiente y usted podrá nadar suavemente. Deberá evitar la natación fuerte durante cuatro a seis semanas.

Medias compresivas

¿Por qué debo usar medias compresivas?
Después de la cirugía, debido al reposo y al menor flujo de sangre a través de las venas, durante seis a ocho semanas aumenta el riesgo de que se formen coágulos. Los coágulos de las piernas pueden ser dolorosos, y también peligrosos si se desprenden y llegan hasta los pulmones. Los coágulos grandes pueden provocar la muerte súbita si bloquean alguno de los grandes vasos. Por eso instamos a los pacientes no sólo a caminar con frecuencia después de la operación, sino a utilizar medias compresivas mientras están en reposo. Las medias comprimen las venas y reducen la probabilidad de que la sangre se acumule en éstas.

¿Durante cuánto tiempo deberé utilizar las medias compresivas después de salir del hospital?
Estrictamente hablando, durante seis a ocho semanas existe el riesgo de que se formen coágulos en las venas de las piernas y la

pelvis. Por esta razón, mi recomendación es que, si va a permanecer inactivo durante un período prolongado, por ejemplo durante un viaje largo por tierra o en avión, le conviene utilizar las medias. Si está activo y camina mucho, no hay necesidad de usarlas. Si no le molestan, le sugiero que las use durante seis a ocho semanas después de la operación.

Algunas enfermeras y médicos las utilizan permanentemente, puesto que deben permanecer de pie durante mucho tiempo. El uso de estas medias puede representarle mayor comodidad; de manera que puede seguir usándolas después de las ocho semanas, si siente que las necesita.

Dieta

¿Cuándo podré comer después de la operación?

Usted deberá poder comer lo que desee cuando llegue a su casa. Tenderá a tener estreñimiento; de manera que deberá consumir mucha fibra y beber mucha agua y otros líquidos.

¿Tendré alguna restricción alimentaria una vez en casa?

No hay restricciones para lo que puede comer. Quizá esté ligeramente anémico, con un bajo recuento de glóbulos rojos, pero una dieta balanceada con alimentos ricos en hierro bastará.

¿Deberé tomar suplementos de hierro?

Quizá sea conveniente hacerlo, al menos durante las primeras semanas después de salir del hospital. Así tendrá hierro suficiente para recuperar su nivel de glóbulos rojos. El hierro puede provocar estreñimiento; de manera que deberá beber muchos líquidos e incrementar el volumen de fibra de la dieta.

¿Qué debo hacer si me da estreñimiento estando ya en casa?

Mi recomendación es tomar leche de magnesia como laxante suave. Si el estreñimiento es fuerte, hable con su médico sobre medicamentos tales como Colace® o Surfak®, los cuales ayudan a prevenir el estreñimiento.

La incisión

¿Cuánto tiempo tarda en sanar la incisión?

La mayor parte del proceso de cicatrización ocurre durante las primeras seis semanas, pero la herida continúa sanando durante seis a doce meses.

¿Por qué la incisión se siente dura y gruesa?

Es el proceso normal de cicatrización del cuerpo. A medida que los tejidos sanen lentamente, el engrosamiento y la dureza desaparecerán.

¿Cómo sabré si se está infectando la herida?

Generalmente aumenta la molestia, hay enrojecimiento y puede salir pus.

¿Qué puede hacerse en caso de que se infecte la incisión?

Por lo general, abrir la incisión en el sitio de la infección es suficiente para que drene y cicatrice normalmente. Algunas veces administro antibióticos, si la infección es preocupante. Puedo incluso rellenar la abertura de la incisión con gasa estéril, para ayudar al drenaje. La incisión abierta cierra espontáneamente con el tiempo.

¿Hay algo que pueda hacer para ayudar a que sane la herida?

Evite el sol. La exposición de la incisión a los rayos solares puede alterar permanentemente el color de los tejidos nuevos. Después de la operación, la herida será roja. Al cabo de los meses adquirirá el color normal de la piel.

¿Qué cambios internos experimentaré después de la operación?

Quedará sin la próstata, las vesículas seminales adyacentes y los ganglios linfáticos que drenan la próstata. La vejiga quedará unida directamente a la uretra y no a la próstata, como antes de la operación. Ésos son los únicos cambios internos.

¿Qué pasa si persiste el dolor en el sitio de la piel por donde se introdujo la línea intravenosa?

Ese dolor es común, pero en ocasiones puede representar una

infección o una obstrucción de las venas del brazo. A menos que la infección se extienda, es fácil de tratar con calor, especialmente con compresas tibias. Si la zona está muy roja y adolorida, puede tratarse de una infección, caso en el cual probablemente deba tomar antibióticos y mantener estrecha observación sobre la zona.

¿Con cuánta frecuencia, después de la operación, deberé ir a control al consultorio del urólogo?

En lo que a mí respecta, generalmente veo al paciente entre siete y diez días después de la operación, para examinar rápidamente la incisión y retirar los puntos. Unos 21 días después de la operación retiro la sonda y programo un nuevo control para cuatro o seis semanas después, a fin de ver cómo está el paciente, analizar el informe de patología y hablar del seguimiento a largo plazo.

¿Debo ver a mi médico general inmediatamente después de la operación?

Por lo general no, a menos que tenga otros problemas médicos no relacionados con la operación. Sugiero que hable con su médico o con la enfermera para comunicarles que ya está en su casa y que se encuentra bien.

Según lo estipule su seguro de salud, cuando termine la recuperación inmediata, es probable que deba ver a su médico de atención primaria. Por ejemplo, ciertos seguros exigen la visita al médico de atención primaria dentro de cierto período después de la operación.

24

Terapia hormonal

La terapia hormonal es una de las opciones habituales para tratar el cáncer de la próstata. Al igual que las demás opciones de tratamiento, la terapia hormonal es la mejor en determinadas situaciones y para determinados pacientes.

¿Qué es la terapia hormonal?
Es un tratamiento consistente en eliminar del organismo las hormonas masculinas (denominadas *andrógenos*). La hormona masculina más común es la *testosterona.*

¿Cuál es la razón para eliminar del organismo la testosterona?
Eliminamos la hormona durante el tratamiento porque el cáncer de la próstata es *sensible a las hormonas.* Eso quiere decir que la testosterona estimula el crecimiento del cáncer.

Cuando la hormona se elimina del organismo, el cáncer generalmente deja de crecer y puede incluso entrar en una fase de inactividad, en una especie de hibernación. De la misma manera que se trata el cáncer del seno administrando a la mujer la hormona del sexo opuesto, los hombres pueden ser tratados con hormonas femeninas o con otros medios para eliminar del organismo la testosterona.

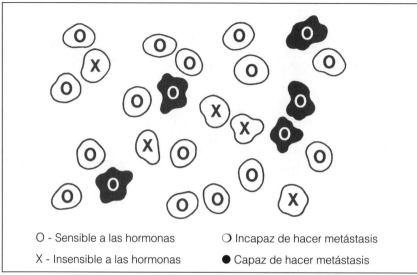

O - Sensible a las hormonas   ○ Incapaz de hacer metástasis

X - Insensible a las hormonas   ● Capaz de hacer metástasis

CÉLULAS CANCEROSAS: SENSIBILIDAD A LAS HORMONAS Y RIESGO DE DISEMINACIÓN: Aunque los porcentajes concretos varían de una persona a otra y de un cáncer a otro, se considera que algunas de las células cancerosas son sensibles a las hormonas, mientras que otras son insensibles a ellas y no son afectadas por los cambios en los niveles de testosterona. Así mismo, algunas de las células cancerosas se pueden diseminar, mientras que se cree que otras son incapaces de hacerlo, sea cual sea su sensibilidad a las hormonas. Esto explica el porqué del comportamiento tan variable de los cánceres, los cuales no se ciñen a pautas definidas o a determinadas respuestas al tratamiento.

¿Quién debe someterse a la terapia hormonal?

Lo ideal es utilizar este tratamiento en los casos en que la enfermedad ha dado muestras de avanzar después de la radioterapia y/o la operación. Considerando el gran número de hombres que se benefician de la terapia hormonal durante varios años, suele utilizarse como *tratamiento primario* en los hombres de edad relativamente avanzada en quienes deseamos hacer algo más que observar, pero en quienes la radiación o la cirugía representa un tratamiento excesivo o inadecuado.

¿Cuáles son otras razones para emplear la terapia hormonal?

Una de las razones principales es que se considera útil para tratar las metástasis diseminadas. La terapia hormonal se considera la solución apropiada cuando el cáncer ha invadido los ganglios o los huesos. Este tratamiento puede emplearse *antes* de la operación y *antes* de la radiación o *durante* ésta, para reducir el tamaño de la próstata o mantener el cáncer a raya.

¿Funciona bien la terapia hormonal en todos los casos?

Cuando funciona, este tratamiento es muy eficaz. Pero, como sucede con todas las modalidades terapéuticas, cada persona responde de manera diferente. Algunos hombres pueden pasar años después de la terapia hormonal sin indicio alguno de crecimiento del cáncer. En algunos casos el cáncer puede disminuir notablemente, mientras que en otros puede permanecer inactivo durante muchos años, quizá 10 ó más. Otras personas pueden obtener buenos resultados pero sólo durante un período corto.

¿Cómo se reactiva el crecimiento de las células cancerosas?

Algunos cánceres pueden aprender a crecer sin el estímulo habitual de las hormonas. Son los cánceres denominados *insensibles a las hormonas*.

¿En qué situación es menos eficaz la terapia hormonal?

La peor situación es aquélla en la cual el tratamiento hormonal sólo frena el crecimiento del cáncer durante un tiempo, quizá unos meses o años. Esto sucede en los casos de hombres que tienen cánceres muy agresivos, generalmente a una edad temprana y con un nivel de PSA muy elevado. En esos casos, no estamos seguros de que la terapia hormonal tenga mucho impacto sobre el crecimiento del cáncer.

¿Cómo se puede saber cuál cáncer responderá a la terapia hormonal y cuál no?

En la actualidad no contamos con ninguna forma confiable de determinar quién puede beneficiarse y quién no. Si se piensa que usted es apto para la terapia hormonal, deberá someterse a un período de prueba. Si el tratamiento funciona durante ese tiempo, por lo general el resultado a largo plazo será bueno.

¿Es curativa la terapia hormonal?

No, no como lo son la radiación o la cirugía. Al eliminar la testosterona se elimina un estimulante importante del crecimiento del cáncer. La terapia hormonal es un *control* eficaz, no una *cura*.

¿Se prolongará mi vida con la terapia hormonal?

Eso es lo que esperamos y creemos, pero *no* hay garantía. En muchos casos, la terapia hormonal ofrece muchos años de buena calidad de vida. En otros, la enfermedad puede ser tan agresiva que quizá no responda a los tratamientos hormonales. En caso de que responda, es probable que la terapia funcione solamente durante unos pocos meses, en vez de los años que esperamos.

¿Mejora la calidad de vida con la terapia hormonal?

En la mayoría de los casos, nuestra aspiración es que las hormonas impidan el crecimiento del cáncer. Sin embargo, existen efectos secundarios que podrían menguar la calidad de la vida.

¿Cuáles son los efectos secundarios posibles de la terapia hormonal?

El efecto secundario más común es el de las oleadas de calor, las cuales ocurren en el 10-15% de los hombres que reciben inyecciones de hormonas, y un poco menos después de la orquiectomía o extirpación de los testículos. (Las inyecciones y la orquiectomía se explican más adelante, en este mismo capítulo.)

La mayoría de los hombres afectados se quejan de calores intermitentes que posteriormente se tornan menos frecuentes y molestos. Sin embargo, en unos pocos casos los calores pueden ser bastante agobiadores e incapacitantes. Las oleadas van y vienen de improviso y se traducen en calor y sudoración. Por suerte, en la mayoría de los casos los calores tienden a autolimitarse. La mayoría de los hombres sencillamente se resignan a soportarlos.

¿Cuál es la causa de las oleadas de calor?

Nadie comprende realmente por qué al eliminar del organismo la testosterona se producen los calores.

¿Qué se puede hacer para tratar los calores?

Cada cual responde de manera diferente a los distintos tratamientos. Hemos logrado buenos resultados con los parches de Clonidina®, la hormona Megace® cada tercer día, Provera® dos veces al día, los parches de estrógeno una o dos veces por semana, e incluso los estrógenos (DES) en dosis bajas. El DES y los estrógenos se explican más adelante, en este capítulo.

Tratamientos para las oleadas de calor

DES (¡riesgos!)	Flutamida
Megace®	Progesterona
Parche de Clonidina®	Parche de estrógeno
Suspender las inyecciones	

Oí que algunos hombres tienen problemas de mama con las hormonas. ¿Es eso cierto?

Sí, en un pequeño porcentaje de hombres se presenta hipersensibilidad dolorosa y/o tumefacción en las mamas, después de iniciar la terapia hormonal. En muchos casos, el dolor desaparece. En raras ocasiones se necesita una dosis baja de radiación o una operación para extirpar los tejidos agrandados o sensibles de la mama.

¿Tiene la terapia hormonal algún efecto sobre la voz o el comportamiento?

La terapia hormonal no afecta la voz, ni tampoco el aspecto físico ni el comportamiento.

¿Quedaré impotente como consecuencia de la terapia hormonal?

Sí, la terapia podría afectar su capacidad para tener una erección, disminuir la calidad de las erecciones o acabar con el deseo y el interés por la actividad sexual.

¿Cómo se lleva el control de la eficacia de la terapia hormonal?

Al igual que con otros tratamientos para el cáncer de la próstata, la prueba del PSA es la mejor forma de saber si la terapia hormonal

Posibles efectos secundarios de la terapia hormonal

Calores
Hipersensibilidad dolorosa de las mamas
Agrandamiento de las mamas
Disminución del deseo sexual
Impotencia

Opciones para la terapia hormonal

Estrógeno (DES)
Análogo de la LHRH (Lupron® o Zoladex®)
Orquiectomía (extirpación de los testículos)

está funcionando y con cuánta eficacia. Lo ideal es que el PSA se reduzca a niveles muy bajos, entre 0.0 y 0.1, pero puede descender sólo a 0.4 ó 0.5. Cuanto más rápida sea la disminución y cuanto más tiempo permanezca en un nivel bajo, mejor.

La eficacia de la terapia hormonal depende en cierta medida de la cantidad de cáncer presente en el organismo y del nivel del PSA antes de iniciar el tratamiento. Cuanto mayor sea el volumen del cáncer, menos eficaz será el tratamiento.

Por lo general, verifico el nivel del PSA entre seis y ocho semanas después de comenzar a administrar las inyecciones de hormonas o de practicar la orquiectomía. Después hago un seguimiento cada tres o cuatro meses durante uno o dos años, y de ahí en adelante cada cuatro a seis meses. La frecuencia del seguimiento depende del momento en que se inicie el tratamiento, del volumen del tumor, de la agresividad del cáncer y de la perspectiva a largo plazo.

¿Deberé iniciar el tratamiento hormonal inmediatamente?

Hay quienes piensan que los urólogos deben esperar tanto como sea posible, hasta que haya síntomas claros de que el cáncer se está diseminando, para iniciar el tratamiento hormonal. Yo no estoy de acuerdo con esto; por el contrario, tiendo a iniciar el tratamiento temprano, tan pronto como se verifica que la enfermedad se halla en estado avanzado. En mi opinión, es la forma de ofrecer los mejores resultados a largo plazo.

¿Cómo se hace el tratamiento con hormonas?

Actualmente hay varias formas de aplicar la terapia hormonal. Durante años, sencillamente se utilizó estrógeno (DES), una hormona femenina, una vez al día. Ese método fue útil para controlar el crecimiento del cáncer. Infortunadamente, el estrógeno tiene varios posibles efectos secundarios en los casos que mencionaremos más adelante.

Debido a estos efectos secundarios que representan una amenaza para la vida, en la actualidad ha perdido favor el estrógeno. Ahora preferimos extirpar quirúrgicamente los testículos (fuentes de testosterona), o administrar una inyección mensual de una hormona artificial que "engaña" al organismo, para hacerle suspender la producción de testosterona. Los dos tratamientos son igualmente eficaces para disminuir en el organismo los niveles de la hormona masculina.

DES (dietilestilbestrol)

¿Qué es el DES?
El dietilestilbestrol, abreviado como DES, es una forma de estrógeno u hormona femenina.

¿Por qué ya no se utiliza el DES?
La mayoría de los médicos dejaron de utilizar el DES hace varios años, cuando surgieron otras opciones más seguras. Hoy sabemos que el DES puede provocar ataques cardíacos, derrames cerebrales y coágulos fatales. En dosis bajas se puede utilizar para combatir las oleadas de calor. Sin embargo, en general no tiene sentido utilizar una terapia como el DES, casi más peligrosa que el propio cáncer para el cual se utiliza.

¿Cuánto tiempo tarda el DES en reducir los niveles de testosterona?
Pueden pasar entre 30 y 60 días a partir de la iniciación de la terapia, antes que los niveles de testosterona lleguen a su límite inferior.

¿Qué sucede si ya estoy recibiendo DES y no he tenido problemas?
Si ha estado recibiendo DES durante algunos años, probablemente seguirá obteniendo buenos resultados. Existe el riesgo de que se presenten problemas cardíacos, derrames cerebrales o coágulos. Hace poco tuve un paciente anciano que había estado recibiendo DES durante más de 10 años sin ningún efecto secundario. Le expliqué mi preocupación y las otras variantes terapéuticas, y optó por continuar con su terapia de DES.

Orquiectomía

¿Qué es una orquiectomía?

Es la extirpación quirúrgica de los testículos.

¿Es la orquiectomía eficaz como tratamiento?

Sí. Este procedimiento produce un descenso rápido y eficaz—casi hasta cero—del nivel de testosterona. Es un tratamiento *permanente*. No hay que preocuparse de que el nivel de la testosterona vuelva a elevarse ni tampoco de tomar píldoras todos los días o de aplicarse una inyección todos los meses.

La orquiectomía es el parámetro con el cual se miden todos los demás tratamientos hormonales. Algunos son igualmente buenos, pero ninguno es mejor.

¿Por qué le importa a un hombre conservar los testículos si su extirpación es el mejor tratamiento?

A algunos hombres sencillamente les desagrada la idea de perder los testículos. Es una cuestión emocional relacionada con la imagen de sí mismos. Cuando presento esta opción a mis pacientes, les explico que el escroto permanece intacto y que solamente se retiran los testículos. Con base en esto, algunos hombres deciden seguir adelante.

¿Es la orquiectomía equivalente a una castración?

Sí, los dos términos se refieren a la extirpación de los testículos.

¿Cuánto tiempo tarda la operación en reducir los niveles de testosterona?

La testosterona desciende rápidamente hasta cero, en el lapso de tres a doce horas. En los casos en que hay dolor por la presencia del cáncer en los huesos, éste puede desaparecer a los pocos días o incluso antes. Tuve un paciente con los huesos invadidos por el cáncer, cuyo dolor disminuyó notablemente y casi desapareció por completo al día siguiente.

¿Cómo se realiza la orquiectomía?

Es un procedimiento ambulatorio que se realiza en el hospital o en un centro de consulta externa y permite regresar a la casa unas cuantas horas después.

Los testículos se extirpan bajo anestesia, a través de una incisión de dos y medio a cinco centímetros, practicada en la parte anterior del escroto. Cada testículo se separa de los tejidos circundantes, los vasos sanguíneos se pinzan y luego se ligan con sutura.

Los testículos se envían a patología para determinar la presencia de cáncer, aunque éste es muy raro.

¿Quién realiza la operación?

Generalmente la realiza el urólogo, pero es un procedimiento que puede realizar fácilmente un cirujano general, si no se cuenta con un urólogo. Se la considera una operación relativamente sencilla.

¿Cuáles son los riesgos principales de esta operación?

Los riesgos más graves de esta operación son la infección y la hemorragia, pero éstas ocurren muy rara vez y, por lo tanto, ciertamente no deben hacerlo rehusar la operación. No debe alarmarse si hay algo de equimosis o de hinchazón, las cuales son de común ocurrencia.

Si observa mayor enrojecimiento, hinchazón o dolor, o si por la herida comienza a salir líquido purulento, informe a su médico para que lo examine inmediatamente. Es probable que se haya infectado la incisión. Lo más seguro es que el médico le formule antibióticos o que abra la incisión ligeramente para permitir que drene. Las infecciones son bastante infrecuentes, debido a que la piel del escroto tiene muy buena irrigación sanguínea.

El otro problema—la hemorragia—puede ser más grave, pero se presenta muy rara vez. Si un vaso pequeño comienza a sangrar después de la operación, el escroto se inflama rápidamente, se torna morado y adquiere la apariencia de una berenjena. Ésa es una *verdadera emergencia.* Debe someterse inmediatamente a exploración quirúrgica bajo anestesia, para identificar y ligar los vasos sangrantes y drenar la sangre acumulada en el escroto.

¿Qué tipo de anestesia se utiliza?

Hay dos tipos básicos de anestesia para esta operación. La más común es la anestesia general, con la cual el paciente permanece dormido durante toda la operación. La segunda forma común de anestesia es la denominada *anestesia local controlada,* en la cual el anestesiólogo administra un sedante por vía intravenosa. El sedante obra durante el tiempo suficiente para que el cirujano inyecte en los tejidos una solución anestésica de acción prolongada. El paciente se mantiene en un estado de sedación y no siente nada durante el resto de la operación.

En algunos casos he realizado la orquiectomía bajo anestesia local, sin ningún tipo de sedación. Todo depende del paciente. A veces, el estado general de salud del paciente indica cuál es la forma más segura de anestesia. Hable con el anestesiólogo. En algunas ocasiones, aunque no con mucha frecuencia, he realizado la operación con anestesia raquídea, pero ésta puede demorar el regreso a casa.

¿Hay dolor después?

Por lo general no hay dolor, aunque algunos hombres se quejan de molestia y resentimiento durante unos días. La mayoría se sorprenden de cuán fácil es todo y de lo bien que se sienten posteriormente. Puede haber algo de inflamación de los tejidos e incluso un poco de equimosis, pero generalmente esto no es problema.

¿Es necesario retirar los puntos posteriormente?

La mayoría de los cirujanos emplean sutura absorbible, de modo que no es necesario retirarla, puesto que se disuelve por sí sola. En ocasiones pueden separarse los bordes de piel. Esto ocurre con frecuencia, pero la piel suele cicatrizar rápidamente. Yo recomiendo mantener la incisión limpia y seca, lavándola con una solución diluida de peróxido de hidrógeno una o dos veces al día. Conviene utilizar un ungüento antibiótico, como Neosporina® o su equivalente, una o dos veces al día.

¿Qué sucede después de llegar a casa?

Para facilitar la recuperación, debe abstenerse de levantar objetos pesados y de hacer esfuerzos durante una o dos semanas. Debe aplicarse compresas de hielo sobre el escroto cada hora durante las primeras 48 horas, para evitar la inflamación. Tenga cuidado de aplicar el hielo sobre una capa de tela y no directamente sobre la piel, puesto que podría lastimarse.

¿Cuándo podré darme una ducha?

Cuando usted desee. Recomiendo evitar el baño de tina hasta que haya cicatrizado totalmente la incisión, por lo general una o dos semanas después de la operación.

> Nota del autor   *Al poco tiempo de abrir mi consultorio, traté a un hombre de edad con cáncer de la próstata en estado avanzado. Después de una larga charla con él acerca de las opciones, se decidió por la orquiectomía. A la primera visita de control llegó visiblemente molesto. Me explicó que estaba bien, pero muy sorprendido de ver que no solamente le había extirpado los testículos sino también los "huevos." Después de unos momentos me di cuenta de que no tenía idea alguna de lo que eran los testículos. Se sorprendió al saber exactamente lo que habíamos hecho durante el procedimiento.*

¿Cuándo podré conducir automóvil?

Si no está tomando medicamentos para el dolor, podrá conducir a los pocos días. Consulte con su médico.

¿Cuándo podré reanudar mis actividades normales?

Es mejor evitar durante unas dos semanas las actividades que requieran esfuerzo, aunque es importante mantenerse activo y caminar tanto como sea posible.

¿Cuándo podré montar en bicicleta corriente, en bicicleta estática o a caballo?

Mi recomendación es no sentarse en una bicicleta o sobre una silla de montar antes de unas cuantas semanas.

Inyecciones mensuales

¿Qué clase de medicamento se administra en las inyecciones mensuales?

El medicamento es un *análogo de la LHRH*. Básicamente es una "copia" de una hormona natural del organismo que estimula la producción de testosterona.

¿Cómo funcionan las inyecciones mensuales?

Las inyecciones estimulan una ráfaga corta de testosterona durante cerca de dos semanas. El organismo interpreta esa ráfaga como un *exceso* de testosterona y responde *interrumpiendo* la producción de la hormona. Esto reduce el nivel de testosterona en el organismo, tal como sucede cuando se extirpan los testículos. Para mantener el beneficio de las inyecciones es necesario aplicarlas mensualmente durante el resto de la vida.

¿Podría el aumento inmediato del nivel de la hormona, después de la primera inyección, causar algún problema?

Este problema puede presentarse y podría ser muy serio en caso de que el cáncer se haya diseminado a lo largo de la columna verte-bral. Si el cáncer ha llegado a la columna podría utilizarse la gammagrafía ósea para determinar el sitio exacto. Pero solamente la tomografía computarizada o la resonancia magnética pueden mostrar si el cáncer está comprimiendo la médula espinal. No es común solicitar esos exámenes en la mayoría de los casos.

El cáncer podría aumentar de tamaño durante el incremento de los niveles de testosterona, y comprimir y dañar la médula ósea. Aunque es una situación que se presenta muy rara vez, podría provocar una parálisis.

¿Cuáles son las ventajas de las inyecciones de LHRH?

Evitan la necesidad de extirpar los testículos y al mismo tiempo proporcionan un tratamiento eficaz para reducir los niveles de testosterona. Más adelante, en caso de producirse efectos secundarios como los calores mencionados anteriormente, y de no tolerar el tratamiento por más tiempo, existe la opción de someterse a la orquiectomía.

¿Son iguales los diversos tipos de inyecciones?

Básicamente cumplen el mismo propósito pero son variaciones ligeramente diferentes del mismo tema. Desde un punto de vista médico, tienen la misma eficacia y son a la vez tan buenas para reducir los niveles de testosterona como la orquiectomía.

¿Cuáles son los nombres de estos medicamentos hormonales?

Hay dos tipos de análogos de la LHRH en el mercado: el Lupron® y el Zoladex®. Los dos son semejantes y tienen el mismo mecanismo de funcionamiento.

¿Cómo se administran las inyecciones?

El Lupron se aplica una vez al mes, en la nalga. Muchos médicos alternan los lados, mes a mes.

El Zoladex es una bolita que se inyecta dentro del tejido, justo debajo de la superficie de la piel, generalmente en la pared del abdomen. Este sitio se considera apropiado porque tiene menos inervación y al mismo tiempo un buen riego sanguíneo. Para aplicar esta inyección se administra primero una pequeña cantidad de anestésico local, a fin de adormecer la piel antes de insertar la bolita a través de una muesca hecha con la aguja de inyectar. Algunos médicos prefieren administrar la inyección sin adormecer primero la piel.

Las empresas farmacéuticas están trabajando en versiones de acción prolongada de estos medicamentos, a fin de que una sola inyección sirva durante varios meses.

¿Cuánto tiempo dura el tratamiento?

Si escoge la inyecciones de hormonas, deberá aplicárselas todos los meses durante el resto de su vida. Sin embargo, tiene la opción de cambiar las inyecciones por la intervención quirúrgica, y en ese caso ya no sería necesario proseguir el tratamiento. En ocasiones, cuando la enfermedad está muy avanzada, suspendemos las inyecciones para probar con otros tratamientos.

¿Qué sucede si me retraso en hacerme el tratamiento?

Los beneficios de las inyecciones duran solamente unos 28 días. Anticiparse o demorarse unos días realmente no significa mucho. Pero si pasa más tiempo, deberá aceptar el hecho de que tendrá un período sin reducción de los niveles hormonales. Cuando las demoras son ocasionales, probablemente no causen problema. Yo pido a mis pacientes que se ajusten en lo posible al programa de cada 28 días.

¿Qué pasa si omito un mes de tratamiento?

Los niveles de la hormona masculina aumentarán. Esto no tiene por qué representar un problema, pero no conviene omitir los tratamientos con frecuencia.

¿Qué debo hacer si tengo un viaje en la fecha en que deben aplicarme la inyección?

Generalmente ofrezco a mis pacientes dos opciones. La primera es expedir una nota o una fórmula médica que el paciente pueda presentar a un médico en otra población. Yo he tenido que aplicar la inyección a muchos pacientes que se encuentran de paso en mi localidad. Algunos me han dicho que a veces deben llamar a uno o dos urólogos antes de encontrar alguno que esté dispuesto a aplicarles la inyección.

La otra opción es comprar el Lupron o el Zoladex y llevarlo consigo. Después tendría que buscar un médico dispuesto a aplicarle la inyección. Para asegurarme de que no haya problemas, también redacto una nota en la cual digo que la inyección debe aplicarse en la fecha indicada.

Bloqueo total de los andrógenos

¿Eliminan estas terapias hormonales la totalidad de la hormona masculina?

No. Las *glándulas suprarrenales,* localizadas sobre los riñones, producen una pequeña cantidad de las hormonas masculinas (*andrógenos*). Se discute mucho acerca de si ese remanente puede ser el causante del fracaso de algunos tratamientos contra el cáncer. Algunos especialistas piensan que además de las inyecciones de Lupron o Zoladex, o de la extirpación de los testículos, es necesario tomar diariamente otro medicamento denominado *flutamida,* cuyo nombre comercial es Eulexin®.

¿Cómo funciona la flutamida?

La flutamida bloquea la capacidad de las células para absorber las hormonas, produciendo lo que conocemos como *bloqueo total de los andrógenos*. Hay indicios de que podría controlar el cáncer durante más tiempo que la orquiectomía o las inyecciones mensuales por sí solas, y que podría agregar entre siete y doce meses o más a la duración de la vida. La flutamida debe tomarse tres veces al día.

¿Puedo tomar la flutamida más adelante, en caso de que sospeche que el cáncer está creciendo?

Si decide no tomar flutamida y en algún momento su nivel de PSA comienza a subir, podrá entonces agregar el medicamento a su tratamiento, por lo general con buenos resultados. Nadie sabe realmente si esto funciona igualmente bien que iniciar la medicación al comienzo de la terapia hormonal. De hecho, hay algunos médicos que prefieren agregar esta droga únicamente si es necesario.

¿Durante cuánto tiempo debo tomar la flutamida?

Deberá tomarla de por vida. Si usted está tomando flutamida y se observa una reactivación del cáncer, al suspender el medicamento puede producirse un descenso en los niveles del PSA. Nadie sabe realmente por qué sucede esto.

¿Es eficaz la flutamida?

Probablemente. Sólo el tiempo dirá si su beneficio es significativo. Yo recomiendo a mis pacientes que la tomen si pueden pagarla.

¿Cuánto cuesta la flutamida?

Cuesta $300 mensuales, lo cual puede representar una carga económica para algunas personas. Buscando aquí y allá se puede conseguir por un poco menos. Algunos pacientes han ido a México a comprarla, pensando que pueden conseguirla por mucho menos. Durante años se adquiría en el Canadá, antes que fuera aprobada en los Estados Unidos.

Sin embargo, la mayoría de las farmacias de las zonas fronterizas cobran casi tanto como en los Estados Unidos, suponiendo además que en realidad sea flutamida lo que venden y no otra cosa. A uno de mis pacientes le vendieron un suplemento de potasio pensando que era flutamida. De razón que le costó tan poco.

¿Cuáles son los efectos secundarios de la flutamida?

El único efecto secundario importante es la diarrea, la cual puede ser bastante seria y muy molesta en caso de prolongarse. Cuando se presenta la diarrea al iniciar el tratamiento con flutamida, generalmente reducimos la dosis de dos píldoras tres veces al día a una píldora tres veces al día.

Si la diarrea persiste, suspendemos la droga totalmente, para ver si es la culpable o si se trata sólo de un ataque de infección

Efectos secundarios de la flutamida

Diarrea
Calores
Disminución del deseo sexual
Impotencia
Náusea / vómito
Agrandamiento o hipersensibilidad de las mamas
Daño hepático (raro)

intestinal. Aunque la diarrea desaparezca, reanudamos la flutamida muy gradualmente hasta llegar a la dosis completa, tres veces al día.

Terapia intermitente

¿En qué consiste la terapia intermitente?
Consiste en iniciar la terapia hormonal y suspenderla cuando los niveles del PSA lleguen al mínimo y se estabilicen. La terapia hormonal debe reiniciarse cuando el PSA comience a subir de nuevo y continuarla hasta que descienda nuevamente.

Este esquema experimental intermitente sería menos costoso que la terapia continua. Si le molestan los calores o la impotencia, la terapia intermitente podría ser una forma de descansar y volver a la "vida normal," aunque quizá sólo por corto tiempo.

¿Podría ser peligrosa esta terapia intermitente?
Los estudios en animales indican que quizá no genere problemas y que incluso podría ser mejor que la terapia hormonal continua. Pero no existen buenos estudios en seres humanos, que contribuyan a determinar los peligros. Por ahora, la terapia interminente no es uno de los principales tratamientos de elección.

Empleo de hormonas antes de la operación o de la radioterapia

¿Por qué desea mi médico aplicarme inyecciones de hormonas antes de la operación?
Lo que su médico busca al aplicar inyecciones de hormonas

durante dos a cuatro meses antes de la operación es que se reduzca el tamaño de la próstata para facilitar el procedimiento quirúrgico. Aunque esto no funciona en todos los casos, muchas próstatas grandes se reducen de manera significativa con unos pocos meses de terapia hormonal. Todavía hay controversia acerca de si realmente se logra un beneficio.

¿Se puede reducir el tamaño del cáncer por medio de las inyecciones de hormonas?

Ésta era la idea original cuando la terapia hormonal se administraba antes de la intervención quirúrgica. Hay numerosos estudios comparativos de grupos de hombres que recibieron las inyecciones antes de la operación con otros que no las recibieron. La mayoría de los investigadores piensan que si el tamaño del cáncer en efecto se reduce, es solamente en un pequeño porcentaje de los hombres sometidos a cirugía. De acuerdo con mi experiencia, el tratamiento previo con hormonas, denominado *terapia neoadyuvante,* realmente no contribuye en mayor medida.

¿Cuál es la razón para no probar con las inyecciones de hormonas antes de la operación?

La principal preocupación de mis pacientes se relaciona con los posibles e ingratos efectos secundarios, como la impotencia y las oleadas de calor.

¿Puedo utilizar las inyecciones de hormonas para impedir la diseminación del cáncer, si no puedo someterme a intervención quirúrgica o a radiación antes de varios meses?

Sí, la terapia hormonal puede ayudar a controlar el crecimiento del cáncer. Sin embargo, si la enfermedad ya ha salido de la próstata, es probable que la terapia hormonal no cambie esa situación.

Si mi nivel de PSA desciende radicalmente después de las inyecciones, ¿debo de todas maneras hacerme operar?

Sí. La terapia hormonal no es una cura a largo plazo; es un control a corto plazo. Bajo la influencia de la terapia hormonal es común observar un descenso notable del nivel del PSA. Eso no significa que el cáncer haya desaparecido, sino que se ha reducido su capacidad para secretar el PSA. En otras palabras, el cáncer continúa existiendo.

¿Ayudan las inyecciones de hormonas antes de la radiación?

En determinados casos de próstatas muy grandes, es conveniente probar con la terapia hormonal durante varios meses, a fin de reducir el tamaño de la glándula y facilitar su tratamiento.

¿Existe alguna razón para continuar con la terapia hormonal incluso después de la radiación?

Sí. Cuando el cáncer es grande o de grado alto y se piensa que puede ser muy agresivo, continuar con la terapia hormonal mejora la tasa de curación a largo plazo, en comparación con la radioterapia por sí sola.

Opción	Tipo de tratamiento	Efecto secundarios	Beneficios
DES	Píldora diaria	Riesgos asociados con las altas dosis: Ataques cardíacos Derrames cerebrales Coágulos sanguíneos Calores	Poco costosa eficaz
Orquiectomía	Cirugía ambulatoria	Hipersensibilidad de las mamas Calores	Tratamiento único y rápido. Descenso rápido de las hormonas. En términos generales, es el menos costoso
Lupron®/ Zoladex®	Inyecciones mensuales	Hipersensibilidad de las mamas Calores	Evita la operación
Flutamida	Píldora tres veces al día	Diarrea	Puede prolongar el tiempo de vida

25

Crioterapia, microondas y láser

A medida que los médicos estudian nuevas formas de tratar el cáncer de la próstata, se perfilan tres posibilidades, a saber: la crioterapia, la terapia con microondas y la terapia con láser. De ellas, la *crioterapia* es la más prometedora.

Crioterapia

¿Qué es la crioterapia?
Es el proceso de congelar la próstata de manera controlada, como tratamiento curativo para el cáncer.

¿Es la crioterapia lo mismo que la criocirugía?
Sí, los dos términos se refieren al mismo tratamiento. La *ablación por criocirugía* es otro sinónimo.

¿Cuál es el papel que puede desempeñar la criocirugía?
Esta técnica todavía es nueva y está en etapa relativamente experimental. Consiste en *congelar* la próstata con el propósito de matar las células cancerosas. Su relativa simplicidad, bajo costo, facilidad

211

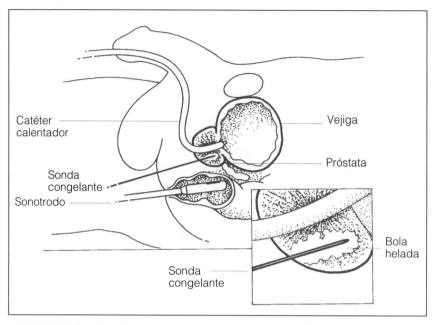

CRIOCIRUGÍA: El tejido de la próstata se congela por medio de sondas insertadas directamente dentro de la glándula. Esto forma una bola helada de tejido, con lo cual mueren las células cancerosas. A través de un catéter colocado en la uretra se hace circular una solución para mantenerla caliente durante el procedimiento. A fin de garantizar que el frío no llegue a la pared del recto, el procedimiento se hace con la ayuda de la ecografía.

y rapidez la convierten en un tratamiento probablemente mejor que la prostatectomía o la radioterapia prolongada. En este momento todavía no sabemos si la crioterapia es eficaz como tratamiento a largo plazo para el cáncer.

¿Cómo se realiza la criocirugía?

La criocirugía se realiza bajo anestesia. Se colocan unas sondas especiales a través de la próstata, y se confirma la posición de esas sondas por medio de la ecografía rectal. Después se hace circular nitrógeno líquido a través de las sondas, congelando el tejido de la próstata. Se utiliza una sonda de ecografía rectal para controlar la congelación y para saber en qué momento se ha tratado la cantidad suficiente de tejido.

El objetivo es formar una "bola de hielo" lo suficientemente grande para matar el cáncer. De acuerdo con los defensores de esta técnica, no se produce daño alguno a la vejiga o a la pared del recto, la cual se encuentra justo detrás de la próstata.

La criocirugía todavía se considera experimental. Por ahora no hay resultados a largo plazo; de manera que no sabemos realmente si es tan buena como la radioterapia. Los especialistas observan la técnica con cautela. Existe la preocupación de que algunas células cancerosas escapen al proceso y que otras estén fuera de la próstata y no sean tratadas.

¿A qué temperatura desciende la próstata con la criocirugía?

La temperatura puede descender hasta -195°F (-126°C). El punto en el cual mueren las células es a -20°F (-29°C).

¿Se congela también la uretra durante la criocirugía?

En la uretra se coloca un catéter por el que se hace circular una solución tibia que la protege del frío durante el tratamiento.

¿Cuándo es mejor la crioterapia?

En caso de ser una solución válida, podría ser mejor *después* de la radiación o *en lugar* de ella. Como sucede con toda técnica nueva, la respuesta definitiva se desconoce. Ni siquiera los especialistas que aplican constantemente este procedimiento están seguros del papel de la criocirugía en el futuro. Con el tiempo se utilizará en un gran número de hombres con cáncer de la próstata, y entonces quizá podamos saber si se trata de otra idea maravillosa que no funcionó, o si en realidad es la gran respuesta que esperábamos.

¿Funciona la criocirugía cuando la próstata es muy grande?

Realmente no. Funciona mejor cuando la medida ecográfica de la próstata es de 40 gramos o menos.

¿Qué puedo hacer si me han dicho que mi próstata es grande, pero deseo que me apliquen crioterapia?

Podría ensayar con tres o cuatro meses de bloqueo hormonal total, a fin de reducir el tamaño de la glándula por medio de las inyecciones mensuales combinadas con flutamida. Después deberá someterse a un nuevo examen ecográfico para confirmar que la próstata esté lo suficientemente pequeña para que el tratamiento con criocirugía sea eficaz.

¿Puedo someterme a crioterapia si ya me han hecho una RTU?

Sí, pero es más difícil de realizar y la congelación es menos precisa. La criocirugía es mejor en los casos en que no hay cirugía previa de la próstata.

¿Cuáles son los efectos secundarios más comunes de la crioterapia?

El tratamiento puede irritar considerablemente la vejiga o la uretra, causando muchos síntomas, tales como deseos frecuentes de orinar, con urgencia, ardor, sangre o dolor, y otros síntomas semejantes de irritación de la pared rectal. Casi la mitad de los hombres tratados con crioterapia se quejan de un mayor o menor grado de inflamación del pene o del escroto. Este efecto suele ser transitorio.

¿Qué otros problemas pueden presentarse después de la crioterapia?

Algunos hombres llegan a presentar cicatrices en la uretra, mientras que otros tienen dificultad para orinar y necesitan sonda. Por fortuna, estos riesgos son poco comunes.

¿Puedo quedar impotente después de la crioterapia?

Sí. Hasta un 80% de los hombres sometidos a crioterapia se quejan de impotencia después. El riesgo de impotencia depende de la agresividad con la cual el cirujano congele los tejidos de la próstata.

¿Puedo quedar incontinente después de la cirugía?

Ese riesgo es relativamente raro y no debe constituir un problema después de la criocirugía.

¿Tiene la criocirugía alguna otra complicación seria?

Además de los síntomas de irritación, los dos riesgos principales son la posibilidad de que se forme una conexión anormal, o *fístula,* entre la uretra y el recto, y que el tratamiento del cáncer sea incompleto.

Terapia con microondas

¿Qué puede decirse de la terapia con microondas para el cáncer de la próstata?

Esta terapia se encuentra todavía en fase experimental para tratar el agrandamiento no canceroso de la próstata. No se está utilizando para tratar el cáncer. Aún no se sabe si es o no un tratamiento eficaz para el simple agrandamiento de la próstata. No se han realizado estudios a largo plazo para evaluar esta forma de terapia en el cáncer de la próstata.

Terapia con láser y electrovaporización

¿Qué puede decirse de la terapia con láser para el cáncer de la próstata?

La terapia con láser no tiene aplicación para el cáncer de la próstata, por lo menos hasta este momento. El láser se está empleando para abrir la próstata cuando produce obstrucción; pero, a causa de que el láser destruye indiscriminadamente el tejido, no se ha utilizado habitualmente como tratamiento para el cáncer. Para extirpar la próstata es preciso retirar toda la glándula, y el láser sencillamente destruiría el tejido sin permitir saber si ha quedado algún remanente canceroso.

Hasta donde sé, la única función que cumple el láser en los casos de cáncer de la próstata es cuando un paciente ha escogido la radioterapia y necesita aliviarse de una obstrucción significativa. En ese caso, el láser puede ser una buena solución.

¿Qué es la electrovaporización?

La electrovaporización es una técnica nueva en la cual se utiliza calor para destruir el tejido prostático.

26

Incontinencia

La incontinencia urinaria es la salida *involuntaria* de orina. En términos simples, consiste en que la orina se sale sin que la persona se dé cuenta o a pesar de sus esfuerzos para retenerla. Esta afección puede ser un efecto secundario transitorio o permanente del tratamiento para el cáncer de la próstata.

En condiciones normales, ¿qué es lo que impide la fuga de orina?
La clave para el control de la vejiga está en la combinación de las fibras musculares circulares del cuello de la vejiga con los músculos del esfínter situados debajo de la vejiga, alrededor de la uretra. Esta combinación muscular cierra la uretra e impide el escape de orina desde la vejiga.

¿Por qué en algunos hombres se presenta incontinencia urinaria después de la prostatectomía radical?
Al desprender la próstata de la base de la vejiga se puede causar un daño al esfínter urinario encargado de la retención natural de la orina. El daño puede provocar incontinencia. Aunque son varias las técnicas quirúrgicas para operar sobre esa zona anatómica

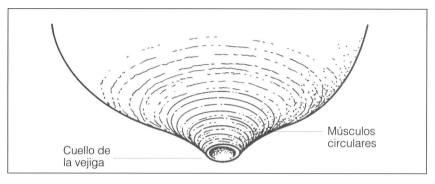

Cuello de
la vejiga

Músculos
circulares

CUELLO DE LA VEJIGA: Los músculos circulares del cuello de la vejiga se contraen para impedir la fuga de orina. Durante la intervención quirúirgica o la radiación pueden ser dañados y dar como resultado la incontinencia urinaria.

durante la prostatectomía, el peligro de dañar el tejido y los músculos siempre existe.

¿Qué puedo hacer para reducir el período de incontinencia después de retirar la sonda?

Con el tiempo, muchos hombres vuelven a aprender a utilizar los músculos dañados durante la operación. Yo les insisto a todos mis pacientes que inicien los *ejercicios de Kegel* incluso antes de la operación.

¿Qué es un ejercicio de Kegel?

Es sencillamente un ejercicio para fortalecer los músculos de la pelvis. Este grupo muscular se puede ejercitar y entrenar para que sea más fuerte. Por esta razón, pedimos a los hombres sometidos a la prostatectomía radical que practiquen los ejercicios de Kegel. Después de la operación, mientras todavía está colocada la sonda, es importante continuar trabajando los músculos de la pelvis. Algunos pacientes me han dicho que cuando suspenden los ejercicios observan un aumento considerable de la incontinencia.

¿Cómo se hacen los ejercicios de Kegel?

Es probable que usted ya esté haciendo el ejercicio sin saberlo. Cuando usted está orinando y súbitamente suspende el chorro, está haciendo un ejercicio de Kegel. Cuando se halla en un sitio público y siente la necesidad de expulsar un gas y contrae los músculos para impedir su salida, también ése es un ejercicio de Kegel. Yo los describiría diciendo que consisten en *apretar los músculos de la pelvis*.

O, imagine que está desnudo, parado sobre la cima de una colina, con un billete de alta denominación entre las nalgas. Hay vientos fuertes y debe sujetar el billete sin la ayuda de las manos. Al apretar las nalgas, halar hacia adentro y tensar los músculos de la pelvis, está practicando un ejercicio de Kegel.

¿Notarán las personas a mi alrededor que estoy practicando el ejercicio?

Si lo hace bien, no.

¿Con cuánta frecuencia debo practicar los ejercicios?

Debe practicarlos constantemente, no sólo cuando se acuerde. Mi sugerencia es hacerlos por lo menos cada hora durante cinco minutos. Cuando le retiren la sonda debe practicar los ejercicios por lo menos 20 veces al día. Es importante no limitarse a apretar y soltar, sino que debe apretar, sostener, soltar y luego repetir. No lo haga simplemente como un ejercicio. Antes de la operación y después de retirada la sonda, practique suspendiendo el chorro mientras está orinando. Detenga y reinicie la micción con fuerza. Esto le debe ayudar a recuperar el tono muscular.

¿Durante cuánto tiempo debo continuar practicando los ejercicios de Kegel?

Debe continuar practicándolos mientras dure el problema de la incontinencia. Podrían ser unos cuantos días o varios meses. Hay casos raros en que se deben hacer de por vida.

¿Durante cuánto tiempo puedo permanecer incontinente después de la operación?

No hay forma de predecir quién ha de quedar incontinente y durante cuánto tiempo. Algunos hombres dicen no haber sufrido de incontinencia después de retirada la sonda, mientras que la mayoría manifiestan haber permanecido incontinentes durante semanas o meses. Unos pocos pacientes refieren haber tenido incontinencia durante más de un año. En un pequeño porcentaje de casos, el problema es *permanente*.

Si la incontinencia se prolonga durante mucho tiempo, ¿quiere decir que será permanente?

No. Algunos de mis pacientes han tenido algún grado de incontinencia durante varios meses antes de desaparecer del todo. Recuerdo un paciente que tuvo incontinencia durante 18 meses. Es importante no desalentarse después de las primeras semanas. Sin embargo, tenga presente que no hay garantía alguna.

¿El hecho de que haya incontinencia significa que se hizo algo mal durante la operación?

No. Sencillamente refleja la forma como el cuerpo de cada paciente sana. Recuerdo algunos pacientes en quienes la operación fue perfecta, y aun así presentaron incontinencia. Pero he tenido otros casos en que hubo problemas durante la operación que me hicieron pensar en la posibilidad de incontinencia y que, sin embargo, no presentaron fuga alguna de orina después de retirada la sonda.

¿Qué pasa si no hay incontinencia?

Puede considerarse afortunado. He tenido pacientes sin ninguna incontinencia después de retirar la sonda de Foley. Uno de ellos ni siquiera se había preocupado por el problema hasta que se reunió con otros tres amigos que también habían sido operados de cáncer de la próstata. Hablando de sus experiencias y problemas, llegó a pensar que necesariamente debía estar incontinente como ellos. Estaba seguro de que algo había salido mal. Tuve que tranquilizarlo durante la visita de control, diciéndole que era uno de los afortunados que se había recuperado rápidamente sin sufrir de incontinencia.

¿Existe algún medicamento que ayude?

Algunos medicamentos y descongestionantes, como el Entex LA® y el Ornade®, ayudan a apretar los músculos de la uretra y pueden reducir la fuga de orina. Como son medicamentos que pueden elevar la presión arterial, es conveniente controlar la presión dos veces por semana.

¿Qué hay con la abrazadera o gancho para el pene?

Se trata de un dispositivo que se coloca abrazando el pene, para impedir la salida de la orina. De utilizarse, debe ser solamente por períodos cortos, pues si se deja puesto demasiado tiempo, puede lesionar la piel y los tejidos subyacentes.

No aconsejo utilizar el gancho durante los primeros meses después de la operación. He visto algunos pacientes que se vuelven totalmente dependientes de este dispositivo y suspenden los esfuerzos por recuperar el control. Dejan de hacer los ejercicios de Kegel y continúan incontinentes.

¿Cómo funciona el gancho?

Sencillamente ejerce presión física sobre la uretra, obligándola a permanecer cerrada para impedir el paso de la orina.

¿Durante cuánto tiempo puedo dejarlo puesto?

Es importante retirar el gancho cada 30 minutos, para permitir el vaciamiento de la vejiga, y colocarlo nuevamente según sea necesario. Esto también permite que el flujo sanguíneo mantenga los tejidos sanos. Yo pido a los pacientes que utilicen el gancho solamente para ocasiones especiales, por ejemplo para salir a cenar, o para ir al cine o a la iglesia.

¿Causa algún problema el gancho?

Si se utiliza demasiado pronto después de la operación y con mucha frecuencia, desaparecerá la motivación para practicar los ejercicios de Kegel y controlar con ellos la incontinencia. Esta dependencia excesiva podría convertir el problema en algo permanente.

¿Pasado cuánto tiempo después de la operación puedo comenzar a usar el gancho?

Generalmente pido a mis pacientes que esperen entre seis y ocho semanas.

¿Qué hay con la ropa interior especial?

Existen unos *calzoncillos absorbentes* grandes, que tienen un agujero excavado en el que se coloca el pene. Éstos absorben la orina que se escapa y generalmente se utilizan durante las primeras fases de la recuperación después de la operación.

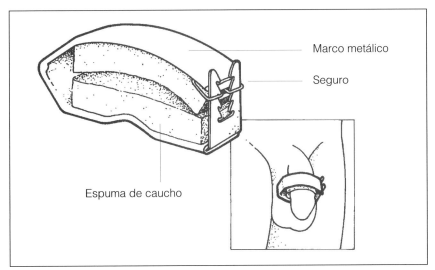

Marco metálico

Seguro

Espuma de caucho

ABRAZADERA O GANCHO PARA EL PENE: La abrazadera comprime la uretra e impide la salida de la orina.

¿Existe alguna operación para corregir la incontinencia?

Sí. Si el escape de orina es muy fuerte y prolongado, el urólogo puede operar para colocar un dispositivo conocido como *esfínter artificial.*

¿Qué es un esfínter artificial?

Es un dispositivo hecho de materiales de silicona. Se implanta quirúrgicamente alrededor de la uretra, justo en el cuello de la vejiga. Cuando se activa con una bomba colocada en el escroto, el dispositivo comprime la uretra e impide la fuga de orina.

¿Cuánto tiempo tarda la operación para implantar el esfínter artificial?

Generalmente tarda varias horas bajo anestesia general, y requiere que el paciente permanezca en el hospital por lo menos una noche.

¿Qué debe hacerse antes de implantar un esfínter?

Es importante hacer una evaluación completa antes de la operación, para tener la certeza de que la vejiga funciona normalmente y no hay cicatrices u otras irregularidades que puedan afectar los resultados. Puede realizarse un estudio detallado de la

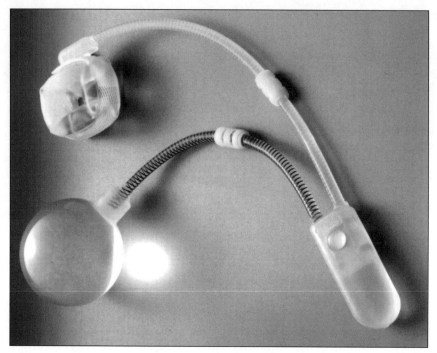

ESFÍNTER ARTIFICIAL: E1 esfínter artificial se implanta quirúrgicamente para aliviar la incontinencia grave. El manguito se coloca alrededor del cuello de la vejiga y de la uretra y se cierra, comprimiendo y bloqueando la fuga de orina. Este dispositivo se activa y desactiva por medio de una bomba colocada en el escroto.

(La foto es cortesía de American Medical Systems, Inc.)

función vesical, denominado *evaluación urodinámica.* Generalmente se hace una cistoscopia para evaluar visualmente el cuello de la vejiga.

¿Cuáles son los problemas que un esfínter artificial puede causar?

Puesto que se trata de implantar un dispositivo mecánico, es importante recordar que el aparato puede fallar u ocasionar problemas. Entre los problemas están la hemorragia, la infección alrededor del dispositivo, la retención urinaria, la persistencia de la fuga de orina y el mal funcionamiento o la avería del esfínter artificial.

Aunque raros, estos problemas pueden ocurrir. Solamente es necesario volver a operar a un pequeño porcentaje de hombres para ajustar el dispositivo o reparar algún daño. Es importante conocer la forma como funciona el dispositivo, para tener expectativas realistas. Puesto que se trata de un aparato mecánico, es de esperarse que haya un porcentaje reducido de fallas y que a veces sea necesario operar de nuevo.

¿Hay alguna otra operación para la incontinencia?

Sí. A muchos hombres se les está inyectando colágeno en el cuello de la vejiga para tratar de reducir la incontinencia.

¿Cómo actúan las inyecciones de colágeno?

El colágeno se inyecta a través de una aguja flexible en los tejidos del cuello de la vejiga. Cuando el resultado es bueno, el colágeno hace que el volumen tisular aumente, causando una compresión que impide el escape de orina.

¿Qué es el colágeno?

El colágeno es un extracto de proteína del tejido conectivo del ganado. Los cirujanos plásticos lo inyectan en otras partes del cuerpo para rellenar y dar forma o redondez a los tejidos.

¿Cuántas inyecciones de colágeno se necesitan?

Pueden requerirse hasta cinco o siete sesiones, a fin de lograr el control de la orina. No hay forma de saber de antemano cuántas inyecciones ha de necesitar una persona.

¿Se necesita anestesia?

Sí. La mayoría de las inyecciones se aplican bajo anestesia general, aunque también pueden aplicarse con anestesia local.

¿Cuánto dura el efecto del colágeno?

Si funciona, el efecto debe durar por lo menos unos cuantos años. Algunos hombres observan que pierde eficacia gradualmente con el paso de los años. Los resultados pueden variar de una persona a otra. En algunos casos el control urinario puede ser excelente durante varios meses y posteriormente aumentar la incontinencia. En otros casos, pueden pasar años sin que haya problema alguno.

¿Sirven las inyecciones de colágeno en todos los casos?

No. De hecho, como tratamiento para la incontinencia después de la prostatectomía radical, quizá le produce mejoría tan sólo a una tercera parte de los pacientes. Lo bueno es que las inyecciones de colágeno son un procedimiento ambulatorio fácil y se pueden repetir.

¿Es necesario hacer alguna prueba antes del tratamiento con colágeno?

Sí. Uno de los efectos secundarios de este tratamiento es una reacción alérgica. Es necesario hacer una prueba cutánea por lo menos tres o cuatro semanas antes de iniciar las inyecciones, a fin de estar seguros de que la persona no sea alérgica al colágeno.

La prueba cutánea se realiza inyectando una cantidad minúscula de colágeno debajo de la superficie de la piel del brazo. Si el paciente es alérgico al colágeno, se producirá una reacción en el brazo, con enrojecimiento, endurecimiento y posible fiebre o dolor.

¿Cuál es la probabilidad de que se presente una reacción alérgica al colágeno?

La reacción ocurre muy rara vez, pero como puede ser seria, es necesario tomar precauciones, como la prueba cutánea.

¿Qué otra sustancia se puede inyectar en lugar de colágeno?

Algunos investigadores están trabajando con inyecciones de grasa, pero hasta ahora no han funcionado tan bien como quisiéramos.

¿Cuánto tiempo debo esperar después de la prostatectomía para ensayar las inyecciones de colágeno como forma de controlar la incontinencia?

Debe esperar por lo menos un año.

¿Me puedo inyectar colágeno si me he sometido a radioterapia?

Debido a la formación de cicatrices en los tejidos, las inyecciones de colágeno pueden ser inútiles si le han hecho radioterapia después de la prostatectomía radical.

¿Qué otra solución existe para la incontinencia?

A veces se utiliza un dispositivo conocido como *catéter-condón,* pero yo no lo recomiendo. Este dispositivo se coloca sobre el pene y recoge la orina para drenarla a una bolsa. El catéter-condón presenta muchos problemas, entre ellos la infección de las vías urinarias. Por esta razón, me opongo firmemente al uso de esos dispositivos.

¿Es el "biofeedback" (retroalimentación) una opción de tratamiento?

Sí. Algunos hombres que aprenden a controlar los músculos de la pelvis por medio del *biofeedback* mejoran y presentan menos incontinencia.

Tratamientos para la incontinencia

Ejercicios de Kegel
Abrazadera o gancho para el pene
Medicamentos
Catéter-condón
Esfínter artificial
Biofeedback
Inyección de colágeno

27

Impotencia

La impotencia y los problemas con las erecciones son posibles efectos secundarios de los diversos tratamientos para el cáncer de la próstata.

Con pocas excepciones, si usted contrae cáncer de la próstata deberá pensar en el impacto de los tratamientos sobre su capacidad para tener una erección. Igualmente, para los hombres que ya han perdido la capacidad de tener una erección, el tema de la recuperación de la potencia tiene muchísimo interés.

Este capítulo explica algunas de las opciones existentes para recuperar ese aspecto de la vida sexual.

¿Qué es exactamente la impotencia?
La impotencia es la incapacidad para lograr y sostener una erección adecuada para la relación sexual.

¿Qué es disfunción eréctil?
La disfunción eréctil es la capacidad para lograr una erección, pero no tan adecuada como usted quisiera. El pene podría estar erecto, pero la erección podría no durar el tiempo necesario. *Disfunción eréctil* es un término más amplio que *impotencia*.

¿Cómo afecta el cáncer de la próstata las erecciones?

Todos los aspectos del cáncer de la próstata y sus tratamientos pueden tener algún tipo de efecto sobre las erecciones. La intervención quirúrgica y la radiación pueden dañar los nervios y los vasos sanguíneos que permiten lograr y mantener la erección. La terapia hormonal elimina en muchos casos las erecciones por medio de un mecanismo desconocido. Además, la pérdida de la testosterona puede conllevar una falta de interés por la sexualidad.

La buena noticia es que casi todo el mundo puede obtener un buen resultado con los novedosos métodos no quirúrgicos para restablecer las erecciones.

¿Puedo quedar impotente si decido no hacer nada para tratarme el cáncer de la próstata?

Sí. Muchos hombres describen problemas de erección incluso sin haberse sometido a ninguno de los tratamientos curativos existentes. Puede suceder que a medida que el cáncer crezca y se disemine, salga de la próstata y dañe los nervios que se encuentran justo fuera de la glándula. La impotencia podría ser también el resultado de los temores, las preocupaciones, la ansiedad y la tensión asociados con el cáncer de la próstata. Tal como les digo a muchos de mis pacientes, aunque decidan hacer caso omiso de la enfermedad y olvidarse de ella, de todas maneras pueden tener problemas de impotencia.

¿Puedo quedar impotente con la radioterapia?

Sí. Un 25% a 50% de los hombres sometidos a radioterapia se vuelven impotentes. A diferencia de lo que sucede después de la operación, cuando la impotencia es inmediata, los problemas provocados por la radiación pueden aparecer lentamente. Aunque las erecciones sean perfectas antes, durante y después de los tratamientos con radiación, en muchos casos se presenta una pérdida gradual de la erección en el transcurso de un año aproximadamente. Se cree que esto se debe a que la radiación lesiona los vasos y los nervios pequeños.

¿Puedo tener problemas de erección después de la terapia intersticial con semillas radiactivas?

Sí. Cerca del 80% de los hombres con buenas erecciones antes del tratamiento llegan a tener problemas significativos después. Al igual que la radioterapia externa, la terapia intersticial puede tardar un tiempo en provocar la pérdida de las erecciones.

¿Por qué la prostatectomía radical causa impotencia?

Muchas veces, al extirpar la próstata se pueden cortar o dañar los nervios minúsculos que transmiten los mensajes necesarios para producir la erección. Si el mensaje no puede llegar al pene a fin de dar paso a la sangre, no puede haber erección. Además, pueden lesionarse los vasos sanguíneos que contribuyen a la erección.

Nota del autor *Juan D. vino a verme unas cuatro semanas después de su prostatectomía, muy preocupado con la idea de que yo había hecho algo mal. Me dijo que, comparando resultados con sus tres mejores compañeros de golf, todos habían tenido problemas serios con las erecciones, incluso años después del tratamiento. Le expliqué:*

– Bueno, apenas han pasado cuatro semanas y se necesita tiempo para que las cosas vuelvan a la normalidad, si es que así ocurre.

– No, ése no es el punto—me dijo—. Algo debe de estar mal. He tenido varias erecciones buenas desde que regresé a casa.

Le pregunté, entonces, cuál era el motivo de su preocupación, y él me lanzó esta pregunta:

– ¿Está seguro de haberme extirpado la próstata?

Le mostré el informe del patólogo, el cual confirmaba que, en efecto, su próstata se encontraba en un frasco. Después lo tranquilicé diciéndole que sencillamente tendría que soportar "la molestia" de unas erecciones normales.

¿Por qué estoy aún impotente si mi operación fue una prostatectomía radical con preservación de los nervios?

Aunque se hayan preservado los nervios, es necesario esperar meses y hasta uno o dos años para recuperar la capacidad para tener una erección adecuada. Si se preservó solamente un lado de los nervios, la probabilidad de recuperar la potencia no es muy grande, aunque podría suceder. La demora puede deberse a un daño infligido durante el procedimiento para preservar los nervios. Los nervios sanan muy lentamente.

¿Se produce con la criocirugía el mismo daño a los nervios?

Sí. Parece que los nervios se dañan cuando se congela la próstata, provocando disfunción eréctil en un 80% de los casos. Al igual que con la prostatectomía, hay una línea fina entre el intento por eliminar el cáncer mediante la congelación y la posibilidad de que el tratamiento quede incompleto por el deseo de preservar la función nerviosa. Este procedimiento no es lo suficientemente preciso para saber en qué punto suspender el proceso de congelación para matar todo el cáncer y, al mismo tiempo, preservar los nervios.

¿Por qué se acaba el interés sexual con la terapia hormonal?

La testosterona es la hormona masculina responsable del deseo sexual, denominado *libido*. Además, la testosterona desempeña un papel importante en la capacidad para tener erecciones. Cuando se elimina la testosterona del organismo, generalmente se produce impotencia; pero esto no constituye un problema muy grande porque, de cualquier manera, el hecho de eliminar la testosterona del organismo también hace que los hombres pierdan el interés sexual.

Sin embargo, esto no le sucede a todo el mundo; hay algunos hombres que conservan su deseo sexual y afirman que continúan teniendo erecciones normales.

¿Cuál es el mecanismo por el cual el bloqueo de la testosterona provoca la impotencia?

Nadie sabe realmente. Sabemos que el cerebro y las hormonas funcionan conjuntamente con los nervios y los vasos sanguíneos para producir la erección. El simple hecho de perturbar un equilibrio delicado puede acabar con la capacidad para tener erecciones.

Nota del autor   *Roberto era un paciente de 47 años a quien se le encontró un cáncer diseminado de la próstata durante la evaluación de un dolor de espalda. Eliminamos totalmente las hormonas por medio de una orquiectomía y dosis diarias de flutamida.*

A pesar del bloqueo total de las hormonas, Roberto continuó teniendo erecciones normales y deseo sexual hasta que falleció súbitamente, casi dos años después de detectarse el cáncer. Este caso debe servir para recordarnos que la medicina continúa siendo más un arte que una ciencia. Siempre hay alguien que responde al tratamiento de una manera inesperada.

¿La calidad de mis erecciones antes del tratamiento influye sobre la posibilidad de tener o no erecciones después?

Definitivamente, sí. Los hombres jóvenes y sanos con buenas erecciones tienen una mayor probabilidad de recuperar su potencia sexual después de la operación o la radioterapia, que los hombres mayores que han tenido problemas con la erección previamente.

¿Qué puedo hacer para recuperar las erecciones, si quedo impotente después del tratamiento?

Existen varias posibilidades excelentes entre las cuales escoger a fin de recuperar la calidad de las erecciones que usted tenía cuando era más joven. Entre ellas están los *dispositivos de erección mediante vacío, las inyecciones en el pene y los implantes peneanos.*

Dispositivo de erección mediante vacío

¿Cómo funciona el dispositivo de erección mediante vacío?

La primera opción, y quizá la más fácil, es el *dispositivo de erección mediante vacío.* Está compuesto de un tubo plástico grande, al cual

---

Opciones para tratar la impotencia

No hacer nada
Dispositivos de erección mediante vacío
Inyecciones en el pene
Implantes peneanos
    Flexibles (maleables)
    Mecánicos
    Inflables, sin bomba por separado
      (una sola unidad)
    Inflables, con bomba por separado
      (varios componentes)

---

va unida una bomba. Cuando se coloca sobre el pene lubricado, la bomba se activa creando un vacío dentro del tubo. El vacío hace que la sangre fluya hacia el pene, produciendo una erección excelente. Entonces se desliza desde el tubo un anillo elástico que se coloca en la base del pene para mantener la sangre dentro de él, conservando la erección hasta que se retira el anillo. El efecto puede sostenerse hasta 30 minutos.

¿Funciona el dispositivo de erección mediante vacío aunque los nervios se hayan cortado o dañado?

Funciona en casi todo los casos, ya sea que los nervios estén o no intactos y funcionando. No depende de la capacidad del organismo para bombear la sangre. Es un mecanismo externo con el cual se obtiene la misma función.

¿Por qué debo dejar el anillo solamente 30 minutos?

La sangre retenida dentro del pene por la acción del anillo no puede circular. Si se mantiene allí durante mucho tiempo, podría causar problemas serios. Por lo tanto, es preciso retirar el anillo a más tardar a los 30 minutos, aunque se puede volver a colocar pocos minutos después, si es necesario.

¿Con cuánta frecuencia puedo utilizar este dispositivo?

No hay límite, siempre y cuando cumpla las instrucciones y retire el anillo cada 30 minutos.

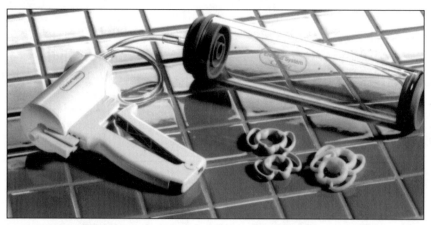

DISPOSITIVO DE ERECCIÓN MEDIANTE VACÍO: Este dispositivo funciona mediante una bomba conectada a un cilindro plástico. El cilindro se coloca sobre el pene lubricado y con la bomba se crea el vacío. Esto hace que la sangre fluya hacia las dos cámaras del pene encargadas de producir la erección. Después se desliza desde el cilindro un anillo elástico, el cual queda colocado en la base del pene manteniendo la sangre en su lugar y, por lo tanto, la erección.

(La foto es cortesía de Osbon.)

¿Produce dolor el anillo?

Puede quedar muy apretado en algunos casos. Sin embargo, el anillo viene en varios tamaños; de manera que con el tiempo podrá saber cuál es el mejor para usted. El anillo ideal no debe quedar demasiado apretado ni producirle incomodidad, pero constreñir lo suficiente para mantener una erección satisfactoria.

¿Podré eyacular con el anillo puesto?

Quizá. Si usted se ha sometido a una prostatectomía, no habrá eyaculación puesto que las glándulas productoras de semen ya no existirán. Pero si usted ha sido sometido a radiación o a terapia hormonal, aún podrá tener eyaculaciones pues algunos anillos han sido adaptados para ello. Sin embargo, es importante no confundir el *orgasmo* con la *eyaculación*. La eyaculación es la emisión de líquido por el pene durante el orgasmo. El orgasmo es la sensación generalizada de bienestar que se produce al mismo tiempo que ocurre normalmente la eyaculación.

¿Qué debo hacer si tengo problemas o preguntas con respecto al dispositivo de erección al vacío?

Algunas empresas proporcionan, junto con el producto, un servicio de apoyo excelente. Algunas mantienen líneas telefónicas para que el cliente pueda llamar sin costo alguno en cualquier momento. Otras tienen agentes de ventas capacitados que pueden trabajar con usted para superar cualquier problema o resolver cualquier duda. También le pueden enseñar algunos de los detalles sutiles que no se pueden enseñar en un videocasete o en un folleto.

¿Cuáles son las principales quejas acerca del dispositivo de erección mediante vacío?

Las parejas que no están totalmente satisfechas, por lo general enumeran sólo unas pocas quejas. En primer lugar, el pene se siente *frío,* puesto que no hay circulación de sangre nueva. Esto molesta a algunas parejas. A una pareja le desagradó el hecho de que con el anillo el pene no se veía natural. A algunos hombres les disgusta la sensación del anillo apretado. A otros sencillamente no les agrada la idea de ponerse el "maldito aparato."

Yo trato de explicar a las parejas que si tienen demasiadas expectativas es probable que no queden satisfechas con el dispositivo, especialmente si piensan que las erecciones serán iguales que cuando tenían 18 años.

Muchas veces, el hombre piensa que debe suspender las caricias previas para ir al baño a ponerse el dispositivo; pero si éste se utiliza como *parte* de las caricias iniciales y las dos personas participan en la colocación del tubo y el anillo, el dispositivo puede ser bastante satisfactorio tanto para el hombre como para la mujer.

¿Cuál es el porcentaje de parejas satisfechas con el aparato?

Las publicaciones sobre el tema dicen que más del 90% de las parejas están satisfechas con el dispositivo. Mi experiencia clínica coincide con esa información.

¿Qué puedo hacer si no quedo satisfecho?

Muchas de las empresas que venden este dispositivo ofrecen una grantía de 90 días o la devolución del dinero. Antes de adquirir el dispositivo, pregunte si puede devolverlo y conseguir el reembolso total en caso de no quedar satisfecho.

¿Me ayudará el dispositivo a recuperar más pronto mis erecciones naturales?

Aunque no ha sido comprobado, algunos pacientes que utilizan el dispositivo dicen que sus erecciones naturales retornan con el tiempo.

¿Dónde se consigue el dispositivo de erección mediante vacío?

Se puede comprar en los consultorios médicos o directamente a los fabricantes. Muchas empresas lo anuncian en revistas. Hable con su urólogo.

¿Cuánto cuesta uno de esos aparatos?

El precio oscila entre $300 y $500. En general, cuanto más costoso el dispositivo, mejor el producto y el servicio de apoyo.

¿Se necesita fórmula médica para adquirirlo?

Sí. La fórmula la puede expedir el urólogo, el radioterapeuta o el médico de atención primaria.

Inyecciones en el pene

Una forma de compensar la disfunción eréctil causada por los tratamientos para el cáncer de la próstata consiste en inyectarse ciertos medicamentos en el pene para obtener la erección.

¿Cómo funcionan las inyecciones?

Hay ciertas sustancias que permiten el flujo de sangre al pene, produciendo la erección. Los investigadores crearon una técnica mediante la cual el hombre se inyecta una cantidad minúscula de estas sustancias muy activas en una de las dos cámaras del pene denominadas *cuerpos cavernosos*. En un lapso de 10 a 20 minutos las dos cámaras se llenan de sangre, produciendo la erección.

¿Cuáles son los medicamentos?

Los urólogos emplean papaverina, fentolamina, PGE (prostaglandina E), o una combinación de ellos. Cada médico tiene su propia preferencia en cuanto al medicamento que ofrece el mejor resultado con menos problemas. Personalmente prefiero la PGE porque, al parecer, produce menos problemas con resultados bastante buenos.

¿Es dolorosa la inyección?

No. La mayoría de los hombres se sorprenden al ver que el paso de la minúscula aguja a través del pene no produce dolor alguno. En ocasiones algún paciente puede quejarse de molestia o de dolor en el pene, probablemente debido al medicamento.

¿Cómo es la calidad de las erecciones?

Cuando este método da resultado, es excelente.

¿Cuánto tiempo duran las erecciones?

Las erecciones obtenidas por medio de inyecciones en el pene pueden durar entre 30 minutos y dos horas.

¿Con cuánta frecuencia puedo inyectarme el pene?

No debe hacerlo más de dos veces por semana. Con una frecuencia mayor se corre el riesgo de que se formen cicatrices en el pene o de causarle daño.

¿Es muy difícil aprender a inyectarse?

La mayoría de los hombres aprenden con facilidad. Yo enseño a mis pacientes en tres visitas distintas a preparar el medicamento, a extraer con la jeringa la dosis exacta y a inyectarla en forma segura en el cuerpo cavernoso.

¿Pueden las inyecciones causar algún problema?

Es posible que se forme una cicatriz en el sitio de la inyección, si se utiliza el mismo punto todas las veces. En ocasiones puede haber tumefacción o equimosis si el pene sangra al ponerse la inyección. La complicación más seria es el *priapismo,* que consiste en una erección persistente. Aunque quizá usted no vea en esto un problema, la erección persistente puede ser muy dolorosa y convertirse en una verdadera emergencia que requiere tratamiento inmediato.

¿Con cuánta frecuencia puede presentarse?

El priapismo ocurre rara vez, pero es algo que se debe tener presente.

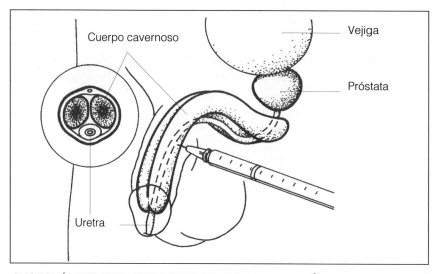

ANATOMÍA DEL PENE Y PROCEDIMIENTO DE INYECCIÓN: *La erección normal ocurre cuando la sangre fluye a los cuerpos cavernosos del pene. Las inyecciones son una técnica eficaz para producir la erección al estimular el flujo de sangre por medio de un medicamento inyectado directamente en uno de los cuerpos cavernosos. Una vez inyectado el medicamento a través de una aguja minúscula, el flujo de sangre aumenta y se produce la erección.*

¿Qué debo hacer si la erección no termina?

Primero, aplique una compresa de hielo sobre el pene. A veces esto basta para desvanecer la erección. No aplique el hielo directamente sobre la piel; hágalo sobre una tela o sobre la ropa interior. Si con el hielo no termina la erección, llame *inmediatamente* a su urólogo, aunque sea a medianoche. ¡No espere hasta el día siguiente! El urólogo lo remitirá al centro de urgencias más cercano, para evaluación y tratamiento.

¿Cuánto tiempo debo esperar para llamar, si la erección persiste?

Si la erección persiste después de varias horas, llame a su urólogo. Algunos médicos insisten en que se debe llamar pronto, mientras que otros permiten esperar más tiempo. En todo caso, no debe esperar toda la noche o 18 horas para llamar a su médico. Cuanto más tiempo espere, más difícil será revertir la erección. Puede incluso necesitar que le drenen la sangre, lo cual implica el riesgo de mayores problemas.

¿Por qué es un problema el priapismo?

Si la sangre permanece durante mucho tiempo en el pene, comienza a *perder oxígeno y a tornarse espesa*. Puede convertirse en una masa oscura de difícil circulación que puede dañar los delicados tejidos del pene.

¿Qué sucede si aplico la inyección en un sitio equivocado del pene?

Eso puede suceder, pero generalmente no causa mayores efectos, salvo que no se logra la erección. En ocasiones puede haber dolor. También puede dañar los nervios o los vasos sanguíneos si se equivoca totalmente de sitio, pero es difícil que eso ocurra.

¿Cuál es la vida útil del medicamento?

Yo pido a mis pacientes que mantengan la solución de PGE refrigerada hasta que la necesiten. Se me ha dicho que, refrigerada, dura hasta un año.

¿Puede mi esposa participar en la aplicación de las inyecciones?

Sí, es conveniente. Significa que son dos personas quienes conocen la técnica, con lo cual se reduce la posibilidad de cometer errores. La participación de la esposa también contribuye al ritual de las caricias previas, y esto puede mejorar la calidad de la erección.

¿Puedo inyectar más medicamento si lo deseo?

No. Debe ceñirse a la dosis prescrita por su urólogo, a menos que se le indique lo contrario.

Nota del autor   *Tuve el caso de un hombre de 50 años que, anticipándose a la prostatectomía, comenzó a utilizar las inyecciones de PGE antes de la cirugía. Quedó tan sorprendido ante la calidad de la erección, que manifestó que le habría encantado saber de la existencia de esas inyecciones mucho tiempo antes.*

Otras inyecciones

¿Qué pasa con las inyecciones de testosterona?

No se deben utilizar. Me opongo firmemente a las inyecciones de testosterona para la impotencia después de un tratamiento para cáncer de la próstata. Aunque no queden rezagos del cáncer en el organismo, no hay forma de estar totalmente seguros. En caso de que haya quedado un rezago minúsculo de tumor, el estímulo de la testosterona podría reactivar la enfermedad.

Implantes peneanos

Los *implantes peneanos,* también denominados *prótesis,* son otra opción frente a las medidas más conservadoras descritas anteriormente para corregir la disfunción eréctil.

Los implantes son permanentes. Se insertan en los cuerpos cavernosos, bajo anestesia. Después de esta operación puede haber dolor, y siempre existe el riesgo de que el dispositivo se dañe o funcione mal. Cuanto más complejo sea el aparato, mayor será la probabilidad de que se presenten problemas y de que sea necesaria otra intervención quirúrgica para reemplazar el componente dañado.

Cuando hay un implante, cualquiera que sea su tipo, la cabeza del pene no se hincha, como sucede durante la erección normal.

Hay cuatro tipos principales de implantes. Se puede escoger entre los *flexibles,* los *mecánicos,* los *inflables (una sola unidad)* y el implante de lujo *inflable con muchos componentes.*

Implante flexible (maleable). La prótesis flexible o "maleable" consta de un conjunto de alambres de plata trenzados dentro de una envoltura de silicona. Es el implante más simple y resistente. El problema es que el pene permanece rígido todo el tiempo, aunque se puede doblar para facilitar la micción y para ocultar el pene en la ropa interior. Es el producto más económico y el más fácil de implantar. Es uno de los sistemas de mi preferencia por su confiabilidad. Este implante aumenta ligeramente el diámetro del pene.

Implante mecánico. Este implante consta básicamente de un alambre ensartado en una serie de pequeñas copas. Se puede doblar y es más fácil de manejar que el implante flexible, especialmente si la persona tiene artritis en las manos. Los implantes mecánicos por lo general no se desplazan de la posición en la cual se insertan. Este tipo de implante también aumenta ligeramente el diámetro del pene.

Inflable (sin bomba). En esta categoría hay un gran número de dispositivos diferentes. Todos tienen una cámara de líquido. Cuando se comprime repetidamente la punta de la prótesis, se activa una bomba alojada dentro del cilindro y el líquido cambia de posición dentro del dispositivo. Esto aumenta la rigidez de la prótesis. El implante aumenta ligeramente el diámetro del pene. El pene se relaja doblando el implante y activando la válvula de salida.

Inflable (varios componentes con bomba). Este tipo de dispositivo produce la erección más parecida a la natural. Consta de una bomba independiente alojada en el escroto, entre los testículos. Algunos dispositivos tienen incluso un receptáculo para mantener mayor cantidad de líquido bajo presión. Este mayor volumen de líquido permite que el dispositivo adquiera un tamaño mayor. La bomba se aprieta varias veces para transferir el líquido desde el receptáculo hasta el cilindro de la prótesis. Este implante aumenta ligeramente el diámetro y la longitud del pene. El pene se relaja apretando una válvula de salida.

Puesto que se trata de un dispositivo más complicado, la probabilidad de que falle, presente fugas o se dañe es mayor. Si escoge uno de estos dispositivos, esté preparado para la posibilidad de necesitar una nueva intervención quirúrgica para corregir un problema técnico. Son aparatos mecánicos complejos, sin garantía alguna.

¿Cómo se insertan estos dispositivos?

Estos aparatos se colocan dentro de los cuerpos cavernosos a través de una incisión entre el pene y el escroto. El interior de cada una de las cámaras del pene se distiende, a fin de insertar el dispositivo. Después se cierran y se sutura la piel.

¿Cuánto tiempo deberé permanecer en el hospital?

Estos procedimientos suelen realizarse en forma ambulatoria o con una estancia de una sola noche.

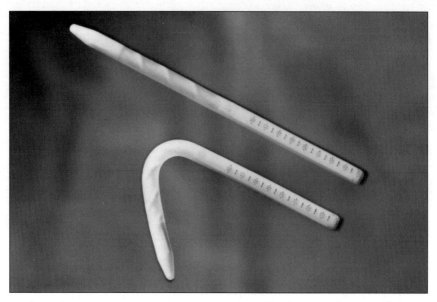

IMPLANTE PENEANO MALEABLE: Esta prótesis flexible, colocada en ambos cuerpos cavernosos, se puede doblar en todas las direcciones. No tiene piezas móviles; de manera que rara vez hay problemas de falla o avería.

(La foto es cortesía de Mentor Urology, Inc.)

¿Pasado cuánto tiempo después de la operación podré utilizar el implante?

Es mejor esperar entre cuatro y seis semanas para que la incisión sane totalmente antes de tener una relación sexual. El tiempo varía de acuerdo con el modelo y el estilo del implante escogido.

¿Hay mucho dolor después de la operación?

El paciente queda por lo general dolorido durante un tiempo, pero el dolor no es muy intenso, desaparece gradualmente y se puede manejar fácilmente con analgésicos.

¿Con cuánta frecuencia falla o se daña el dispositivo?

Aunque no ocurre frecuentemente, cualquiera de los dispositivos puede dañarse o fallar. Esta posibilidad es inevitable con cualquier aparato mecánico.

¿Hay algún dispositivo que no falle?

No. Hasta el dispositivo flexible más elemental, aunque no tenga ninguna pieza móvil, puede presentar grietas en los alambres de plata. Ninguno ofrece el ciento por ciento de seguridad.

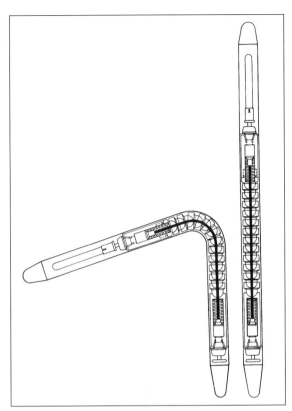

IMPLANTE PENEANO
MECÁNICO: *Este disposi-
tivo móvil, colocado tam-
bién dentro de los cuerpos
cavernosos, se dobla con
mayor facilidad y se
mantiene mejor en posi-
ción que el implante
maleable.*

(La ilustración es cortesía de
Dacomed, Inc.)

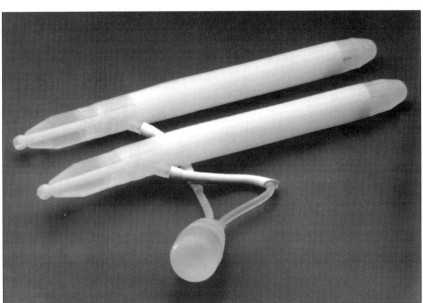

IMPLANTE PENEANO INFLABLE: *Dispone de una bomba alojada en el escroto que
sirve a la vez de receptáculo. La bomba se aprieta para bombear el líquido hacia el
dispositivo y aumentar la rigidez.*

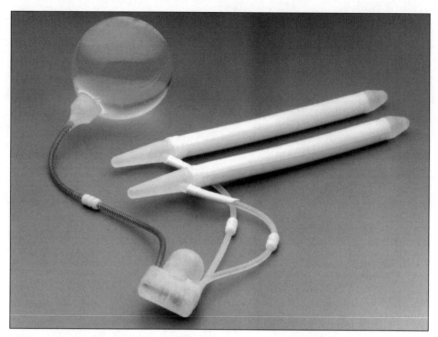

IMPLANTE PENEANO INFLABLE DE VARIOS COMPONENTES: Este implante inflable trae una bomba por separado, la cual se coloca en el escroto para inflar y desinflar cilindros independientes alojados en los cuerpos cavernosos. Se puede utilizar un receptáculo separado para retener el líquido. Este dispositivo proporciona el resultado más natural.

(Las fotos son cortesía de American Medical Systems, Inc.)

¿Cuáles son otras posibles complicaciones del implante peneano?

Erosión. Hay erosión cuando se produce protrusión del implante a través de la punta del pene o de la uretra. Esto puede ocurrir cuando el organismo rechaza el dispositivo, cuando éste se implanta incorrectamente o cuando hay debilidad o deterioro del tejido circundante o de la uretra.

Infección. Esta complicación es poco probable, gracias a los antibióticos, las técnicas de esterilización y el control estrecho de este tipo de procedimiento.

Torsión. La torsión ocurre cuando los alambres de la prótesis se tuercen unos sobre otros. En otras palabras, se produce un retorcimiento del pene.

Dolor. Puede haber dolor como consecuencia de la presión ejercida por el dispositivo sobre los tejidos circundantes, pero esto ocurre rara vez.

Resultados insatisfactorios. Los resultados nunca serán tan buenos como las erecciones naturales. Algunos hombres no se sienten satisfechos con el implante porque tienen expectativas irreales. Aunque la mayoría de los pacientes quedan contentos, hay otros que, por diversas razones, lamentan haber optado por un implante. El dispositivo se puede retirar, pero ya no podrán tener erecciones, ni siquiera con las demás opciones de tratamiento.

¿Debo preocuparme por una reacción a la silicona o por algún otro problema relacionado con el material del implante?

No. En ninguno de los miles de hombres a quienes se les han realizado implantes se ha presentado nunca un caso científicamente documentado de reacción al material sólido de silicona utilizado para fabricar los implantes.

Todo el mundo sabe que estos implantes se colocan en una población de edad avanzada, en la cual son más frecuentes los problemas naturales de salud y las enfermedades. Los problemas de salud no se deben a los implantes sino que sencillamente unos y otros coinciden con su presencia en los hombres de edad.

Comparación entre los implantes peneanos

Maleable	Flexible
	Ligero aumento del diámetro del pene
	Siempre rígido (se puede doblar)
	Menor probabilidad de falla
Mecánico	Más fácil de doblar
	Ligero aumento del diámetro del pene
	Siempre rígido
	Rara vez falla
Inflable (una sola unidad)	La rigidez aumenta y disminuye
	Bomba colocada al extremo del pene
	Ligero aumento del diámetro del pene
	Mayor riesgo de que falle
Inflable (varios componentes)	Más parecido a lo normal
	La rigidez aumenta y disminuye
	Ligero aumento del diámetro y la longitud del pene
	Mayor probabilidad de que falle

28

¿Cuál es el tratamiento indicado para mí?

La pregunta esencial, cuando se diagnostica un cáncer de la próstata, es cuál ha de ser el tipo de tratamiento para cada paciente. Si pudiésemos adivinar lo que le espera en el futuro a cada persona y lo que realmente está ocurriendo dentro de su próstata, sería muy fácil encontrar la respuesta; pero nadie conoce qué nos depara el futuro.

Tuve un paciente de 62 años a quien se le practicó una prostatectomía impecable y cuyos resultados de patología fueron excelentes. Desde todo punto de vista, debía vivir mucho tiempo. Sin embargo, dos años después sufrió súbitamente un ataque cardíaco masivo y murió. No tenía antecedentes familiares ni personales de afecciones cardíacas, pero ése era "su momento de morir." Si hubiésemos adivinado lo que sucedería, probablemente le habríamos aconsejado que no se hiciera tratamiento alguno para el cáncer.

En el otro extremo, tuve un paciente de 79 años con muy mala salud. En vista de su situación y de la probabilidad de que no viviría mucho tiempo, el paciente, el médico general y yo acordamos observar el cáncer de la próstata sin hacer ningún tratamiento. Después de todo, no deseábamos infligir un daño.

Pues bien, sucedió que este caballero nos sorprendió a todos y vivió varios años, el tiempo suficiente para que creciera y avanzara el cáncer hasta alcanzar un grado significativo. Todavía no ha muerto de cáncer, pero podría tener problemas debido a nuestra actitud cautelosa.

¿Cómo puedo saber cuál tratamiento es bueno o malo para mí?

Es interesante ver cómo, cuando se trata del cáncer de la próstata, todo el mundo espera que tengamos las respuestas y sepamos cuál es el tratamiento "correcto" para cada hombre; mientras que en todos los demás aspectos de la salud, la gente está acostumbrada a que esas respuestas no se conozcan.

Son comunes interrogantes tales como: "¿Debo optar o no por una operación de puente coronario?," "¿Debo someterme a una cirugía de la hernia antes que se convierta en un caso de urgencia?" o "¿Debo corregirme el aneurisma abdominal antes que estalle y me produzca la muerte?" Los pacientes y los médicos comprenden que, básicamente, es imposible tomar decisiones "correctas" o "incorrectas" con respecto a esos interrogantes, puesto que las respuestas deben evaluarse a la luz de los *beneficios posibles* y los *riesgos potenciales.*

Sin embargo, con el cáncer de la próstata la aspiración general es que, a menos que se tengan pruebas más allá de una duda razonable de que el tratamiento ha de dar buen resultado, muchos hombres deben simplemente olvidar que tienen una enfermedad que puede causarles la muerte.

¿Qué pasa si cambio de opinión acerca de mi tratamiento?

Eso depende del tratamiento que usted haya escogido. Si ha optado por no hacer nada y hay indicios de que el cáncer se ha diseminado, quizá esté a tiempo de optar por alguno de los tratamientos antes mencionados.

Si ha escogido el tratamiento quirúrgico, usted tiene la posibilidad de cambiar de opinión hasta el día de la operación. Si tiene dudas, hable con su médico inmediatamente.

Si usted ha iniciado una radioterapia, debe completar todo el tratamiento.

Si le están aplicando inyecciones de hormonas, puede cambiarlas por la extirpación de los testículos. No es bueno ni aconsejable suspender la terapia hormonal, a menos que su médico así lo indique.

¿Cuánto tiempo puedo esperar para escoger un tratamiento?

Realmente no hay límite de tiempo. Debe esperar lo suficiente para reunir toda la información necesaria a fin de tomar una decisión inteligente. No se apresure. La mayoría de mis pacientes deciden en el lapso de unas cuantas semanas. Recuerde que si opta por la intervención quirúrgica, habrá una demora de varias semanas para la donación de su sangre autóloga al banco de sangre.

He tenido pacientes que han preferido postergar el tratamiento hasta después de una boda, un viaje previamente planeado, una reunión con compañeros del colegio y cosas por el estilo. Si la demora es de unos cuantos meses, no habrá mayor diferencia con respecto al avance del cáncer durante ese tiempo. Claro está que no hay forma de saber esto a ciencia cierta, y tampoco hay garantías.

Si piensa postergar el tratamiento durante varios meses o más, como lo han hecho unos pocos de mis pacientes, piense en la posibilidad de las inyecciones de hormonas una vez al mes, sólo para mantener el cáncer a raya. Aunque hay polémica sobre este enfoque, hay quienes recomiendan tres meses de tratamiento previo con inyecciones de hormonas para reducir el tamaño de la próstata y facilitar la operación o aumentar la eficacia de la radiación.

Lo que hay que recordar es que *no hay garantía* de que el cáncer no se disemine si el tiempo de espera es demasiado largo.

¿Hay alguna forma de saber cuándo se va a de diseminar el cáncer, a fin de esperar hasta ese momento para iniciar un tratamiento?

Sería maravilloso que pudiéramos saber si el cáncer se va a diseminar y cuándo. Actualmente es imposible saberlo con certeza. Sabemos que cuanto más elevado es el nivel del PSA, más agresivo es el cáncer. También sabemos que cuanto mayor es el volumen de cáncer detectado, mayor es la probabilidad de que comience a crecer por fuera de la cápsula prostática o de que llegue a sitios distantes, si no lo ha hecho ya.

29

Costos de los tratamientos

Sería ideal que el costo no fuera un aspecto importante de la decisión, pero la verdad es que lo es. Muchas veces, el temor a los costos desconocidos puede obnubilar la mente. Algunos hombres juegan con el tiempo hasta encontrarse muy enfermos.

¿Están normalizados los costos de los tratamientos, o varían ampliamente?

Los costos reales varían bastante de un sitio a otro; pero más variables son los costos de los médicos y los hospitales que brindan el servicio médico, debido a la cuantía de los costos generales y de los gastos.

Pregunte a su urólogo acerca de los precios que se pagan en su medio por los servicios que piensa utilizar. Averigüe también acerca de los costos hospitalarios y de la radioterapia. En general, la radioterapia es menos costosa que la cirugía, puesto que no hay hospitalización.

Cualquiera que sea el costo, deberá escoger el mejor tratamiento para usted. Es triste ver a un paciente tomar la decisión con base en su situación económica y los gastos. Hable francamente con su médico sobre sus dificultades económicas. Es probable que pueda abogar por usted para conseguir una tarifa especial en el hospital o con otros médicos. Si desconocemos sus dificultades económicas, no podremos ayudarlo.

30

La segunda opinión

Si tiene preguntas o dudas acerca de su enfermedad y de sus opciones de tratamiento, es aconsejable buscar una segunda opinión médica antes de tomar una decisión definitiva. El cáncer de la próstata da tiempo para pensar en los tratamientos y solicitar otras opiniones. Muchas compañías aseguradoras *exigen* la segunda opinión, aunque con frecuencia eximen del requisito cuando es cuestión de un tratamiento o una operación de cáncer.

Este libro le proporciona la información básica para ayudarle a tomar una decisión, pero no puede ni debe utilizarse en reemplazo de un médico calificado que pueda individualizar su situación particular y hacer las recomendaciones del caso con base en los hechos.

¿Se molestará u ofenderá mi médico si solicito una segunda opinión?

Es bueno saber que algunos médicos se sentirán ofendidos o lastimados si, después de una hora de considerar los detalles y las opciones, usted dice que desea una segunda opinión. Es importante manifestarle al médico que usted aprecia su tiempo y esfuerzo y que respeta su opinión y confía en ella. Pero sea muy claro en decir que, antes de tomar una determinación, desea hablar con otro urólogo o con otro radioterapeuta. La mayoría de los médicos instan a los pacientes a consultar con tantos especialistas como sea necesario para sentirse seguros de haber tomado la decisión acertada. Yo trato de que mis pacientes hablen también con su médico general o familiar.

¿Qué debo hacer si mi urólogo no desea que consulte una segunda opinión?

Usted tiene derecho a saber por qué su médico trata de impedir que usted busque una segunda opinión. Quizá piense que lo que le ha dicho es la verdad y no hay necesidad de consultar con otra persona. Es probable que le preocupe que otra clínica o institución trate de hacer la intervención quirúrgica e impedir que usted regrese adonde él. Cualquiera que sea la razón, hable con su médico y tranquilícelo diciendo que, en caso de optar por el tratamiento quirúrgico, volverá adonde él.

¿Cómo encuentro los nombres de otros urólogos o médicos que puedan darme una segunda opinión?

No debe consultar con un urólogo que pertenezca al mismo grupo de médicos, pues si el segundo urólogo no está de acuerdo con las recomendaciones de su colega, es probable que no quiera manifestarlo. Hable con urólogos respetados que realicen muchas prostatectomías radicales. Debe saber que no todos los urólogos hacen muchas de esas operaciones y que algunos jamás las realizan. Algunos hacen unas cuantas operaciones por semana, mientras que otros sólo hacen unas pocas al año. Su urólogo podrá mencionarle los nombres de otros especialistas de la ciudad a quienes él respeta. También puede preguntarle a su médico general o preguntar en la sociedad médica local o en la asociación de lucha contra el cáncer.

¿A qué tipo de médico debo acudir para una segunda opinión?

Lo ideal es hablar con médicos que estén familiarizados con el cáncer de la próstata y tengan una buena relación de trabajo con especialistas en todos los campos. Yo prefiero enviar a mis pacientes adonde otro urólogo, si una de las opciones es la prostatectomía radical. Si está pensando en la radioterapia, indudablemente debe hablar con un *radioterapeuta*. Si el cáncer está avanzado, es conveniente consultar con un *oncólogo clínico*, especialista que trata muchos tipos de cáncer con medicamentos, quimioterapia y hormonas.

Cada médico considerará la situación desde su punto de vista personal y profesional. No acepte ciegamente las opiniones. Si todos los médicos le aconsejan el tratamiento quirúrgico, piense seriamente en esa solución. Si no se ponen de acuerdo, pregunte a su urólogo cuál puede ser la razón. Quizá convenga que los especialistas y su médico general se reúnan para discutir su caso y llegar a un acuerdo sobre lo que es mejor para usted.

¿Debo solicitar la opinión de mi médico general?

Sí, es importante. Él podrá decirle si reúne las condiciones para ser operado y si su esperanza de vida es lo suficientemente larga para que la operación valga la pena. Siempre procuro enviar a mis pacientes a su médico general para una evaluación médica completa, a fin de tener luz verde para proceder a operarlos. Si el paciente no tiene médico general, le doy los nombres de varios profesionales con quienes trabajo y cuya opinión y criterio clínico respeto.

¿Qué debo hacer para prepararme para una segunda opinión?

A fin de aprovechar al máximo una segunda opinión, lleve consigo toda la documentación necesaria para que el médico pueda saber cuáles han sido sus antecedentes. La documentación debe incluir: 1) el informe de patología; 2) los resultados de las pruebas del PSA (los antiguos y también los más recientes); 3) copias de los informes de la gammagrafía ósea y/o de la tomografía computarizada, si los hay; 4) su historia clínica pasada, y 5) una lista de los medicamentos que esté tomando en el momento.

¿Debo llevar solamente los informes o también las radiografías?

Lleve las radiografías junto con los informes. También lleve las láminas de patología, que podrá conseguir en el laboratorio que las haya interpretado. Aunque generalmente no es necesario, algunos urólogos (especialmente en las instituciones docentes) prefieren que sus propios patólogos y residentes miren las láminas de patología. Normalmente devuelven las láminas y las radiografías después de la cita.

¿Cómo consigo las radiografías y las láminas de patología?

Con suficiente anticipación, debe ir a los sitios donde se tomaron las radiografías o las imágenes diagnósticas y solicitar que le sean

> **Nota del autor**   *No hace mucho, un señor vino a mi consultorio desde Hawaii para una prostatectomía radical. Le habían hecho todos los exámenes de rigor y estaba listo para programar la cirugía. Le pedí, como prefiero hacer siempre, que viera a un internista para la evaluación preoperatoria. Durante la evaluación se encontraron varios problemas médicos que habrían podido causar dificultades con la operación y la anestesia. Tras hablar con el internista y el paciente, acordamos que el tratamiento quirúrgico no era la mejor solución, y se optó por la radioterapia.*

entregadas. También debe comunicarse con el laboratorio de patología para recoger las láminas.

¿Escribirá a mis otros médicos el médico que dé la segunda opinión?

Si usted desea que el informe completo del segundo médico sea enviado a los demás profesionales, proporciónele los nombres y las direcciones correspondientes.

¿Deberé viajar a una institución de renombre para la operación o la radiación?

Probablemente no. Si vive en una zona relativamente rural, o si no hay muchos urólogos entre quienes escoger, quizá sea mejor que acuda a un centro de renombre. De lo contrario, es poco probable que la atención en un sitio distante sea realmente mejor que la que podrá recibir en su ciudad. Yo pasé dos años preparándome en un centro médico muy conocido, de renombre internacional. Solíamos preguntarnos qué motivaba a los pacientes a recorrer grandes distancias para vernos, cuando algunos de los mejores médicos vivían precisamente en las ciudades de esos pacientes.

En otras palabras, no es necesario que viaje para conseguir buena atención. El que usted deba o no ir a otra parte dependerá de si su hospital local está en capacidad de ofrecerle la atención que usted requiere. Muchas veces se equivoca uno al suponer que la atención médica es mejor en otro lugar.

¿Qué pasa si mis hijos desean que la operación sea realizada por otro urólogo?

Eso sucede con mucha frecuencia. Los hijos deciden que hay otro urólogo mejor que el de usted. Como es obvio, no es mucho lo que pueden saber sobre su médico, pero aun así tratarán de presionarlo para que cambie de médico. Mi consejo es que usted tome su propia decisión sobre qué médico lo debe atender. En otras palabras, decida usted dónde desea recibir su tratamiento y con quién, y agradezca a sus hijos su interés.

¿Puedo ir con mi esposa u otros miembros de la familia a conocer la segunda opinión?

Por supuesto que sí. Yo les pido a mis pacientes que vengan con alguien cuya opinión sea importante en lo que se refiere a escoger el tratamiento. De hecho, me decepciono cuando el paciente viene solo a la consulta. Una vez llegó una familia tan numerosa, que tuvimos que utilizar la sala de espera a fin de que todos pudieran escuchar.

¿Qué debo hacer si el segundo médico no puede atenderme antes de varias semanas?

Eso es lo más común. Unas cuantas semanas no hacen daño a nadie. Es mejor obtener una cita normal, en vez de tratar de conseguir una opinión "rápida" que quizá sea inadecuada para su situación.

¿Qué debo hacer si el médico que da la segunda opinión desea operarme?

Aunque no existen normas expresas, muchos consideran que es una *falta de ética* que el segundo médico trate de "robarse" al paciente. Hay quienes pueden sugerir sutilmente que son mejores. Algunas veces ni siquiera preguntan, sino que sencillamente anuncian que la operación o la radioterapia ya ha sido programada. Desconfíe de esa situación.

Algunos centros de remisión cuentan con que se haga la operación enseguida de las segundas opiniones. Tenga cuidado con esto: antes que usted se dé cuenta, el tratamiento habrá terminado y usted estará saliendo del hospital. Infortunadamente, esto sucede con mucha frecuencia.

Si cree que los servicios hospitalarios de su ciudad no son lo suficientemente buenos, hable francamente con sus médicos a fin de que lo envíen a un centro hospitalario más grande.

Si en realidad se siente más tranquilo con el médico de la segunda opinión, comunique lo que piensa tanto a su primer médico como al segundo. Explique por qué decidió cambiar de médico. Algunos médicos rehusan atender al paciente hasta tanto el primer médico renuncie a tratarlo, pese al *deseo* expreso del paciente de que sea el segundo médico quien se haga cargo de su caso.

En lo que a mí respecta, cuando me piden una segunda opinión siempre trato de enviar al paciente de regreso a su urólogo, a menos que el paciente tenga razones muy personales y legítimas para desear que yo me encargue del caso. Es de vital importancia escoger un médico en quien usted confíe y con quien se sienta a gusto.

31

¿Cómo encontrar un buen urólogo?

Es lógico que usted desee estar en manos del mejor urólogo si tiene cáncer de la próstata. Infortunadamente, en verdad no es fácil encontrar a los mejores. Por lo general, el envío del paciente al urólogo depende del médico general.

Algunas veces, el mejor urólogo no es el más simpático. Además, no es fácil obtener una cita a corto plazo con los mejores médicos. Espere a que le den la cita cuando el médico disponga del tiempo necesario para atenderlo. En ocasiones los pacientes se "cuelan" antes de tiempo, alegando que tienen un problema urgente que requiere atención inmediata. No utilice esa excusa para obtener la cita.

El problema en mi caso es que normalmente dedico alrededor de una hora para hablar con un paciente sobre el cáncer de la próstata y las opciones de tratamiento. Si otro paciente se cuela diciendo que necesita atención inmediata, no hay forma de poder dedicarle al primer paciente todo el tiempo y la atención que necesita. Esas interrupciones del horario de citas pueden dañar totalmente el día de los siguientes 15 pacientes que aguardaron semanas para poder acudir a su cita.

No se alarme ni se sorprenda si tiene que esperar. En realidad, es buena señal que el médico tenga una lista de espera de varias semanas o más. En lo que a mí respecta, los pacientes cuyos casos no son urgentes a veces tienen que esperar varias semanas o más para una cita. Cuando el problema es verdaderamente urgente o el médico general llama para obtener una cita antes, la política en mi consultorio es tratar de abrir espacio a toda costa.

Tenga paciencia con su médico. Quizá valga la pena la espera, para que lo vea un médico verdaderamente sincero y claro, que no trate de empujarlo en la dirección equivocada.

¿A quién me enviará mi médico general para el tratamiento urológico?

Su médico general seguramente le dará los nombres de varios urólogos; pero conviene que sepa que los médicos de esa lista quizá no sean los mejores para usted.

En el mundo real, los médicos se acostumbran a una pauta de remisiones y generalmente no recurren a otros especialistas, aunque sean mejores. De hecho, la calidad de la atención proporcionada no es uno de los factores que se tienen en cuenta para remitir pacientes. Muchas veces, las remisiones se hacen entre una misma generación de colegas; los médicos jóvenes tienden a enviar sus pacientes a otros médicos jóvenes, mientras que los mayores tienden a recurrir a los colegas de su época.

La entidad prestadora de servicios de salud a la cual está usted afiliado puede tener contratos con determinados urólogos. Si el urólogo de esa entidad no es el mejor o si usted no se lleva bien con él, no podrá hacer nada, a menos que haya otros disponibles.

¿Hay alguna diferencia entre un urólogo joven y uno viejo?

Algunos pacientes prefieren a los médicos recién graduados, porque piensan que conocen las últimas técnicas y los tratamientos más modernos. Otros pacientes prefieren a los médicos de edad, por su experiencia y sabiduría.

La verdad es que lo que cuenta es la calidad del médico como individuo. La edad nada tiene que ver. Hay algunos médicos jóvenes con experiencia, sabiduría y sentido común, y viejos muy actualizados en los procedimientos y las técnicas más recientes. No juzgue a un urólogo solamente por su edad.

Entonces, ¿cómo puedo encontrar al mejor urólogo de mi ciudad?

Para encontrar al mejor urólogo de su ciudad, hable con sus amigos y pida nombres. Ésa fue la forma como logré confeccionar la lista de especialistas a quienes remito a mis amigos y familiares. Sencillamente pregunto a mis colegas cuáles son los médicos de su preferencia y poco a poco salen a flote los nombres más mencionados.

Averigüe cuál es el médico a quien todos buscan y, así mismo, cuál es el menos solicitado. Pregunte por qué. ¿Explica el médico todo, o se limita a decirle que necesita una operación y a dejarlo en manos de una enfermera para que arregle los detalles?

Hable con las enfermeras, especialmente con las que trabajan en las salas de recuperación y en las de cirugía. Póngase en contacto con las asociaciones locales de lucha contra el cáncer.

¿Debo buscar determinadas cualidades en el médico?

Preocúpese si el médico no responde a sus preguntas o parece enojado o molesto por el hecho de que usted desee un diálogo en vez de una conferencia. Eso podría significar que no está seguro de sus conocimientos o de sus habilidades. También puede significar que se siente ofendido porque usted no permite que él decida por usted.

Tengo muchos pacientes que abandonaron a su médico original porque se negó a responder sus preguntas o se molestó cuando ellos demostraron haber leído algo sobre el tema del cáncer de la próstata.

Cuidado con el médico que trata de acorralarlo para que tome una decisión instantánea o que insiste en que es el único capaz de atenderlo.

¿Debo escoger a un urólogo vinculado a un hospital universitario?

No escoja a su médico basándose solamente en que esté vinculado a una institución universitaria o de investigación. Quizá le hayan dicho que debe buscar que lo atiendan únicamente en un medio universitario. Se ha dicho que los médicos de los centros docentes tienen muchas publicaciones y, por lo tanto, deben saber más sobre cirugía.

En lo que se refiere a la publicación de libros y artículos, no existe correlación alguna entre la habilidad quirúrgica y la forma como se expresa el médico o el número de artículos y libros que haya publicado. Al médico se le debe juzgar con base en sus propios méritos. El que ejerza la profesión en un centro comunitario o en una institución docente de renombre no tiene nada que ver con sus habilidades como médico.

Lo que realmente necesita usted es un ser humano solidario que se interese por usted y su caso y que, como médico, sea técnicamente excelente, que tenga un buen historial, que se destaque por su buen criterio, que haya tenido un mínimo de complicaciones y sí muchos pacientes felices y colegas que le remitan casos.

32

Preguntas para formularle a su médico

Cuando se está recibiendo tratamiento para un cáncer de la próstata, es conveniente hacer muchas preguntas y llevar un registro de los progresos alcanzados. Éstas son algunas de las preguntas que debe formular a su urólogo o al médico de atención primaria.

1 .¿Cuál es el nivel de mi PSA?
   a. ¿Está dentro de la escala normal?
   b. ¿Cuáles fueron los niveles en las pruebas anteriores?
2. ¿Ha cambiado significativamente con el correr del tiempo el nivel del PSA?
3. ¿Hay razón para hacer una nueva prueba del PSA dentro de seis u ocho semanas? (Una razón podría ser una infección reciente o una sonda urinaria.)
4. ¿Cuál es el grado del cáncer según las biopsias y cuán significativo es?
5. ¿Qué mostró la gammagrafía ósea (si se hizo)?
6. ¿Cuál fue el resultado de la tomografía computarizada?
7. ¿Cuál es el estado clínico de mi cáncer y cuán significativo es?

8. ¿Piensa usted que mi cáncer es curable?

    a. ¿Cuál es la probabilidad de que el cáncer haya invadido los ganglios linfáticos?

9. ¿Cuáles son mis opciones de tratamiento?

10. ¿Cuál es la probabilidad de que el cáncer avance si no haga nada?

11. Si la prostatectomía radical es una de mis opciones, ¿quién la realizará? (Si su médico es urólogo, probablemente la realice él mismo.)

12. ¿Cuántas operaciones de este tipo hace usted al año? (Veinticinco o más es un buen número.)

13. ¿Participan los médicos residentes en la operación o en la atención posoperatoria?

    a. Si la respuesta es afirmativa, ¿qué hacen exactamente durante la operación?

    b. ¿En qué año de especialización se encuentran? (En otras palabras, cuántos años de educación de posgrado han tenido?)

    c. ¿Cuál es el campo de especialización de estos residentes? (Algunas veces, los residentes hacen rotaciones por distintas especialidades.)

14. ¿Utiliza usted transfusiones de sangre autóloga durante la operación de la próstata. (Puesto que es rara la ocasión en que se requiere sangre autóloga—donada por el propio paciente para ser utilizada en él mismo—algunos médicos ni siquiera solicitan la donación.)

15. ¿Con cuánta frecuencia utiliza usted sangre de la Cruz Roja para transfusiones durante la operación? (Debe utilizarla rara vez.)

16. ¿Van sus pacientes a cuidados intensivos después de la operación? (Lo ideal es que eso no suceda nunca.)

17. ¿Cuántos días suelen permanecer sus pacientes en el hospital, sin contar el día de la operación? (Deben ser entre dos y cinco días.)

18. ¿Cuál es el porcentaje de sus pacientes que quedan con incontinencia grave y permanente después del tratamiento? (Debe ser entre un 1% y un 3%.)

19. ¿Utiliza usted anestesia epidural durante la operación? ¿Durante cuánto tiempo?

20. ¿Durante cuánto tiempo deja la sonda de Foley después de la operación? (Yo la dejo cerca de 21 días.)

21. ¿Con cuánta frecuencia debo venir a consultas de control después de salir del hospital?

22. ¿Quién se encargará del seguimiento a largo plazo una vez concluido el tratamiento? (Esta pregunta es importante, especialmente si usted está adscrito a una entidad prestadora de servicios de salud en la cual es el médico de atención primaria quien hará el seguimiento, ojalá bajo la orientación del urólogo.)

23. ¿Cuándo podré reintegrarme al trabajo o reanudar mis actividades normales, tales como el golf, el tenis, la jardinería o el ciclismo? (La respuesta variará de acuerdo con la clase de actividad.)

24. ¿Deberé hospitalizarme el día de la operación o la víspera?

25. ¿Qué tipo de preparación para la operación necesitaré? (Es posible que en ellas se incluyan enemas para preparar el intestino y también antibióticos.)

26. ¿Cuándo deberé operarme después de saber que tengo cáncer? (Nunca es una emergencia. Desconfíe del médico que trate de empujarlo a hacer las cosas rápidamente, sin darle tiempo para pensar en las opciones de tratamiento.)

27. Si lo recomendable es la radioterapia, ¿cuándo deberé comenzar el tratamiento?

28. Después de la operación o de la radiación, ¿cuánto tiempo deberé esperar para recuperar las erecciones normales antes de buscar tratamiento para la impotencia?

29. Después de la radiación o de la operación, ¿cuánto tiempo deberé esperar para pensar en algún tratamiento para la incontinencia urinaria?

30. ¿Cree usted en el tratamiento temprano o en el tratamiento tardío para el cáncer de la próstata avanzado? (Yo prefiero el tratamiento temprano. Algunos médicos prefieren esperar hasta que el cáncer ocasione problemas.)

31. ¿Cuál es el tipo de tratamiento hormonal que prefiere y por qué?

32. ¿Cree que se debe emplear la flutamida (Eulixin)?

33

Seguimiento después del tratamiento

Usted necesitará exámenes de control por el resto de su vida después de haber sido tratado por un cáncer de la próstata.

En la actualidad, la prueba del PSA en sangre es la forma más eficaz y menos costosa de asegurarse de que el cáncer no se ha reactivado después del tratamiento. Mientras el nivel del PSA permanezca estable, usted estará bien. La frecuencia con la cual debe realizar los controles dependerá de su situación médica particular, del tratamiento recibido y de la probabilidad de que se haya curado el cáncer.

Al principio, después de la operación o de la radioterapia, seguramente deberá controlar el PSA cada tres o cuatro meses durante el primer año, después cada cuatro a seis meses durante el segundo y hasta el tercer año, y de ahí en adelante cada seis a doce meses. Cuanto más tiempo pase sin señales de que el cáncer se ha reactivado, más espaciados podrán ser los controles.

¿Qué sucede si el PSA se eleva?

La respuesta depende de la magnitud del cambio, del nivel al cual se eleva el PSA y del tiempo en que esto sucede. Recuerde que existen fluctuaciones en las pruebas de laboratorio.

261

Los cambios mínimos quizá no signifiquen nada. Pero si el PSA continúa subiendo en cada una de las pruebas, significa que el cáncer se ha reactivado. Cuanto más rápidamente se eleve, más preocupante será la situación. Un ascenso rápido indica no solamente que el cáncer se ha reactivado sino que está creciendo agresivamente. En ocasiones, la elevación del PSA es tan pequeña y lenta que preferimos observar.

¿Cuál debe ser el nivel del PSA después de una prostatectomía radical?

El nivel del PSA debe ser 0.0. Buscamos que no quede vestigio de cáncer o de tejido prostático dentro del organismo. Ningún otro tejido puede producir cantidades significativas de PSA. Algunas veces, el laboratorio informa de un nivel inferior a 0.3 ó 0.5. Eso significa básicamente lo mismo. Es la forma como el laboratorio presenta su resultado.

Algunas máquinas de laboratorio no determinan la cantidad exacta cuando el nivel es muy bajo, casi imperceptible. En ocasiones, el informe dirá 0.1 ó 0.2. Las pruebas de laboratorio no son perfectas y las variaciones menores son inevitables y siempre se presentan.

¿Debo preocuparme si el nivel del PSA comienza a subir después de la operación?

Inicialmente no. Antes de preocuparse debe hacerse una segunda prueba. Si el PSA continúa ascendiendo, significa que hay recurrencia del cáncer de la próstata.

Nadie sabe realmente si se debe iniciar algún tratamiento adicional y cuándo. Personalmente, cuando el PSA comienza a subir rápidamente, prefiero recomendar radioterapia en la pelvis o terapia hormonal. Generalmente recomiendo el tratamiento adicional cuando el nivel llega a 1 ó 2.

No es bueno que el tratamiento quirúrgico no haya sido curativo. Si en la próstata había cáncer de grado alto (suma de Gleason de 8, 9 ó 10), el riesgo de recurrencia es mayor.

¿Cuál debe ser el nivel del PSA después de la radioterapia?

A diferencia de la operación, después de la cual el nivel debe ser de 0.0, después de la radiación éste desciende lentamente hasta un nivel que debe ser *inferior* a 1.0. Cuanto más tiempo permanezca por debajo de 1.0, mejor será el pronóstico a largo plazo. Si el PSA no desciende por debajo de 1.0, es mayor la probabilidad estadística de que se reactive el cáncer. Ésta es la razón por la cual el control del PSA es tan importante. Si se cree que el cáncer pudo haberse reactivado, se puede hacer un seguimiento más estrecho.

Si el PSA comienza a subir después de la radioterapia, ¿cuándo debo empezar a preocuparme?

Si conociera la respuesta a esta pregunta, podría predecir el futuro. Mucho depende de la rapidez con la cual ascienda el PSA, el nivel en el que se encuentra y el tiempo que permaneció bajo después de las sesiones de radioterapia. Cuanto más tiempo haya permanecido bajo, mejor. Cuanto más lentamente ascienda, mejor. Si comienza a elevarse rápida y constantemente, yo me inclinaría a iniciar una terapia hormonal.

De acuerdo con mi experiencia, si el PSA continúa subiendo (y lo controlo cada cuatro meses aproximadamente), recomiendo terapia hormonal cuando el nivel llega a más de 3 ó 4. Sé que algunos especialistas dicen que eso es prematuro, pero en mi opinión es más fácil controlar a tiempo un volumen pequeño de cáncer que esperar hasta que haya crecido más y sea más difícil detenerlo.

Si su PSA aumenta después de la radioterapia, manténgase en contacto con su urólogo y hágase la prueba del PSA con regularidad.

Si se deja sin tratamiento, ¿cuánto tiempo tarda el cáncer en ocasionar problemas?

Si conociéramos la respuesta sabríamos a quién tratar y a quién no, y cuál tratamiento utilizar. Ése es el dilema del cáncer de la próstata. Muchos hombres no viven lo suficiente para que el cáncer les amenace la vida, mientras que otros experimentan un cáncer de crecimiento rápido y viven lo suficiente para que les cause problemas.

En general, cuanto menos agresivo sea el cáncer, mejor será la perspectiva a largo plazo.

¿Cuáles son las opciones después de la radioterapia?

La principal opción es agregar la terapia hormonal. Si el PSA comienza a elevarse, significa que la radiación no eliminó la totalidad del cáncer. También puede significar que había un pedazo de cáncer por fuera del campo de la radiación.

Es muy difícil extirpar la próstata quirúrgicamente después de la radioterapia y los riesgos aumentan considerablemente. Esa operación se conoce como *prostatectomía de salvamento*. Como se han irradiado todos los tejidos, las capas que hay normalmente entre un tejido y otro han desaparecido, provocando la adherencia tisular. Esto dificulta mucho la extirpación de la glándula. Por lo tanto, existe una gran probabilidad de lesionar la pared del recto y una probabilidad del 50% de que se necesite una colostomía permanente.

La colostomía consiste en desviar las heces a través de la piel para recogerlas en una bolsa. Esto se hace necesario porque, en caso de dañarse la pared irradiada del recto, quizá no sane bien, si es que sana. La probabilidad de la incontinencia urinaria permanente aumenta con la prostatectomía de salvamento. Por lo tanto, los riesgos son grandes mientras que los posibles beneficios se desconocen.

¿Cuál debe ser el nivel del PSA después de la terapia hormonal?

Cuanto más bajo sea el PSA, mejor será el resultado. Y cuanto más tiempo permanezca en un nivel bajo, mayor será la probabilidad de que continúe así. Lo que esperamos es que el nivel descienda por debajo de 1.0 y llegue quizá hasta 0.1 ó 0.0.

Si el PSA sube después de la terapia hormonal, ¿cuándo debo comenzar a preocuparme y cuáles son mis opciones?

Al igual que sucede con los niveles del PSA después de la radioterapia, mucho depende de la cifra, la rapidez con la cual se eleva y el tiempo que permaneció bajo con la terapia hormonal. Cuando el nivel comienza a ascender por encima de 2 a 5, la enfermedad ha progresado hasta un estado que puede manejar mejor un urólogo o un oncólogo clínico. Generalmente le pido al paciente que por lo menos hable con un oncólogo sobre las opciones disponibles. Éste puede optar por observar el PSA y manejar los síntomas físicos que se presenten, o ensayar con alguna terapia experimental. El urólogo podrá continuar con el caso o remitirlo al especialista apropiado.

Si el PSA comienza a subir después de la operación o de la radiación, ¿dónde se encuentran las células cancerosas causantes de ese aumento?

El cáncer de la próstata se disemina en los ganglios linfáticos y en los huesos, pero también puede invadir los tejidos circundantes. Las anomalías aparecen en la gammagrafía ósea y la tomografía únicamente cuando son lo suficientemente grandes para producir cambios en los huesos o un agrandamiento o una distorsión significativa de los tejidos, que se registra tomográficamente. Si el PSA está subiendo, sabemos que el cáncer está creciendo en alguna parte.

¿Sirve de algo el Proscar® (finasteride) si el PSA comienza a subir después del tratamiento?

Algunos médicos han utilizado el Proscar para lograr un descenso del nivel del PSA en algunas ocasiones. Nadie sabe si realmente afecta el crecimiento del cáncer.

34

¿Necesitaré tratamiento adicional después de la prostatectomía radical?

Es preciso pensar en un tratamiento adicional si los *márgenes quirúrgicos* se encuentran positivos para cáncer o si la enfermedad está presente en los ganglios linfáticos. Los márgenes quirúrgicos son los bordes del tejido de donde se retiró la próstata.

Hablemos primero de los márgenes quirúrgicos. El hecho de que haya cáncer en los bordes de tejido indica que pudieron haber quedado células cancerosas en el cuerpo. Cuando el patólogo analiza el tejido bajo el microscopio, puede ver si hay células cancerosas en contacto con los bordes de la pieza quirúrgica. Si las hay, dice que el *margen es positivo.*

Anteriormente ordenábamos tratamientos adicionales con radiación para todos los pacientes con cáncer en los márgenes. Aunque después de la operación puede utilizarse menos cantidad de radiación, de todas maneras aumenta el riesgo de incontinencia urinaria e impotencia, además de los riesgos asociados normalmente con la radioterapia, como la lesión de la vejiga o del recto.

Yo recomiendo controlar el nivel del PSA cada tres meses después de la operación. Si el nivel del PSA comienza a elevarse, envío al paciente al radioterapeuta, para conocer su opinión y para una posible radioterapia.

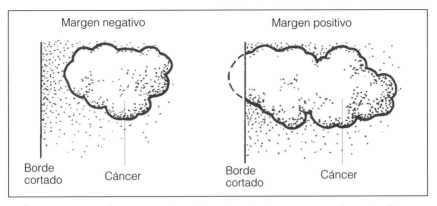

MÁRGENES QUIRÚRGICOS: El patólogo identifica los márgenes al estudiar la pieza quirurgica extirpada. El margen es negativo cuando no se ve cáncer en el borde cortado y se presume que las células cancerosas están todas dentro de la pieza quirúrgica. El margen es positivo cuando hay cáncer en el borde cortado. Esto lleva a suponer que pudieron haber quedado células cancerosas en la cuerpo.

¿Necesitaré una nueva operación?

El objeto de la prostatectomía radical es que usted no tenga que someterse a otra cirugía. Sin embargo, es probable que haya que manejar alguna complicación, como la acumulación de linfa en el abdomen o una cicatriz en el cuello de la vejiga, en el punto de conexión con la uretra. Por fortuna, estas complicaciones ocurren muy rara vez y generalmente se corrigen con procedimientos ambulatorios sencillos.

¿Cuáles son las opciones después de la operación, en caso de requerirse tratamiento adicional?

Después de una intervención quirúrgica, las opciones restantes son la radiación y la terapia hormonal. La radiación servirá únicamente si el residuo de cáncer que se presume ha quedado en el cuerpo se encuentra dentro del campo que se va a irradiar: en otras palabras, en la *pelvis*.

A causa de la operación, la dosis y la duración de la radioterapia pueden ser menores que si se hubiera utilizado la radiación desde el principio. Eso dependerá de la situación particular del paciente.

> **Nota del autor** *Hace muchos años, uno de mis pacientes, profesor jubilado, investigó las ventajas y desventajas de agregar la radioterapia para combatir el tumor de los márgenes. Optó por hacer el seguimiento periódico de su PSA. En caso de que éste empezara a elevarse, procedería con la radiación. Desde entonces, sus niveles de PSA han permanecido en 0.0.*

Los riesgos de agregar radioterapia son mayor incontinencia urinaria o impotencia, y también irritación y daño de la vejiga o de la pared del recto.

¿Qué hay con la terapia hormonal?

La terapia hormonal se utiliza cuando se cree que es necesario un tratamiento adicional y la radioterapia no resuelve el problema (si el cáncer está *por fuera* de la pelvis) o si se cree que es mejor un tratamiento más conservador y de menor riesgo.

35

El papel de la quimioterapia

Aunque la quimioterapia se utiliza habitualmente para tratar la mayoría de los cánceres, no es la principal opción de tratamiento para el cáncer de la próstata. Las otras modalidades mencionadas anteriormente son más eficaces. Sin embargo, cuando el cáncer continúa creciendo y ya se han ensayado otros tratamientos, muchas veces recurrimos a la quimioterapia para frenar el desarrollo de la enfermedad.

No creo que ningún *oncólogo* (el médico que emplea la quimioterapia) pueda decir que espera curar el cáncer. En realidad, el objetivo de la quimioterapia es detener o, por lo menos, desacelerar el ritmo de crecimiento de la enfermedad. Incluso en las mejores manos, la quimioterapia funciona quizá en un 20-40% de los hombres que se someten a ella. Además, la duración de su efecto es variable y su eficacia es impredecible.

El gran interrogante con la quimioterapia es hasta qué punto su posible beneficio pesa más que los posibles efectos secundarios. El tratamiento quizá prolongue la vida unos cuantos meses, tiempo que usted pasará sintiéndose débil y con náuseas. Debe decidir si vale la pena el esfuerzo y el gasto, tanto económico como emocional.

Conozco el caso de un paciente que falleció como consecuencia de la quimioterapia. En cambio, hay pacientes que toleran ese tratamiento sin dificultad manifiesta y se benefician de él.

Hay distintos tipos de quimioterapia. Varios de ellos podrían ser prometedores como tratamiento para el cáncer de la próstata. Cada tipo de cáncer se trata con agentes químicos diferentes y en dosis distintas. La meta es matar las células cancerosas de rápido crecimiento.

¿Existen drogas quimioterapéuticas experimentales?

En muchos centros, si usted reúne los requisitos podrá recibir sustancias experimentales como parte de los planes de tratamiento o *protocolos* mediante los cuales se está investigando la droga. Algunas veces esos medicamentos no sirven, mientras que otras veces proporcionan buenos resultados.

Drogas quimioterapéuticas

A continuación describimos dos de las drogas quimioterapéuticas comunes y sus aplicaciones.

Suramín

El suramín es una droga muy vieja que se está empleando actualmente para tratar el cáncer de la próstata. Creada originalmente hace cien años para combatir los parásitos en África, actualmente su función principal es frenar el crecimiento del cáncer de la próstata después de la terapia hormonal fallida.

¿Cómo funciona el suramín?

Se descubrió que el suramín bloquea una sustancia que estimula el crecimiento celular, incluido el de las células cancerosas.

¿Qué tan bien funciona el suramín y cuáles son sus efectos secundarios?

Los primeros estudios arrojaron resultados muy prometedores, aunque asociados con efectos secundarios frecuentes, como hinchazón de los tobillos y cambios renales. En muchos pacientes tratados con suramín se observó mejoría, muchas veces con disminución del dolor. Entre los métodos más recientes para administrar la droga está el de utilizar dosis más pequeñas durante períodos más cortos, con mejores resultados y menos efectos secundarios.

Ketaconozol

Este medicamento se ha utilizado para tratar las infecciones por hongos. Siempre se ha sabido que bloquea la capacidad del organismo para producir hormonas masculinas. Los urólogos han comenzado a utilizar el ketaconozol para tratar el cáncer de la próstata refractario a la terapia hormonal corriente. Aunque no sirve en todos los casos, muchos hombres han respondido positivamente.

El principal efecto secundario es un posible daño hepático serio, razón por la cual es importante hacer exámenes sanguíneos de función hepática periódicamente.

Efectos secundarios

Los posibles efectos secundarios varían de droga a droga. Algunos son mínimos, mientras que otros pueden ser graves, incluso fatales.

Su oncólogo podrá decirle concretamente cuáles opciones quimioterapéuticas son las mejores para usted, si reúne o no las condiciones para que le administren alguna droga experimental y cuáles son los efectos secundarios que podría sufrir.

36

Campos de investigación futura

Los pacientes de cáncer de la próstata pueden beneficiarse de la investigación experimental adelantada en una universidad o en un hospital comunitario. Sin embargo, es importante tener presentes los riesgos y también los posibles beneficios de someterse a los estudios de investigación médica.

¿Puede participar, si lo deseo, en los estudios de investigación que realizan los hospitales universitarios?
Sí, muchos de los avances en la investigación y el tratamiento del cáncer provienen de los centros académicos docentes. Esto se debe a que los investigadores pueden ensayar procedimientos y programas de medicación nuevos, nunca antes utilizados. Aunque muchos de esos procedimientos y programas fracasan, algunos dan resultado.

Algunos pacientes pueden beneficiarse de tratamientos que no pueden conseguir en ninguna otra parte, mientras que otros no obtendrán ningún beneficio. Algunos pueden sufrir a causa del tratamiento, pero lo harán en beneficio de la sociedad y de pacientes futuros con un problema similar. Éste es el sistema mediante el cual los investigadores averiguan cuáles cosas funcionan y cuáles no en medicina.

¿Cómo decidirán cuáles son los mejores tratamientos para mí?

En el ámbito universitario, los médicos cuentan con una serie de planes de tratamiento, denominados, *protocolos de investigación*. Los investigadores consideran la situación de cada paciente y tratan de decidir cuál es el protocolo más adecuado.

¿Cuáles son algunas de las preguntas que debo formular antes de incorporarme, como paciente, a un estudio de investigación?

Hable con los médicos y pregunte acerca de los tratamientos que van a ser estudiados. ¿Qué es lo que tratan de demostrar concretamente? Averigüe cuánto tiempo lleva el estudio y si hay resultados preliminares.

Pregunte durante cuánto tiempo permanecerá en el plan de tratamiento; qué tipo de seguimiento, pruebas y procedimientos necesitará, quién realizará las pruebas y quién sufragará los costos; quién pagará por los medicamentos, la cirugía, la radiación y otros procedimientos.

Si hay alguna complicación, ¿quién asumirá los costos y brindará la atención? ¿Podrá abandonar el estudio en cualquier momento, si no está satisfecho? ¿Cuáles son los riesgos de participar en el estudio en comparación con la terapia corriente? ¿Quién auspicia (paga) el estudio? ¿Cómo se realizará el control de su caso?

¿Podré participar en estos mismos estudios experimentales en el sector privado, por fuera del ámbito universitario?

Sí, es posible. En la mayoría de las comunidades hay una serie de médicos del sector privado que participan en los mismos estudios de investigación.

¿Puedo escoger el tratamiento de mi preferencia, si participo en un estudio de investigación?

No, por lo general deberá someterse a que lo asignen a determinado tratamiento en forma aleatoria. Con esa metodología, los resultados de la investigación reflejan con mayor exactitud los beneficios o las desventajas de determinado tratamiento, y no las preferencias de los pacientes.

¿Quién decide a cuál tratamiento he de ser asignado?

Generalmente lo hace un computador o un plan previamente establecido.

¿Qué puedo hacer si no me siento a gusto con el tratamiento escogido para mí?

Es probable que pueda abandonar el estudio. No se incorpore a ningún estudio a menos que esté dispuesto a aceptar cualquiera de los tratamientos que se están investigando. No es justo para las personas que tratan de realizar el estudio invertir su tiempo y esfuerzo para que después los pacientes abandonen la investigación por desagradarles el tratamiento al cual son asignados.

¿Podrían asignarme a un tratamiento peligroso?

Esa posibilidad es real. Debe comprender claramente lo que el estudio busca demostrar y los pros y contras de cada una de las modalidades de tratamiento.

¿Dónde puedo conseguir información sobre los estudios de investigación relacionados con el cáncer de la próstata?

Póngase en contacto con un centro de investigación sobre el cáncer.

¿En qué consiste el programa nuevo denominado "estudio PIVOT"?

En el estudio PIVOT participan hombres sanos con cáncer confinado a la próstata. Estos hombres se asignan al azar a: 1) prostatectomía radical, o 2) ningún tratamiento pero con controles regulares. El estudio tiene como objeto tratar de definir de una vez por todas si es mejor dejar el cáncer de la próstata sin tratar o si con la operación realmente son mejores los resultados en cuanto a supervivencia.

Hay mucho debate alrededor de ambos puntos de vista. Quienes creen que es mejor dejar sin tratamiento el cáncer de la próstata están descontentos ante el hecho de que a algunos hombres se les asigne al grupo de los que han de ser sometidos a intervención quirúrgica. Quienes creen que la aplicación de la cirugía prolonga el tiempo de vida están descontentos por negar tratamiento a unos hombres que podrían curarse.

Campos de investigación futura

Entre los nuevos campos de investigación figuran la estimulación inmunitaria, las vacunas, la detección temprana, la comprensión del crecimiento y la diseminación del cáncer en sus primeras fases y el papel de los factores genéticos.

Estimulación inmunitaria y vacunas

El tratamiento ideal para el cáncer sería estimular el sistema inmunitario del paciente para que ataque y mate a las células cancerosas. Esto se está haciendo en el tratamiento del cáncer de la vejiga, pero todavía no se ha hecho en el del cáncer de la próstata, aunque se están realizando estudios.

Las investigaciones buscan identificar una vacuna que pueda localizar y matar las células del cáncer de la próstata. Esto tendría mayor utilidad después de la cirugía radical, para atacar las células cancerosas que hayan quedado en el organismo.

Detección temprana

El momento ideal de detectar un cáncer de la próstata es cuando todavía está confinado a la glándula y es fácil de curar. Aunque la prueba del PSA es buena, está lejos de ser perfecta.

Se están estudiando modificaciones de la prueba del PSA para que pueda detectar un cáncer avanzado que haya comenzado a diseminarse. El hecho de detectar con exactitud la presencia del cáncer por fuera de la próstata ayudará a escoger el tratamiento más apropiado y evitará procedimientos innecesarios. Actualmente se realizan investigaciones sobre el PSA ligado a proteínas de la sangre, o el PSA en la orina, para ver si sirve para identificar el cáncer de la próstata en una etapa más curable.

También se están evaluando varias pruebas experimentales para identificar el cáncer en tejidos por fuera de la próstata. Una de las pruebas, denominada *CYT 356,* se está evaluando para determinar si puede detectar células cancerosas en los tejidos blandos y en los huesos. Por ahora es menos sensible que la gammagrafía ósea para identificar anormalidades en los huesos. Su aplicación en el futuro es aún incierta y está por definirse.

Comprensión del crecimiento y la diseminación del cáncer

Actualmente se están haciendo estudios para averiguar qué es lo que estimula el desarrollo de los vasos sanguíneos nuevos, los cuales aportan los nutrimentos a las minúsculas células cancerosas, permitiéndoles crecer. De poder identificarse un agente químico que estimule ese desarrollo vascular, quizá se podría bloquear para que el cáncer no pudiera crecer más allá de unas cuantas células.

Los científicos estudian la razón por la cual las células cancerosas pueden penetrar dentro de los vasos sanguíneos y luego desprenderse y diseminarse. Si los vasos sanguíneos pudieran, mediante un tratamiento, adquirir más resistencia a la penetración del cáncer, es probable que pudiera evitarse la diseminación de la enfermedad.

Investigación genética

La genética, o el estudio de la herencia y de la forma como se relacionan los genes y las enfermedades, es un campo promisorio en el cual los investigadores tratan de identificar aquellos genes causantes del desarrollo del cáncer.

Otras preguntas

¿Existen genes que de alguna manera permitan que los factores ambientales estimulen el crecimiento del cáncer de la próstata? ¿Podría ser éste el mecanismo por el cual una alimentación rica en grasa estimula el desarrollo del cáncer? ¿Tienen algunos hombres ciertos genes que suprimen el desarrollo del cáncer de la próstata? ¿Pueden determinada alimentación y el ambiente contaminado desactivar estos genes, permitiendo el crecimiento del cáncer de la próstata? ¿Existen ciertas enzimas en el organismo que permitan el crecimiento del cáncer al ser bloqueadas por un cambio genético?

No conocemos las respuestas a estas preguntas. Sin embargo, en el mundo entero se están haciendo investigaciones para resolver los interrogantes sobre el origen, no solamente del cáncer de la próstata, sino de todos los cánceres.

37

Cuando todos los tratamientos fallan

Hay casos en los cuales el cáncer continúa creciendo a pesar de todos los tratamientos y terapias utilizados normalmente. Esto genera preguntas que a la mayoría de los médicos y demás profesionales de la salud no les gusta contestar.

Las preguntas y respuestas que aparecen a continuación son muy escuetas. Lea este capítulo únicamente *si en realidad* desea conocer las respuestas. He observado que algunos hombres y su esposa preferirían desconocer esta información.

La presento aquí porque creo que es importante tener acceso a la información sobre las peores situaciones. En algún momento puede quedar claro lo inevitable. Como un amigo mío dijo alguna vez, "nadie sale vivo de aquí"; todos debemos morir en algún momento.

Espero poder hacer más tolerable la transición tanto para el paciente cuyo cáncer desafía todo tratamiento y continúa creciendo, como para su familia.

¿Cómo sabemos que el cáncer se ha reactivado?

Por lo general, el PSA continúa aumentando. Algunas veces se puede palpar una irregularidad al hacer el examen rectal. Algunos hombres se quejan de dolores o molestias, o de debilidad y fatiga.

¿Necesitaré radiografías o exámenes adicionales?

Probablemente se hará de nuevo una gammagrafía ósea, una tomografía computarizada o una radiografía para saber si el cáncer se ha reactivado y en dónde.

¿Será necesario tomar otra biopsia?

Por lo regular, no. Los médicos tienen una idea bastante exacta de la naturaleza de la anormalidad. Si hay alguna duda, quizá sea necesario hacer otra biopsia.

Si el cáncer continúa creciendo, ¿cuánto tiempo de vida me queda?

Eso depende de cuán avanzada esté la enfermedad. En las peores situaciones, quizá sean tan sólo unos meses, o podría ser un año o más. No hay forma posible de predecir cuánto tiempo puede sobrevivir la persona mientras el cáncer continúa creciendo. Hay ocasiones en que el cáncer se desarrolla rápidamente a pesar de todas las medidas para frenarlo.

En el otro extremo están los casos de hombres que viven muchos años más de los que esperábamos.

¿A qué ritmo puede crecer el cáncer?

Esto varía considerablemente y puede fluctuar en una misma persona. En muchos casos, el cáncer puede tardar muchos años para ser significativo. Y, aun después de llegar a ese punto, su crecimiento puede ser tan lento que es posible postergar indefinidamente el tratamiento.

> **Nota del autor** *Recuerdo a un paciente de 47 años de edad cuyo cáncer de la próstata se había diseminado. Aunque el cáncer comenzó a crecer después de iniciar la terapia hormonal, vivió en buenas condiciones durante casi dos años, antes que se agravara y muriera.*

En cambio, en otros casos el crecimiento puede ser tan acelerado, que la enfermedad acaba con la vida del paciente a los pocos meses de hecho el diagnóstico. Lo más frecuente, incluso con los cánceres avanzados, es que pasen muchos meses y hasta algunos años antes de sobrevenir la muerte.

¿Cuáles son los síntomas a medida que crece el cáncer?

En los casos avanzados, cuando todos los tratamientos habituales fallen, habrá fatiga, pérdida gradual de peso, debilidad, depresión, dolores y molestias en distintas partes del cuerpo y pérdida del apetito.

¿Se puede hacer algo para estimular el apetito?

Algunas veces el tratamiento con esteroides, como la prednisona oral, puede mejorar el apetito y dar una sensación de bienestar.

¿En qué forma mata el cáncer, si es imposible controlarlo?

La mayoría de los cánceres matan al crecer e invadir los órganos vitales, sobrecargando e impidiendo su función normal. Al parecer, el cáncer de la próstata no obra de esa manera, sino que continúa creciendo y aumenta su volumen en los ganglios linfáticos y en la médula ósea.

Parece que cuando el volumen del cáncer de la próstata es muy grande, comienza a liberar sustancias tóxicas en el torrente sanguíneo. Estas sustancias son las causantes de muchos de los síntomas del cáncer avanzado de la próstata. Originalmente, esas sustancias eran parte de las secreciones normales de la próstata, pero, una vez en el torrente sanguíneo, causan pérdida del apetito, fatiga y emaciación gradual, llevando finalmente a la muerte.

¿Qué otra cosa puede suceder a medida que crece el cáncer?

El recuento de glóbulos rojos puede descender provocando anemia, a medida que los tejidos productores de sangre de la médula ósea son reemplazados por células cancerosas. El enfermo se sentirá débil y fatigado. Los huesos se pueden debilitar y es probable que sufra fracturas espontáneas. Éstas son más comunes en los huesos sobre los cuales se apoya el peso, como es el caso de la parte superior de las piernas.

Algunas veces se puede agrandar un tumor de la columna vertebral y comprimir la médula espinal, causando adormecimiento o debilidad de las piernas. Ésa es una verdadera emergencia que requiere atención inmediata a fin de evitar una parálisis.

¿Sentiré dolor?

Muchas veces, sí. El dolor depende del sitio exacto invadido por el cáncer y del *volumen de la enfermedad* en el cuerpo. Si el cáncer ha invadido los huesos, puede ser muy doloroso. Si está creciendo en los ganglios, generalmente no hay dolor, a menos que los ganglios agrandados compriman puntos críticos, como los nervios o los uréteres que drenan la orina desde los riñones.

¿Es posible controlar el dolor?

En la mayoría de los casos, sí. Los médicos tienen acceso a un gran número de medicamentos narcóticos potentes que ayudan a controlar el dolor agudo. Yo suelo utilizar combinaciones de esos medicamentos para lograr un mejor control del dolor.

Si el dolor se torna muy agudo, en ocasiones es útil irradiar los huesos dolorosos para bloquear el dolor. Esto también sirve para fortalecer el hueso y prevenir una fractura. En ocasiones, le pido a un especialista en dolor (generalmente un anestesiólogo especializado en el manejo del dolor) que trate de lograr un bloqueo por medio de medicamentos especiales e inyecciones de efecto prolongado.

¿Hay algún tratamiento para reducir el dolor del cáncer que ha invadido los huesos?

Sí. Hay sustancias radiactivas que se pueden inyectar en las venas para matar las células cancerosas presentes en los huesos. Un ejemplo es el estroncio 89, el cual se vende con la marca de Metastron®.

¿Cuán eficaz es ese tipo de tratamiento?

Los resultados varían de una persona a otra pero, en general, hasta un 70% de los hombres con dolor agudo refractario a los medicamentos analgésicos habituales dicen que experimentan alguna mejoría, generalmente a las pocas semanas. Aunque el grado de control del dolor es impredecible, en algunos casos se logra el alivio total. También varía mucho el tiempo durante el cual se mantienen los beneficios.

¿Tiene este medicamento nuevo algún efecto secundario?

En ocasiones puede interferir la producción normal de sangre. A fin de vigilar esta anormalidad es preciso hacer cuadros hemáticos periódicos.

¿Puede repetirse el tratamiento en caso de que el dolor de los huesos desaparezca y se presente de nuevo posteriormente?

Sí. Si tiene buenos resultados con el primer tratamiento, podrá hacerse uno o dos tratamientos adicionales, pero no antes de seis meses.

¿Hay alguna forma de controlar el dolor sin medicamentos?

Sí. Algunos de los métodos son el *biofeedback, las técnicas de relajación, la meditación, las visualizaciones mentales, la distracción, la estimulación cutánea y los masajes.* En algunos casos se logra alivio con la acupuntura y la acupresión, la hipnosis y la estimulación eléctrica de los nervios. Antes de iniciar cualquiera de estos procedimientos, consulte con su médico, puesto que algunos podrían causar problemas.

¿Cómo se produce la muerte cuando hay falla renal?

Los riñones filtran la sangre y eliminan los desechos tóxicos, los cuales se excretan en la orina. Si el cáncer bloquea los riñones al comprimir y cerrar los ureteres, los productos tóxicos comienzan a acumularse lentamente en el organismo. En un momento determinado, comienza a haber fatiga en aumento, debilidad, pérdida del apetito y a veces prurito. El prurito se debe a la acumulación de sustancias tóxicas en los tejidos. De no tratarse la falla renal, la debilidad aumentaría gradualmente, hasta que usted entraría en coma y moriría.

¿Cuánto tiempo se vive cuando hay falla renal?

Eso varía considerablemente, y la vida puede extenderse durante semanas, muchos meses o más. Algunas veces puede haber obstrucción grave pero no total, lo que permite la filtración suficiente de las sustancias tóxicas para mantener la vida, aunque con una falla renal significativa. Esta situación puede prolongarse indefinidamente.

¿Qué puede hacerse cuando hay falla renal?

El gran interrogante no es cómo manejar la falla renal sino si se debería intentarlo. Si el cáncer ha llegado hasta el punto de bloquear los riñones causando su falla, el alivio de la obstrucción podría prolongarle la vida apenas lo suficiente para morir después por otra causa.

Cuando decidimos tratar la obstrucción renal, el principal método consiste en pasar un catéter pequeño, denominado *tubo de nefrostomía,* a través de la piel del costado hasta el riñón. El tubo drena a una bolsa, la cual se debe vaciar periódicamente. La colocación de los tubos de nefrostomía es un procedimiento ambulatorio realizado bajo anestesia local por un radiólogo o un urólogo.

Otra forma de colocar estos tubos de drenaje es pasando catéteres ureterales pequeños por el uréter a través del pene, generalmente bajo anestesia. Con esta técnica, a veces es imposible llegar con el tubo hasta el riñón, y en ese caso el radiólogo debe colocarlo a través de la piel.

¿Es la falla renal una mala forma de morir?

No. La muerte por esta causa es una de las menos desagradables. La mayoría de los hombres con falla renal se quejan de haber perdido el apetito o de sentirse débiles, fatigados o con prurito. La debilidad aumenta paulatinamente hasta que la persona entra en coma y muere.

¿Cuán aconsejable es intentar un tratamiento alternativo como último recurso?

Siempre hay personas que están al acecho de los hombres y mujeres desesperados, dispuestos a ensayar cualquier cosa a cualquier precio para detener el crecimiento del cáncer.

Personalmente creo que no se le debe negar a un paciente la opción de buscar otras salidas. Yo insto a mis pacientes a que se sometan a los tratamientos alternativos *además de* los conocidos y aceptados y no *en lugar de* ellos. Siempre les pido que adopten una actitud reflexiva y crítica ante la medicina alternativa, de la misma manera que lo han hecho con la medicina tradicional.

Tengo varios pacientes que aceptan como verdades las aseveraciones y consejos de algún conocido que les recomienda una insólita terapia a base de hierbas o les enseña alguna dieta extraña para el cáncer. Sin embargo, esos mismos pacientes son los que me desafían a demostrarles con hechos, estudios y documentación extensa los beneficios de cualquier tratamiento que pueda sugerirles.

¿De qué debo cuidarme si estoy pensando en un tratamiento alternativo?

Hay pautas básicas para buscar un médico o un tratamiento, independientemente de quién y de qué se trate. Ante todo es importante saber qué tipo de formación tiene la persona. Conozco el caso de un "médico" que había tomado unos cuantos cursos de fin de semana y que, sin embargo, afirmaba tener larga experiencia y capacitación en el campo del cáncer de la próstata.

Cuídese de los "tratamientos especiales" que han sido rechazados o abandonados por el mundo de la medicina tradicional. Todavía no conozco el primer médico que haría caso omiso de un tratamiento suficientemente probado que pudiese servir.

Cuídese del mercadeo a base de testimonios dados por un grupo pequeño de hombres y mujeres que afirman haberse recuperado milagrosamente con un tratamiento.

Si parece *fácil,* con resultados *demasiado maravillosos para ser verdad,* por lo general es así. Si es muy costoso, tenga cuidado. Muchas personas exigen por adelantado el pago de esos tratamientos; sospeche de eso.

Cuidado con el tratamiento complejo y costoso que se realiza en un fin de semana, especialmente si es en un país con poco control sobre los tratamientos no comprobados.

¿Qué debo hacer antes de iniciar una terapia alternativa?

Primero, consulte la opinión de su médico. Después, solicite que le envíen las referencias del nuevo médico, junto con artículos en los que aparezcan los estudios preliminares que sirvieron de base para el tratamiento en cuestión. Diríjase a cualquier organización estatal autorizada para expedir licencias y bajo las cuales pudiera estar cobijado el proveedor del tratamiento.

¿Qué es una casa para enfermos desahuciados?

Es un lugar adonde pueden ir los pacientes que se hallan en la fase terminal de su enfermedad, para buscar atención durante los últimos días de su vida. Allí, todos los médicos, las enfermeras y el personal de apoyo han sido capacitados especialmente para atender las necesidades concretas del paciente moribundo.

*¿Es conveniente internarse en una de estas casas cuándo
el cáncer está avanzando?*

La atención proporcionada en la casa para enfermos desahuciados
puede ser conveniente durante los estadios avanzados del cáncer.
Las enfermeras pueden controlar más eficazmente el dolor, brindar
mejor atención dietética y resolver más eficientemente los problemas del paciente moribundo. Algunas comunidades y centros ofrecen servicios de atención a los enfermos incurables, consistentes en
la ayuda de enfermeras calificadas que van al domicilio de la persona cuya enfermedad se halla en la fase terminal.

¿Cómo me preparo para morir?

Aunque es difícil pensar en prepararse para morir, la mejor forma
de hacerlo es entrar a considerar aquellos aspectos de su vida sobre
los cuales puede ejercer control. Haga los arreglos necesarios para
que su esposa y su familia no carguen con el peso de los cambios
que vendrán después que usted muera. Asegúrese de que la casa,
los vehículos, las inversiones, las cuentas comerciales y las tarjetas
de crédito estén en orden, de manera que su esposa y su familia no
tengan dificultades legales más adelante.

Hable con los amigos. Visite a sus familiares. Pase tiempo con
sus seres queridos. Por difícil que sea esta transición para usted,
probablemente será mucho más difícil para su esposa y sus hijos.
Bríndeles apoyo y consuelo.

> **Nota del autor** *Uno de los momentos de mayor
> satisfacción en mi vida profesional fue cuando la
> esposa de uno de mis pacientes me llamó a pedirme
> que fuera a visitar a su esposo moribundo. Dijo
> que su "último deseo" era verme. Tuvimos una
> conversación agradable sobre diversos temas.
> Hablamos de cuánto habíamos disfrutado nuestros
> encuentros periódicos a través de los años. Él esta-
> ba aceptando su muerte inminente, rodeado de su
> familia y amigos. Al día siguiente murió.*

Glosario

Es probable que algunos de los términos de este glosario no aparezcan en el libro, pero seguramente los escuchará de boca de su médico o los verá en algún otro material de lectura sobre enfermedades de la próstata.

A

Abdomen—Parte inferior del torso, en la cual están los intestinos, el hígado, el estómago y el bazo.

Adenocarcinoma—Cáncer compuesto por células glandulares anormales, provenientes del revestimiento de un órgano. La mayoría de los cánceres de la próstata son adenocarcinomas.

Ahorradora de células—Máquina empleada para reciclar la sangre perdida durante la operación y administrarla nuevamente al paciente durante el procedimiento.

Ajustado para la edad—Esta expresión se refiere a los resultados de una prueba de laboratorio interpretados para la edad de la persona.

Aleatorio—Término empleado en los estudios experimentales para señalar que la decisión sobre el tratamiento que se ha de administrar se toma al azar.

Alto riesgo—Mayor probabilidad de sufrir una complicación o un efecto secundario.

Ambulatorio, ria—Dícese de un tratamiento o de una operación que no requiere hospitalización.

Análogo de la LHRH—Tipo de medicamento que hace que el cerebro deje de estimular la producción de testosterona.

Andrógenos—Sustancias hormonales necesarias para el desarrollo y funcionamiento de los órganos sexuales masculinos y de las características sexuales del hombre, tales como la voz gruesa y el vello facial.

Anestesia—Empleo de un medicamento o sustancia para eliminar o bloquear el dolor, como se hace durante un procedimiento quirúrgico.

Anestesia epidural—Tipo específico de anestesia consistente en el goteo directo de un narcótico potente dentro del espacio que rodea la médula espinal. El resultado es el bloqueo del dolor sin que se pierdan la sensación normal ni la función muscular.

Anestesia general—Pérdida total de la consciencia antes de la operación, a causa de la administración de ciertos anestésicos.

Anestesia local—Anestesia o adormecimiento de un sitio específico del cuerpo.

Anestesia raquídea—Tipo de anestesia que ocasiona la pérdida de sensación en la zona de la médula espinal que está por debajo del nivel en el cual se inyecta el anestésico.

Aneurisma de la aorta abdominal—Abultamiento anormal con debilitamiento de la arteria grande, encargada de llevar la sangre desde el corazón al resto del organismo.

Ano—Abertura del recto.

Anterior—Parte frontal de un órgano o estructura.

Antiandrogénico—Medicamento que reduce o elimina la presencia o la actividad de los andrógenos en el organismo.

Antibiótico—Medicamento empleado para matar los gérmenes que pueden causar una infección.

Antiinflamatorio—Medicamento que reduce el dolor, la hinchazón, el enrojecimiento y la irritación provocados por una lesión, una intervención quirúrgica o una infección.

Ápice—La punta de la próstata más alejada de la vejiga.

Aspiración—Remoción de líquido o de tejido mediante succión, generalmente a través de una aguja fina.

B

Bacterias—Organismos microscópicos unicelulares capaces de provocar una infección en determinadas condiciones.

Base—Parte ancha de la próstata, adyacente a la vejiga.

Benigna—Masa que no es cancerosa.

Betacaroteno—Nutrimento presente en ciertas verduras; importante para la salud normal.

Bien diferenciado—Cáncer de bajo grado, identificado con base en el análisis patológico del tejido.

Biopsia—Remoción de muestras pequeñas de tejido para determinar, bajo examen microscópico, la presencia o ausencia de cáncer.

Biopsia positiva—Detección de cáncer en una biopsia.

Bloqueo de los andrógenos—Bloqueo de las hormonas masculinas denominadas *andrógenos.*

Bloqueo total de los andrógenos—Bloqueo total de todas las hormonas masculinas por medio de intervención quirúrgica o de medicamentos.

Braquiterapia—Tipo de radioterapia mediante la cual se insertan "bolitas" radiactivas dentro de la próstata.

C

Cáncer—Crecimiento anormal y descontrolado de las células. El cáncer puede diseminarse en el organismo hasta producir daño y matar.

Cápsula—Revestimiento fibroso exterior de la próstata.

Castración—Extirpación de los testículos. *Véase* Orquiectomía.

Célula—La unidad más pequeña del cuerpo. Las células forman tejidos.

Cistoscopia—Examen interno de la vejiga o de la uretra bajo visión directa a través de un cistoscopio.

Cistoscopio—Instrumento de fibra óptica empleado para mirar dentro de la vejiga y la uretra.

Coágulo sanguíneo—Espesamiento de la sangre hasta formar una masa sólida parecida a una costra, pero dentro de un vaso sanguíneo.

Colostomía—Abertura quirúrgica del intestino grueso para drenar el contenido de los intestinos dentro de una bolsa.

Complicación—El resultado indeseable de un tratamiento, procedimiento o medicamento.

Contractura—Cicatriz que se forma en el cuello de la vejiga después de la operación, provocando estrechez.

Corte congelado—Análisis preliminar rápido del tejido por parte del patólogo, quien congela la muestra a fin de poder raspar un trozo pequeño para analizarlo bajo el microscopio. *Véase también* Corte permanente.

Corte permanente—Preparación formal de un tejido para ser analizado microscópicamente por el patólogo. *Véase también* Corte congelado.

Crioterapia o criocirugía—Congelación de la próstata como terapia para el cáncer.

Cuello de la vejiga—Fibras musculares circulares que convergen en una especie de embudo en el sitio donde la vejiga se abre a la próstata.

D

Deferente—Tubo pequeñísimo que lleva los espermatozoides de los testículos a la próstata.

DHT (Dihidrotestosterona)—Producto activo de la descomposición de la testosterona. La DHT es más potente que la testosterona.

Diagnóstico—Determinación de la causa o existencia de un problema médico o una enfermedad.

Dieta—Hábitos corrientes de comida y bebida. Concretamente, lo que una persona come.

Dificultad para iniciar la micción—Incapacidad para iniciar el chorro de orina inmediatamente.

Dilatación con balón—Técnica utilizada en el pasado para estirar y abrir la próstata con el propósito de mejorar el flujo de la orina.

Disección—Extirpación quirúrgica de un tejido.

Disfunción eréctil—Cualquier anormalidad en el proceso de lograr o mantener la erección del pene.

Dispositivo externo mediante vacío—Tubo plástico utilizado para producir la erección mediante succión. Se emplea como tratamiento para la impotencia.

Doblemente ciego—Estudio de investigación en el cual ni el médico ni el paciente saben cuál es el medicamento o el tratamiento empleado.

Donaciones dirigidas—Sangre donada por amigos o parientes para que sea utilizada en caso de que se necesite una transfusión.

E

Ecografía transrectal—Técnica utilizada para visualizar la próstata y guiar las biopsias.

Efecto secundario—Reacción secundaria, generalmente adversa, a un medicamento o tratamiento.

Ejercicios de Kegel—Ejercicios pélvicos que ayudan a fortalecer los músculos que intervienen en la micción.

Émbolo pulmonar—Coágulo sanguíneo que viaja por las venas principales hasta los pulmones. Si es lo suficientemente grande puede matar instantáneamente.

Error de muestreo—En los análisis, cuando existe un problema pero no se detecta mediante la prueba.

Escroto—Bolsa en la cual se alojan los testículos.

Esfínter—Anillo muscular que rodea un órgano tubular y controla el paso de los líquidos.

Esfínter urinario artificial—Prótesis implantada quirúrgicamente para comprimir la uretra y reducir el escape de orina.

Espasmo—Compresión rítmica que puede ser dolorosa, como los espasmos de la vejiga.

Espasmos vesicales—Compresión dolorosa de la vejiga en respuesta a una irritación o lesión.

Espermina—Sustancia que se encuentra en la próstata y frena en ésta el crecimiento del cáncer.

Estado—Descripción del tamaño o la cantidad del cáncer y del alcance de la diseminación desde su sitio de origen.

Estado de ploidia—Estado genético de las células cancerosas; semejante al grado.

Estenosis cicatrizal—Cicatriz que comprime un conducto como la uretra.

Estilo de vida—La forma como una persona vive.

Estrógeno—Hormona femenina.

Estudios clínicos—Empleo de un nuevo medicamento o tratamiento bajo controles estrictos, a fin de determinar si la nueva terapia es segura y eficaz.

Eulexin®—Marca comercial de la flutamida; se utiliza para lograr el bloqueo total de los andrógenos.

Examen rectal digital—Examen de la próstata mediante la introducción de un dedo en el recto.

Experimental—Tratamiento o método no comprobado.

F

FAP (fosfatasa ácida prostática)—Sustancia química utilizada anteriormente para saber cuándo el cáncer se había diseminado por fuera de la próstata.

Fibra óptica—Tecnología nueva que permite mirar estructuras internas a través de las finas fibras del interior de un instrumento.

Flutamida—Píldora que se toma tres veces al día para lograr el bloqueo total de los andrógenos, impidiendo la entrada dentro de la célula de los andrógenos suprarrenales remanentes. Véase Eulexin®.

Fosfatasa ácida—Sustancia fabricada en la próstata.

Fosfatasa alcalina—Enzima producida en el hígado y los huesos. Se utiliza para determinar si el cáncer de la próstata ha invadido los huesos.

Frecuencia—Término para designar la necesidad de orinar a menudo.

G

Gammagrafía ósea—Tipo de exploración de medicina nuclear que permite observar todo el esqueleto a fin de determinar si hay cambios que puedan indicar metástasis de un cáncer.

Ganglios linfáticos—Pequeñas glándulas del tamaño de un fríjol, presentes en todo el cuerpo, cuya función es filtrar la linfa.

Genética—Rama de la ciencia que estudia la herencia.

Ginecomastia—Agrandamiento, generalmente doloroso, de la mama en el hombre. Puede ocurrir en un solo lado o en ambos.

Glándula—Estructura u órgano encargado de producir una sustancia para ser utilizada en otra parte del organismo.

Glándulas suprarrenales—Glándulas localizadas encima de cada riñón, encargadas de producir diversos tipos de hormonas, entre ellas las hormonas sexuales.

Grado—En cáncer, designación descriptiva del nivel de malignidad con base en el aspecto que presentan las células a través del microscopio.

Grado alto—Etapa muy avanzada del desarrollo de las células cancerosas.

Grado bajo—Etapa temprana del desarrollo de las células cancerosas.

H

HBP (hiperplasia benigna de la próstata)—Agrandamiento no canceroso de la próstata.

Hematospermia—Sangre en el semen.

Hematuria—Sangre en la orina.

Herencia—Paso de las características de los padres a los hijos a través del material genético.

Hernia—Protrusión del contenido abdominal a través de un punto débil de la pared del abdomen, generalmente en la ingle.

Hipertermia—Calentamiento de la próstata para destruir el tejido.

Hormonas—Sustancias que estimulan la formación de las características sexuales secundarias.

I

Impotencia—Incapacidad para lograr y mantener la erección del pene.

Incisión—Corte de la piel al comienzo de una operación quirúrgica.

Incontinencia—Escape de una sustancia. En el caso de la orina, se la conoce como *incontinencia urinaria.*

Indicaciones—Razones para hacer un tratamiento.

Inflamación—Hinchazón, dolor, enrojecimiento e irritación como consecuencia de una lesión, un procedimiento quirúrgico o una infección.

Ingle—Parte del cuerpo donde las piernas se unen con el torso en la zona inferior del abdomen.

Internista—Médico especializado en prevenir las enfermedades o en su manejo no quirúrgico.

Intersticial—Dentro de un órgano, como sucede con la radiación intersticial, en la cual las semillas radiactivas se insertan dentro de la próstata.

Intravenoso—Dentro de las venas.

Invasivo—Que pasa más allá del órgano de origen y penetra en otros tejidos.

Investigador—Médico o científico que realiza el estudio experimental de un tratamiento o de un medicamento.

IRM (imagen de resonancia magnética)—Imagen obtenida mediante un dispositivo en forma de tubo, dentro del cual se coloca a la persona para visualizar las estructuras internas del cuerpo. Con este sistema no se utilizan los rayos X.

L

Láser—Rayo muy potente de luz concentrada de alta energía, empleado en cirugía.

Libido—Deseo sexual.

Licopeno—Sustancia, presente en el tomate, con potentes efectos anti-cancerosos.

Linfa—Líquido transparente que baña las células del cuerpo.

Linfadenectomía—Término técnico para designar el vaciamiento gan-glionar.

Linfangiografía—Evaluación radiográfica de los vasos sanguíneos con ayuda de un material de contraste.

Linfocele—Depósito o acumulación de linfa en una parte del cuerpo.

Lóbulo—Uno de los lados de un órgano, como en la próstata.

Localizado—Contenido en una zona o limitado a ella.

Lupron®—Medicamento de LHRH administrado en inyección cada 28 días para reducir los niveles de testosterona, como tratamiento para el cáncer avanzado de la próstata.

Llave de heparina—Tapón colocado en un punto de la línea intravenosa, el cual se lava periódicamente.

M

Mal diferenciado—Cáncer agresivo de grado alto, identificado con base en el análisis patológico del tejido.

Malignidad—Crecimiento descontrolado de las células, las cuales pueden invadir otros órganos y causar la muerte.

Maligno—Canceroso, con posibilidad de crecer desordenadamente y dis-eminarse.

Marcadores tumorales—Sustancias químicas que se pueden emplear para detectar ciertos cánceres y seguir su tratamiento.

Margen positivo—Situación en la cual se encuentran células cancerosas en el borde cortado de un tejido extraído durante una operación. El margen positivo indica que puede haber quedado un residuo de cáncer en el organismo.

Medias neumáticas secuenciales—Medias inflables que comprimen las piernas en forma intermitente, a fin de reducir el riesgo de que se for-men coágulos sanguíneos peligrosos.

Médico de atención primaria o básica—Médico general, cuya labor es controlar la remisión de los pacientes a los especialistas, para pruebas y evaluaciones ulteriores.

Médula ósea—Interior esponjoso de los huesos. Allí se producen los glóbulos rojos.

Metástasis—Diseminación del cáncer a otros órganos o tejidos a través del sistema linfático o del sanguíneo. (Decimos que el cáncer "ha hecho metástasis.")

Microscópico—Algo tan pequeño que se requiere un microscopio para verlo.

Moderadamente diferenciado—Cáncer de grado intermedio, determinado con base en el análisis patológico del tejido.

N

Negativo—Resultado de un análisis que no muestra lo que se buscaba.

Neoplásico—Maligno, canceroso.

Nervio obturador—Nervio grande que pasa por la pelvis y controla algunos de los movimientos de las piernas.

NIP (neoplasia intraductal de la próstata)—Zona anormal observada en una biopsia. No es cancerosa pero puede llegar a serlo. Puede indicar la presencia de cáncer en un tejido vecino.

O

Oleadas de calor—Sensación súbita de calor, generalmente acompañada de transpiración y enrojecimiento de la piel, como consecuencia de la terapia hormonal.

Oncólogo—Médico internista que ha recibido varios años de capacitación especializada adicional en la evaluación y el tratamiento del cáncer.

Órganos—Tejidos que funcionan conjuntamente para cumplir una función específica, como en el caso de la vejiga, el corazón o el riñón.

Orquiectomía—Extirpación quirúrgica de los testículos.

P

Paciente hospitalizado—Persona que ingresa al hospital para pasar la noche.

Patólogo—Médico especialmente capacitado para observar los tejidos bajo el microscopio, a fin de determinar de qué tipo son y si hay enfermedad presente. Los patólogos también supervisan pruebas de laboratorio tales como la del PSA en sangre.

Pelvis—Parte del esqueleto que forma un cinturón óseo para unir las extremidades inferiores.

Peneano—Relativo al pene.

Periné—Zona situada justo detrás del escroto, enfrente del ano.

Placebo—Medicamento o tratamiento falso que no ejerce acción alguna en el organismo. Suele emplearse en los estudios de investigación para someter a prueba un medicamento nuevo.

Posterior—Detrás o hacia atrás.

Preparación intestinal—Limpieza de los intestinos antes de una operación abdominal.

Progresión—Crecimiento continuo del cáncer o de otra enfermedad.

Pronóstico—Acto de predecir la evolución de una enfermedad. Perspectiva a largo plazo de la supervivencia y la recuperación.

Próstata—Glándula situada en la base de la vejiga.

Prostatectomía—Extirpación quirúrgica de toda la próstata o de una parte de ella.

Prostatectomía radical—Extirpación de la próstata y los tejidos y estructuras circundantes para eliminar el cáncer.

Prótesis—Dispositivo artificial utilizado para reemplazar la pérdida de la función normal de una estructura o de un órgano.

Prótesis peneana—Dispositivo implantado quirúrgicamente en el pene, para permitir la erección en hombres que han quedado impotentes, como sucede después del tratamiento para el cáncer de la próstata.

Protocolo—Estudio de investigación utilizado para evaluar un tratamiento o un medicamento específicos.

PSA (antígeno prostático específico)—Proteína secretada por las células prostáticas, utilizada para ayudar a detectar el cáncer de la próstata y seguir su evolución.

Q

Quimioprevención—Empleo de una sustancia para prevenir el desarrollo y el crecimiento del cáncer.

Quimioterapia—Tratamiento para el cáncer por medio de diversas drogas potentes para atacar y destruir ciertos tipos de cáncer.

R

Radiación—Tratamiento en que se utilizan rayos X para destruir los tejidos cancerosos.

Radiólogo—Médico especializado en realizar e interpretar diversos tipos de estudios radiológicos.

Radioterapeuta—Médico especializado que trata el cáncer con radioterapia.

Reacción anafiláctica—Reacción súbita y potencialmente letal a una sustancia o medicamento.

Recidiva local—Regreso del cáncer a la zona en donde estaba localizado. *Véase también* Recidiva regional.

Recidiva o recurrencia—Regreso de una enfermedad.

Recidiva regional—Reaparición del cáncer en la misma zona general en donde estaba inicialmente. *Véase también* Recidiva local.

Recto—Última porción del intestino que desemboca en el ano.

Recuento de hematíes—Medición del número de glóbulos rojos presentes en el organismo. Los glóbulos rojos transportan el oxígeno hasta los tejidos.

Recurrencia metastásica—Reaparición del cáncer en zonas distantes del sitio original de la enfermedad.

Reducción de estado—Acción de reducir el estado inicial de un cáncer a uno menor y supuestamente mejor.

Reducción de tamaño—Acción de reducir el tamaño de un tumor canceroso.

Reducción de volumen—Procedimiento para reducir el tamaño del tumor por medio de intervención quirúrgica, terapia hormonal o quimioterapia.

Regresión—Reducción del tamaño de un tumor, bien sea debido a un tratamiento o sin causa manifiesta.

Remisión—Desaparición de los signos y síntomas del cáncer. Puede ser transitoria o permanente.

Resectoscopio—Instrumento empleado para cortar tejido prostático a través de la uretra, bajo visión directa.

Resistencia—Capacidad para combatir un desafío. Algunos gérmenes han desarrollado resistencia a ciertos antibióticos. El organismo tiene resistencia para combatir las infecciones.

Retención urinaria—Incapacidad para orinar estando la vejiga llena.

Retropúbico—Detrás del pubis.

Riesgo—Probabilidad de que algo suceda.

RTU (resección transuretral de la próstata)—Técnica quirúrgica realizada bajo anestesia mediante un instrumento de fibra óptica que se pasa por el pene. Mirando a través del instrumento, el médico visualiza el tejido prostático agrandado que obstruye el paso de la orina a través de la uretra. El tejido prostático se extirpa con el mismo instrumento, dejando sólo el cascarón de la próstata.

S

Sala de recuperación—Sitio del hospital al cual se trasladan los pacientes después de una operación, para que se recuperen antes de ser llevados a sus habitaciones o a sus casas, según el tipo de operación.

Selenio—Elemento presente en pequeñas cantidades en los alimentos; puede tener un efecto anticanceroso.

Semen—Líquido que contiene los espermatozoides y que sale del pene durante la eyaculación.

Semillas radiactivas—Bolitas de diversas sustancias, tratadas para que se tornen radiactivas con el propósito de matar las células adyacentes al sitio donde se implantan.

Sepsis—Infección causante de fiebre alta, escalofríos y temblor.

Signos—Cambios físicos que el paciente o el médico, o ambos, pueden observar. Los signos se presentan como consecuencia de una enfermedad o de un trastorno.

Simulación—Técnica en la que se utilizan los rayos X para programar la radioterapia para el cáncer de la próstata.

Síntoma—Manifestación asociada con una enfermedad o un trastorno. La persona siente o experimenta los síntomas.

Sistema inmunitario—Complejo sistema de órganos, tejidos, células sanguíneas y sustancias de que dispone el organismo para luchar contra las infecciones, los cánceres o las proteínas extrañas que enferman a la persona.

Sonda—Tubo hueco utilizado para drenar líquidos del cuerpo o para inyectarlos en las cavidades corporales.

Sonda de Foley—Tubo de látex o de silicona utilizado para drenar la orina de la vejiga a una bolsa colectora externa.

Sonda de nefrostomía—Tubo pequeño que se coloca dentro del riñón a través de la piel, a fin de drenar la orina.

Subgradación—Término que indica que el grado del cáncer es peor que el determinado en la biopsia.

Suprapúbico—Por encima del pubis, como una incisión o una sonda suprapúbica.

T

TAC o tomografía axial computarizada—Radiografía computarizada del cuerpo, en la cual aparecen los órganos internos en cortes transversales, permitiendo detectar las anormalidades.

Tejido—Tipo específico de material corporal; por ejemplo, músculo, cartílago o cabello.

Terapia—Tratamiento para una enfermedad o un trastorno.

Terapia diferida—Postergación del tratamiento hasta que el cáncer constituya una amenaza definitiva para el paciente.

Terapia estrogénica—Empleo de píldoras de estrógeno para bloquear las hormonas masculinas como tratamiento para el cáncer avanzado de la próstata.

Terapia neoadyuvante—Tratamiento realizado antes de la operación, consistente en radiación, terapia hormonal o quimioterapia.

Testículos—Dos glándulas situadas dentro del escroto. Producen espermatozoides, testosterona y otras hormonas sexuales.

Testosterona—Principal hormona masculina.

Tiempo de duplicación—Período de tiempo necesario para que determinada cantidad de cáncer se duplique.

Tracto genitourinario—El sistema urinario (riñones, uréteres, vejiga y uretra) y el sistema genital (en el hombre, testículos, deferentes, próstata y pene).

Transferrina—Sustancia química del organismo, la cual, según se ha demostrado, estimula el crecimiento del cáncer de la próstata.

Transfusión autóloga—Empleo de la sangre de una persona para transfundírsela a ella misma durante una operación.

Transperineal—A través del periné, justo debajo del escroto y por encima del ano.

Transrectal—A través del recto.

Transuretral—A través de la uretra.

Tratamiento adyuvante—Consiste en agregar radioterapia, terapia hormonal o quimioterapia después de la operación.

Trombosis venosa profunda—Formación de un coágulo en las venas grandes y profundas, generalmente de la pelvis o las piernas.

Tumor—Crecimiento anormal de los tejidos, el cual puede ser canceroso (maligno) o no canceroso (benigno).

U

Unidad de cuidados intensivos—Sección del hospital donde se encuentran los pacientes en estado crítico o que necesitan permanente observación.

Ultrasonido o ecografía—Técnica para visualizar los órganos internos midiendo el reflejo de las ondas sonoras.

Uréteres—Tubos musculares que drenan la orina desde los riñones hasta la vejiga.

Uretra—En los hombres, el tubo muscular que drena la orina desde la base de la vejiga hasta el orificio de la punta del pene.

Urgencia—Sensación de querer orinar inmediatamente.

Urografía—Examen radiográfico en el que se inyecta un medio de contraste en las venas para visualizar las vías urinarias.

Urólogo—Médico especializado que trata los aspectos médicos y quirúrgicos del tracto genitourinario de los hombres y las mujeres. Es el especialista encargado de tratar el cáncer de la próstata.

Urostomía—Abertura practicada quirúrgicamente para permitir el drenaje de la orina directamente hasta la piel de la parte inferior del abdomen y de ahí a una bolsa colectora. Se realiza cuando se extirpa la vejiga.

V

Vaciamiento de los ganglios linfáticos—Extirpación quirúrgica de los ganglios linfáticos que drenan la próstata en la pelvis. Los ganglios se examinan a través del microscopio, para determinar la presencia de cáncer, antes de extirpar la próstata.

Vasectomía—Operación menor para esterilizar al hombre cortando los deferentes a fin de que los espermatozoides no puedan llegar al semen.

Vejiga—Órgano en el cual se almacena la orina antes de salir del cuerpo.

Vesículas seminales—Glándulas situadas en la base de la vejiga encargadas de nutrir al semen.

Visualización—Observación por medio de la visión normal o con la ayuda de los rayos X.

Volumen del tumor—Cantidad de cáncer presente en un órgano.

Z

Zoladex®—Medicamento de LHRH en forma de esfera o pelotilla que se inserta debajo de la piel cada 28 días, con el propósito de reducir el nivel de testosterona como tratamiento del cáncer avanzado de la próstata.

Apéndice

INFORMACIÓN PARA EL PACIENTE Y DOCUMENTOS DE CONSENTIMIENTO

En las páginas siguientes encontrará los materiales impresos que se entregan en mi consultorio. Son semejantes a los que usted podría recibir de su médico o de alguna entidad como la Cruz Roja. Los incluyo sólo a manera de información.

Donación de sangre autóloga

1. Comuníquese con el banco de sangre de la Cruz Roja más cercano a fin de fijar la(s) cita(s). Las donaciones de sangre autóloga deben concluir a más tardar tres días hábiles antes de la operación y con un máximo de 35 de anticipación.

2. Su médico le entregará el formulario de solicitud para la donación autóloga. Por favor, lleve consigo el formulario a la primera cita de donación.

3. Cuando se dona sangre disminuye la cantidad de hierro almacenada en el organismo. Su médico quizá le formule tabletas de hierro, a fin de compensar la pérdida. Es conveniente incluir en las comidas alimentos ricos en hierro. En la Cruz Roja podrá solicitar una lista de dichos alimentos.

4. Por favor, consuma una comida bien balanceada antes de donar. Es importante consumir una cantidad suficiente de líquidos todos los días entre una y otra donación. La buena hidratación (cantidad suficiente de líquido en el cuerpo) es importante para que la donación no provoque malestar. Recomiendo consumir entre cuatro y seis vasos de ocho onzas llenos de agua o jugo de fruta todos los días. No recomiendo el café y tampoco el té, por sus efectos diuréticos (provocan la pérdida de agua corporal).

5. Si está tomando algún medicamento, continúe tomándolo normalmente.

6. Puesto que podrá sentir debilidad o mareo después de las donaciones, le aconsejo asistir a las citas acompañado.

7. Se le entregará una tarjeta con los números de sus unidades de sangre autóloga. Por favor, entregue la ficha a su enfermera cuando se hospitalice para la operación.

8. Si tiene alguna pregunta con respecto a las donaciones de sangre autóloga, o si no puede cumplir sus citas, comuníquese con nosotros. Haremos lo posible para responder a sus inquietudes o para ayudarle a reprogramar sus citas.

Instrucciones previas a la ecografía y biopsia de la próstata

Por favor, siga estas instrucciones para reducir al mínimo los riesgos de infección y hemorragia. Si tiene alguna duda o preocupación, llámenos.

Nuestro propósito es obtener la información necesaria con el estudio y al mismo tiempo hacer que la experiencia sea lo menos molesta posible.

En la mayoría de los casos, el procedimiento es molesto. Aunque son raros los problemas, siguiendo estas recomendaciones se reducirán aún más los riesgos.

1. Evite la ASPIRINA o los productos que la contengan durante DIEZ (10) días antes de la biopsia. Suspenda también los medicamentos semejantes, como el ibuprofeno (Advil, Nuprin, Motrin, Anaprox) durante TRES (3) días antes del estudio. Estos medicamentos aumentan el riesgo de hemorragia, porque interfieren los mecanismos normales de la coagulación. No hay problema con el Tylenol (acetaminofén). Si tiene alguna duda sobre lo que debe o no suspender, haga el favor de comunicarse con nosotros.

2. Tome un enema Fleets en su casa varias horas antes de la biopsia. Este se consigue en todas las farmacias.

3. Tómese el antibiótico antes de salir de su casa para venir al consultorio. En esta forma, el medicamento tendrá tiempo de ser asimilado por el organismo, reduciendo la probabilidad de infección. Durante el procedimiento también se le dará un antibiótico.

4. Aunque no es absolutamente necesario, es mejor hacer arreglos para que alguien lo lleve de regreso a casa.

5. Después del estudio, descanse el resto del día. Evite el golf, la natación, el tenis, los desplazamientos largos, etc. Al día siguiente podrá reanudar sus actividades normales. Evite el alcohol hasta el día siguiente.

Ecografía transrectal y biopsia de la próstata

La ecografía transrectal es una técnica relativamente nueva para ayudar a evaluar la próstata. Permite visualizar la arquitectura interna de la glándula para identificar y localizar zonas o lesiones sospechosas de cáncer. En la actualidad, bajo la guía ecográfica, podemos obtener biopsias de zonas de la próstata que anteriormente no podíamos evaluar mediante el simple examen rectal.

Como con todos los aspectos de la medicina, esta técnica no es perfecta. Algunos cánceres no se pueden detectar mediante la ecografía. Ésta es la razón por la cual de todas maneras se toman las biopsias, aunque no veamos zonas sospechosas. Así, al obtener una muestra adecuada del tejido prostático, podemos identificar algunos cánceres que, de otra manera, permanecerían ocultos.

Este procedimiento se realiza en el consultorio, con un mínimo de malestar. No se necesita anestesia. Por medio de un dispositivo de alta velocidad, tomamos varios cortes del tamaño de un cabello, los cuales se envían al patólogo especializado en la evaluación microscópica de los tejidos, a fin de determinar si hay cáncer o alguna otra anormalidad presente en las muestras.

Puesto que se puede dejar de observar un cáncer en la ecografía o pasarlo por alto en la biopsia (error de muestreo), es importante hacer un seguimiento independientemente de los resultados del análisis de patología.

Antes del estudio deberá tomar una tableta de antibiótico. Durante la ecografía también se le inyectará un antibiótico potente y se le formularán varias tabletas adicionales para tomar después de la biopsia: una tableta dos veces al día hasta terminar el número formulado. Con este esquema se reduce al mínimo el riesgo de infección en el sistema urinario, la próstata o el torrente sanguíneo.

Después del procedimiento, podrá observar sangre en la orina, en el semen o en la materia fecal. Esto, por lo general, desaparece a los pocos días, pero podría persistir en forma intermitente durante unas cuantas semanas. En ocasiones puede haber sangre o cambio de color en el semen durante unos meses después de la biopsia. En casos muy raros se presenta una dificultad importante para orinar después de la ecografía con biopsia de la próstata. En esos casos puede necesitarse una sonda, pero sólo durante poco tiempo.

Este procedimiento suele ser muy bien tolerado. Si tiene alguna pregunta, hágala, por favor, antes de iniciar el procedimiento.

CONSENTIMIENTO: He leído la descripción anterior del procedimiento consistente en ecografía y biopsia de la próstata. Conozco los riesgos y las complicaciones más comunes y acepto ser sometido al procedimiento.

(Firma) _____

Instrucciones para después de la biopsia de la próstata

Los principales riesgos después de la biopsia transrectal de la próstata son infección, hemorragia y dificultad para orinar. Las pautas que se dan a continuación le ayudarán a reducir al mínimo estos riesgos y aclararán las dudas e inquietudes más comunes. Si tiene problemas o preguntas, no dude en llamarnos a cualquier hora.

1. Tome los antibióticos de acuerdo con la fórmula: dos veces al día con un vaso grande de agua hasta terminarlos todos.
2. Es común ver sangre en la orina, el semen y la materia fecal. Podrá aparecer en forma intermitente durante varios días. También verá coágulos. Puede haber sangre o cambio de color en el semen durante varias semanas o más.
3. Puede sentir ardor o irritación al orinar, durante uno o dos días únicamente.
4. No tome aspirina o productos que la contengan durante varios días después de la biopsia, puesto que puede aumentar el riesgo de hemorragia.
5. Después de la biopsia, descanse en su casa el resto del día. Mañana podrá reanudar sus actividades normales.

6. No consuma ninguna bebida alcohólica hasta que haya terminado los antibióticos.

7. En caso de presentar fiebre alta, escalofríos, temblores, dolor abdominal o pelviano agudo, hemorragia profusa o prolongada, o dificultad o incapacidad para orinar, llámeme inmediatamente. En el caso poco probable de no recibir una respuesta rápida y si se siente muy mal, acuda directamente al centro de urgencias más cercano.

8. Tan pronto como esté listo el estudio de patología le notificaré el resultado por teléfono. Deberá esperar entre dos y cuatro días. Si no lo llamamos, por favor, llámenos usted.

Instrucciones y cuidados para después de la prostatectomía radical

Después de la recuperación inicial en el hospital, usted se irá para su casa con una sonda de Foley, la cual deberá mantener puesta durante dos y media a tres semanas a partir de la fecha de la operación. La sonda permitirá que la uretra y la zona donde se reconstruyó el cuello de la vejiga sanen debidamente, disminuyendo el riesgo de escapes de orina o de formación de cicatrices. La incomodidad producida por la sonda aumentará gradualmente. Los puntos enumerados a continuación tienen por objeto reducir al mínimo las molestias.

Primero, lave el orificio de la uretra por donde sale la sonda por lo menos una vez al día con agua y jabón. Así evitará que se formen costras o adherencias. Conviene aplicar un punto de ungüento de Neosporina® sobre el orificio una o dos veces al día, tanto para reducir la formación de costras como para disminuir la posibilidad de una infección.

Es importante que la sonda no ejerza tracción. Por esta razón, la bolsa de drenaje debe asegurarse en la parte alta del muslo. Las correas que vienen con la bolsa sirven para mantenerla contra la pierna pero no para sostenerla en la parte alta del muslo; de manera que yo recomiendo utilizar varios ganchos de nodriza (o imperdibles) para sujetar las correas al elástico del calzoncillo. Tenga cuidado de no agujerear la bolsa puesto que podría presentar fugas o contaminarse, aumentando el riesgo de una infección.

Si piensa cambiar la bolsa, nocturna grande por la bolsa diurna de menor tamaño, lávese muy bien las manos con agua y jabón antes de manipular las conexiones. También es importante no manipular directamente las conexiones. Aplique unas gotas de alcohol en cada extremo de las conexiones para disminuir el riesgo de contaminación durante los cambios de bolsa.

Si duerme con la bolsa, ponga el despertador, para levantarse un par de veces a desocuparla, a fin de que no se llene demasiado y pueda romperse.

Es importante que después del baño diario cambie de pierna la bolsa. Si la deja en el mismo sitio durante mucho tiempo, puede irritar la piel e incluso producir ampollas a causa de la irritación crónica por humedad.

Algunas personas sujetan la sonda con cinta adhesiva en varios puntos, para mayor comodidad. Eso es algo que usted deberá ensayar hasta encontrar la posición más cómoda.

En lo que se refiere a la incisión, lo más seguro es que salga del hospital con una sutura, la cual deberá retirarse una semana después de la operación. Sin embargo, ese período no es exacto, y no hay problema en caso de alguna demora. La herida se verá ligeramente enrojecida y los tejidos circundantes se sentirán un poco duros. Esto desaparecerá con el tiempo, aunque el engrosamiento y la dureza persistirán durante algunos meses. Gradualmente, la incisión se convertirá en una fina línea roja hasta tomar finalmente el color de la piel, siempre y cuando no se exponga a la luz solar durante el primer año.

En algunos casos, la cicatriz se estira o hasta se engruesa. Infortunadamente, la mayoría de las veces esto es inevitable, puesto que tiene que ver con alguna predisposición genética o, en ocasiones, con la localización de la incisión. En caso de sufrir esta situación y de llegar a sentir dolor o malestar, por favor, solicite una cita de control, puesto que existen formas de reducir esos efectos.

En caso de que la incisión se torne muy roja y aumente la hipersensibilidad y el dolor, o si hay pus, acuda inmediatamente al médico. Esto también se aplica al sitio de drenaje, el cual debe sanar rápidamente.

En algunos casos, el escroto se hincha después de la operación, debido probablemente a la interferencia del drenaje linfático normal. Este efecto se puede reducir simplemente con un suspensorio de los que utilizan los deportistas. En caso de que aumente la hinchazón, trate de acostarse con el escroto levantado durante varias horas al día, para ver si cede. Si la situación persiste o si usted tiene alguna duda al respecto, acuda al consultorio.

Es común la presencia intermitente de sangre en la orina después de la operación. A veces puede haber coágulos de sangre en la orina. También podrá notar fuga de sangre por la sonda. Esto es bastante común. Con el tiempo, al acercarse la fecha de retirar la sonda, observará escape de orina alrededor de ella. Esto sucede comúnmente, porque la sonda no cierra totalmente la uretra sino que tiene por objeto desviar la orina. A medida que la vejiga sana, trata de expulsar la sonda, provocando la fuga.

Los escapes de orina serán un problema menor si utiliza pañales para adulto, como los Depends®, al salir de la casa.

Una preocupación que siempre surge es el riesgo de infección a causa de la sonda. Es cierto que la mayoría de las sondas, si se dejan el tiempo suficiente, presentan colonización (crecimiento bacteriano), la cual puede convertirse finalmente en infección. Aunque esto es poco probable, la posibilidad existe. Si comienza a observar signos de infección—fiebre, escalofríos o dolores generalizados—por favor, háganoslo saber. Le hemos formulado antibióticos, los cuales deberá comenzar a tomar 24 horas antes del día programado para retirar la sonda, el tiempo apropiado para esterilizar la orina. Después deberá continuar tomando los antibióticos durante nueve días más, a fin de evitar cualquier riesgo significativo de infección. Si tiene alguna inquietud, o si observa algún problema antes de retirar la sonda, llámenos para que hagamos un nuevo análisis de orina con cultivo.

El siguiente es un ejemplo de un formulario de consentimiento, para que usted tenga una idea del tipo de documento que le solicitarán que firme. Seguramente el que usted firme será diferente.

PROCEDIMIENTO DE CONSENTIMIENTO
Vaciamiento bilateral de los ganglios linfáticos pelvianos y prostatectomía radical retropúbica

Yo, [paciente o custodio], autorizo al doctor y a los colegas y auxiliares a quienes él escoja, a realizar el siguiente procedimiento: vaciamiento bilateral de los ganglios linfáticos de la pelvis y prostatectomía radical retropúbica. Comprendo que la razón para realizar el procedimiento es un cáncer de la próstata, y que las otras opciones son: observación, radioterapia o terapia hormonal.

(En caso de requerirse anestesia general, usted deberá analizar los riesgos con su anestesiólogo.)

(En algunos casos, el procedimiento puede no ser exitoso y usted podría no mejorar o incluso quedar peor que ahora. Por esta razón, no es posible garantizar los resultados. Pueden surgir complicaciones, las cuales afectarían el resultado.)

Esta autorización se concede con el conocimiento de que todo procedimiento u operación implica riesgos y peligros. Algunos de los principales, aunque no todos los riesgos de este procedimiento en particular, son la impotencia; la ausencia de eyaculación; la incontinencia; cicatrices en el cuello de la vejiga o en la uretra; acumulación de linfa, que debe drenarse quirúrgicamente; lesión de los nervios o de los vasos sanguíneos; riesgo de transfusión; lesión de los órganos adyacentes, como los uréteres, la vejiga, el esfínter o el recto; riesgo de colostomía y la posibilidad de que quede un residuo de cáncer para el cual sean necesarios otros tratamientos adicionales.

También comprendo que los riesgos más comunes de cualquier procedimiento son la infección, la hemorragia, la lesión de los nervios, los coágulos de sangre, un ataque cardíaco, las reacciones alérgicas, las convulsiones, el coma y la neumonía. Estos riesgos son serios y pueden ser letales.

(Si tiene alguna pregunta que no haya sido respondida, permítanos aclararla antes de firmar este documento.)

Certificación: He leído o me han leído el contenido de este documento y comprendo los riesgos de este procedimiento y sus posibilidades; he tenido la oportunidad de formular todas las preguntas que consideré necesarias, las cuales han sido respondidas. Acepto someterme a este procedimiento.

(Firma) _____

PLANILLA DE EVALUACIÓN DEL CÁNCER DE LA PRÓSTATA

FECHA / PSA / EXAMEN / BIOPSIAS / PLAN DE SEGUIMIENTO

Índice